人体のメカニズムから学ぶ臨床工学

血液浄化学

監修 **坂井瑠実** 坂井瑠実クリニック 理事長

編集 **八城正知** 姫路獨協大学 医療保健学部 臨床工学科 教授
小寺宏尚 姫路獨協大学 医療保健学部 臨床工学科 教授

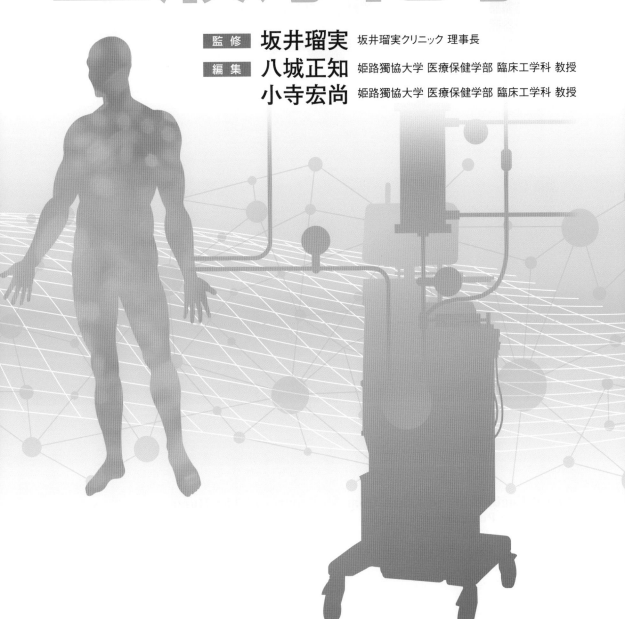

MEDICAL VIEW

本書では，厳密な指示・副作用・投薬スケジュール等について記載されていますが，これらは変更される可能性があります．本書で言及されている薬品については，製品に添付されている製造者による情報を十分にご参照ください．

Clinical Engineering to Learn from Mechanism of The Human Body：Blood Purification
(ISBN 978-4-7583-1715-3　C3347)

Chief Editor：Rumi Sakai
Editor：Masatomo Yashiro
　　　　Hirohisa Kotera

2017. 3.30　1st ed

©MEDICAL VIEW, 2017
Printed and Bound in Japan

Medical View Co., Ltd.
2-30 Ichigayahonmuracho, Shinjyukuku, Tokyo, 162-0845, Japan
E-mail　ed@medicalview.co.jp

監修の序

　私が医師になったころ，尿毒症は100％亡くなる病気であった．当時，人工腎臓が治療の現場にもち込まれて，当然のことながら機械，工学に強い人間の協力が不可欠で，毎年行われる医療監視では，あの白衣を着て機械を動かしているのは医師免許をもっているのかと聞かれてお叱りを受けるのが茶飯事であった．身分が保証されていないのに過酷な重労働と責任を押し付けられ，紆余曲折の後，時代の要請として臨床工学技士法が制定され，臨床工学技士の誕生に至ったのが1987年（昭和62）であった．すでに確固とした地位を築きながら20数年経過し，進化する医療現場のさまざまな分野で多くの臨床工学技士が活躍している．

　本書は臨床工学技士を目指して勉強するための教科書である．多彩な内容がイラストを多く使ってわかりやすく解説され，学生が使うものだからこのレベルで良いという妥協がない．資格を取って仕事に従事した直後の実臨床ですぐに役立つだけでなく，将来に種々の疑問が生じたときに見開き，確認しながらステップアップできるよう豊富な内容が盛り込まれている．学生に理解できる平易な書き方をしながら，血液浄化にかかわる医師や他の専門職にも満足できるレベルに仕上がっていると高く評価できる．

　特徴は「人体のメカニズム」から学ぶというコンセプトである．正常なメカニズムが理解できれば，機能が損なわれたとき，どのような病態が引き起こされ，どのような異常が起こり，どのような疾患が誘発されるかを考えるのは容易である．このことが自ら考え，興味をもって先に進む原動力になり，ヒントになる．訳もわからず丸暗記して試験に合格すればよいというレベルの教科書ではない．

　血液浄化の治療現場，特に維持透析では，意識清明な患者が冷静な目で毎日毎日，年余にわたりその治療の一部始終を見ていて，ときにはクレームにもなる特殊な現場である．正確な知識や技術のみならず，資質が問われる過酷な医療現場である．

　最近の医療の進歩は医工学の進歩抜きでは語れず，最前線を担っているのが臨床工学技士であり，その仕事は日常の業務が正確かつ安全に行われるだけでよい分野ではない．臨床工学技士の感性，日常の疑問，患者のクレーム，失敗でさえも進歩につながり，イノベーションとなる非常に面白い分野である．本書に出会う医療従事者が多くなることを願っている．

2017年2月

坂井瑠実クリニック　坂井瑠実

編集の序

　臨床工学技士が誕生し，はや30年近くになる。その間に血液透析をはじめとした血液浄化療法は，医学や医療技術の発展に伴い腎不全だけでなく，代謝や感染症，血液などのあらゆる疾患に対応し，血液中にある原因物質を除去できる時代となった。これからも治療デバイスの開発によりさらに対象疾患が増えることが期待されている。

　臨床工学技士の業務のなかでも重点的に関わりの多い血液浄化療法は血漿交換や敗血症性ショックへの吸着など集中治療領域も含めている。体外循環である血液浄化装置を安全に使用し，患者の生命維持・回復に向け最大限に効果が発揮されるよう，医師をはじめとする医療者に提案すると同時に，医療機器および関連設備の安全管理においてリーダーシップをとる存在として臨床工学技士の重要性は非常に高い。この分野に関わる臨床工学技士には各種疾患に対する病態生理を確実に理解し，それに対応する治療法を明確に行う必要性がある。

　本書は血液浄化が対象となる臓器について解剖・生理を学び，恒常性の維持の崩壊からくる各種病態や疾患を理解し，その原因が何であるか，それを浄化するにはどのようなデバイスや治療法があるかをわかりやすく学習に臨めるように，図版を多数用いて，各種疾患に精通した経験豊富な先生方に執筆いただいた。基礎医学の知識があってこそ病態の理解が可能であり，治療へ結びつく一冊である。本書が臨床工学技士を目指す学生のみならず血液浄化領域に関わる医学生や研修医ならびに医療スタッフに広く活用いただき，バイブル的存在となれば幸いである。

　最後に本書の執筆・編集にあたり常に惜しみなく協力をいただいたメジカルビュー社の野口真一氏に深く感謝の意を表する。

2017年2月

姫路獨協大学 医療保健学部 臨床工学科
八城正知，小寺宏尚

執筆者 一覧

監修
坂井瑠実	坂井瑠実クリニック 理事長

編集
八城正知	姫路獨協大学 医療保健学部 臨床工学科 教授
小寺宏尚	姫路獨協大学 医療保健学部 臨床工学科 教授

執筆者（掲載順）
山下政宣	姫路獨協大学 医療保健学部 臨床工学科 教授
中井　滋	藤田保健衛生大学 医療科学部 臨床工学科 教授
川崎忠行	前田記念腎研究所 茂原クリニック 臨床工学部 部長
小寺宏尚	姫路獨協大学 医療保健学部 臨床工学科 教授
滝川康裕	岩手医科大学 医学部 内科学講座 消化器内科肝臓分野 教授
柿坂啓介	岩手医科大学 医学部 内科学講座 消化器内科肝臓分野
鈴木悠地	岩手医科大学 医学部 内科学講座 消化器内科肝臓分野
井上義博	岩手医科大学 医学部 救急・災害医学講座 救急医学分野 教授
阿部貴弥	岩手医科大学 医学部 泌尿器科学講座 腎・血液浄化療法学分野 教授
小野淳一	川崎医療福祉大学 医療技術学部 臨床工学科 准教授
岩本ひとみ	古賀病院21 臨床工学課 統括課長
砂子澤　裕	九州保健福祉大学 保健科学部 臨床工学科 講師
花井洋行	浜松南病院 消化器病・IBDセンター センター長
西手芳明	近畿大学 生物理工学部 医用工学科 講師
半蔀　勝	パナソニック健康保険組合 松下記念病院 医療機器管理室 主任
山下芳久	埼玉医科大学 保健医療学部 医用生体工学科 教授

CONTENT

用語アラカルト・補足・POINT 一覧 ……… x
略語 一覧 ……………………………………… xiii
本書の使い方 ……………………………… xviii

Chapter1 人体のメカニズム …………………………………………………………… 1

01 人体のメカニズム ●山下政宣 ……… 2
さまざまな環境に対する人体の安定性 … 2
　◇自然災害に対する人体の安定性 ……… 2
　◇社会現象に対する人体の安定性 ……… 3
　◇病気に対する人体の安定性 …………… 3
恒常性の維持機構 …………………………… 6
　◇体温の恒常性維持 ……………………… 7
　◇浸透圧の恒常性維持 …………………… 8
　◇水素イオン濃度の恒常性維持 ………… 9
　◇体液量と血圧の恒常性維持 …………… 9
　◇血糖の恒常性維持 ……………………… 10
➡ まとめのチェック ………………………… 11
病気の誘因と恒常性との関連 …………… 11
体液の調節と酸塩基平衡 ………………… 13
　◇体液 ……………………………………… 13
　◇体液の調節 ……………………………… 14
　◇酸塩基平衡 ……………………………… 15

➡ まとめのチェック ………………………… 16
中枢神経系と末梢神経系 ………………… 16
　◇中枢神経系 ……………………………… 17
　◇末梢神経系 ……………………………… 22
➡ まとめのチェック ………………………… 24
生体の防御機構（免疫応答） …………… 25
　◇免疫の時間的経過 ……………………… 25
　◇自然免疫 ………………………………… 25
　◇獲得免疫 ………………………………… 26
　◇抗体 ……………………………………… 27
　◇主要組織適合遺伝子複合体（MHC） … 28
　◇補体の働き ……………………………… 29
　◇自然免疫と獲得免疫の比較 …………… 30
　◇獲得免疫反応の特徴 …………………… 30
　◇免疫のまとめ …………………………… 31
➡ まとめのチェック ………………………… 32

Chapter2 血液浄化療法の概念と基本業務指針 ……………………………………… 33

01 血液浄化療法の概念 ●中井 滋 …… 34
血液浄化療法の定義と概念 ……………… 34
　◇血液浄化の原理 ………………………… 34
➡ まとめのチェック ………………………… 42
　◇血液浄化法の実際 ……………………… 43
➡ まとめのチェック ………………………… 53

02 血液浄化療法の歴史と現状 ●中井 滋 … 56
血液浄化療法の歴史 ……………………… 56
　◇透析の黎明から慢性維持透析の開始 … 56
　◇慢性維持透析開始後
　　～主にわが国の透析療法の歴史 …… 58
➡ まとめのチェック ………………………… 59
血液浄化療法の現状 ……………………… 60
　◇日本透析医学会による調査 …………… 60
　◇2014年末の現況 ……………………… 61
　◇治療方法 ………………………………… 63
　◇性別，年齢別分布 ……………………… 64
　◇原疾患分布 ……………………………… 65

　◇死亡率と生存率 ………………………… 67
➡ まとめのチェック ………………………… 68

03 血液浄化領域の基本業務指針 ●川崎忠行 … 70
血液浄化領域の基本業務指針 …………… 70
　◇臨床工学技士業務に関する法令と
　　その解釈 ………………………………… 70
　◇臨床工学技士業務指針の経緯 ………… 72
　◇「臨床工学技士基本業務指針2010」
　　の前文について ………………………… 73
　◇業務全般に関する留意事項 …………… 73
　◇医師の指示に関する事項 ……………… 75
　◇個別業務に関する事項 ………………… 75
　◇血液浄化業務の時系列的概要 ………… 75
　◇業務別業務指針「血液浄化業務指針」
　　について ………………………………… 76
　◇透析液清浄化関連業務 ………………… 78
➡ まとめのチェック ………………………… 80

Chapter3 血液浄化の対象となる各種疾患とその病態に対する浄化療法 … 81

01 腎臓 ●小寺宏尚 ……………………… 82
腎臓の構造 ………………………………… 82

◇位置と大きさ …………………… 82
◇皮質と髄質 ……………………… 83
◇腎臓の血管系 …………………… 83
◇ネフロンとは …………………… 84
➡ まとめのチェック ………………………… 86
腎臓の機能 ………………………………… 87
　◇体液量の調節と排泄物の除去機能 …… 87
　◇内分泌機能 ……………………… 88
➡ まとめのチェック ………………………… 91
腎臓の機能が悪くなると ………………… 91
　◇腎不全へとつながる各腎臓疾患の
　　原因と病態 …………………… 92
➡ まとめのチェック ………………………… 96
血液浄化が必要な腎臓疾患 ……………… 97
　◇急性腎不全 ……………………… 97
　◇慢性腎不全 ……………………… 101
腎不全における透析療法 ………………… 104
　◇透析療法の導入基準 …………… 104
　◇腹膜透析か血液透析か ………… 105
　◇抗凝固剤 ………………………… 113
　◇ダイアライザ …………………… 115
　◇透析液 …………………………… 118
　◇血液濾過（HF） ………………… 118
　◇血液透析濾過（HDF） ………… 119
　◇ECUM法（体外限外濾過法） … 120
　◇血液透析での合併症 …………… 121
➡ まとめのチェック ………………………… 125
血液浄化中における主なトラブルと
対処法 ……………………………………… 126
　◇透析中の抜針や血液回路の逸脱 … 126
　◇透析中の低血圧 ………………… 126
　◇透析中のこむらがえり ………… 126
　◇ダイアライザ・血液回路の凝血塊 … 126
　◇ダイアライザのバースト ……… 126
　◇透析中トイレに行くための離脱 … 127
　◇停電時の対応 …………………… 127

02 肝臓 ●滝川康裕，柿坂啓介，鈴木悠地，
井上義博，阿部貴弥 ………………… 128
肝臓の構造 ………………………………… 128
　◇肝臓とは ………………………… 128
　◇肉眼的構造 ……………………… 129
　◇肝臓の組織学的構造 …………… 132
➡ まとめのチェック ………………………… 133
肝臓の役割 ………………………………… 134
　◇タンパク代謝 …………………… 134
　◇糖質代謝 ………………………… 135
　◇脂質代謝 ………………………… 136

◇肝臓における栄養素の貯蔵と代謝 … 138
◇ビリルビン代謝 ………………… 139
◇胆汁の生成 ……………………… 140
◇解毒機能 ………………………… 140
➡ まとめのチェック ………………………… 142
肝臓の機能が悪くなると ………………… 143
　◇肝機能検査 ……………………… 143
　◇低栄養 …………………………… 144
　◇黄疸 ……………………………… 144
　◇腹水 ……………………………… 146
　◇肝性脳症 ………………………… 146
➡ まとめのチェック ………………………… 147
血液浄化が必要な疾患 …………………… 148
　◇急性肝不全 ……………………… 148
　◇肝内胆汁うっ滞 ………………… 148
　◇薬物中毒 ………………………… 149
➡ まとめのチェック ………………………… 150
血液浄化の主なトラブルと対処法 ……… 150
　◇血漿交換（PE） ………………… 150
　◇血液透析濾過（HDF） ………… 150
　◇ビリルビン吸着
　　（bilirubin absorption） ……… 151
　◇直接血液灌流（DHP） ………… 151
➡ まとめのチェック ………………………… 151

03 血液 ●小野淳一 ……………… 152
血液成分の種類 …………………………… 152
血液成分の役割 …………………………… 152
　◇赤血球 …………………………… 152
　◇白血球 …………………………… 154
　◇血小板 …………………………… 155
凝固・線溶系 ……………………………… 155
血液の役割が悪くなると ………………… 156
　◇貧血 ……………………………… 156
　◇血小板減少による止血困難 …… 156
　◇白血球機能異常 ………………… 156
血液疾患に対する血漿交換療法 ………… 157
　◇単純血漿交換（PE） …………… 157
　◇二重膜濾過血漿交換（DFPP） … 162
　◇クライオフィルトレーション
　　（cryofiltration） ……………… 166
血液浄化が必要な血液疾患 ……………… 168
　◇多発性骨髄腫 …………………… 168
　◇原発性マクログロブリン血症 … 168
　◇血栓性微小血管症（TMA） …… 169
　◇特発性血小板減少性紫斑病（ITP） … 169
➡ まとめのチェック ………………………… 170

04 免疫 ●岩本ひとみ …… 172
免疫とは「疫（病気）から免れる」機能である …… 172
　◇免疫細胞といわれる細胞 …… 172
　◇それぞれの細胞について …… 173
　◇食細胞 …… 177
➡ まとめのチェック …… 179
免疫応答のバランス …… 179
　◇自然免疫 …… 180
　◇獲得免疫 …… 180
　◇液性免疫 …… 180
　◇細胞性免疫 …… 183
　◇リンパ球の分化・成熟における自己寛容（自己の抗原に反応しない機序）…… 184
➡ まとめのチェック …… 186
アレルギー反応 …… 186
　◇アレルギーと自己免疫疾患 …… 186
　◇アレルギーの種類 …… 187
自己抗体とは …… 188
➡ まとめのチェック …… 189
自己免疫関連疾患や神経筋疾患に対する血液浄化療法の概念 …… 190
　◇自己免疫疾患と神経筋疾患とは …… 190
　◇治療方法 …… 190
➡ まとめのチェック …… 193
血液浄化の必要な免疫関連疾患 …… 193
　◇全身性エリテマトーデス（SLE）…… 193
　◇関節リウマチ …… 194
　◇悪性関節リウマチ …… 195
➡ まとめのチェック …… 197
血液浄化の必要な神経関連疾患 …… 197
　◇ギラン・バレー症候群 …… 197
　◇重症筋無力症 …… 197
　◇多発性硬化症 …… 198
➡ まとめのチェック …… 198
移植時における免疫除去を目的とした血液浄化療法 …… 199
　◇移植とは …… 199
　◇移植における免疫応答 …… 199
　◇臓器移植の種類と特徴 …… 200
　◇造血幹細胞移植 …… 200
　◇移植時・移植後に必要となる対象疾患と血液浄化療法（血液型不適合の腎移植など）…… 201
➡ まとめのチェック …… 202
血液浄化（アフェレシス療法）中の主なトラブルと対処方法 …… 202

05 高脂血症と末梢循環不全 ●砂子澤 裕 …… 208
脂質代謝 …… 208
　◇脂質の輸送（運搬）…… 208
　◇リポタンパクの種類 …… 208
　◇リポタンパク代謝 …… 209
➡ まとめのチェック …… 210
脂質異常症（高脂血症）と動脈硬化の関係性 …… 210
　◇脂質異常症（高脂血症）と動脈硬化 …… 211
　◇CKDにおける心血管疾患リスク …… 212
　◇脂質異常症と心血管合併症との関連 …… 212
　◇動脈硬化・血管石灰化の臨床的評価 …… 213
　◇動脈硬化と脈波伝搬速度 …… 213
脂質異常症（高脂血症）に対する血液浄化療法の概念 …… 214
　◇脂質異常症（高脂血症）の三要素 …… 214
　◇脂質異常症（高脂血症）の診断に有用な臨床検査 …… 214
　◇脂質異常症の診断基準およびリスク区分別脂質管理目標値 …… 216
　◇脂質異常症（高脂血症）の治療法 …… 217
➡ まとめのチェック …… 218
血液浄化が必要な高脂血症と動脈硬化 …… 218
　◇高脂血症の表現型分類 …… 218
　◇原発性高脂血症の分類 …… 219
　◇家族性高コレステロール血症 …… 219
　◇家族性複合型高脂血症 …… 220
　◇家族Ⅲ型高脂血症 …… 220
　◇閉塞性動脈硬化症 …… 220
➡ まとめのチェック …… 221
高脂血症における血液浄化療法 …… 221
　◇LDL吸着療法 …… 221
➡ まとめのチェック …… 225

06 炎症性腸疾患に対する血球成分除去療法
●花井洋行 …… 226
炎症と白血球 …… 226
　◇炎症とは …… 226
　◇炎症の3大徴候 …… 227
　◇自然免疫と獲得免疫 …… 228
➡ まとめのチェック …… 229
炎症性腸疾患に対する血球成分除去療法の概念 …… 230
　◇治療の概念 …… 230
血球成分除去療法適応の炎症性腸疾患 …… 231
　◇炎症性腸疾患 …… 231
　◇潰瘍性大腸炎 …… 232
　◇クローン病 …… 235

- 血球成分除去療法の効果 ……………… 238
  - ◇臨床効果 ……………………………… 238
  - ◇効果の作用機序 ……………………… 242
➡ まとめのチェック ……………………… 246
- 血球成分除去療法の方法 ……………… 246
  - ◇治療の種類と方法 …………………… 246
- 実施における注意点と問題点 ………… 250
  - ◇ブラッドアクセスの確保 …………… 250
  - ◇抗凝固剤の使用 ……………………… 251
  - ◇血球成分除去療法の実施回数 ……… 251
  - ◇副作用 ………………………………… 251
➡ まとめのチェック ……………………… 253

07 内分泌 ●西手芳明 ……………… 256
- 内分泌機能とは ………………………… 256
  - ◇ホルモンとは ………………………… 256
  - ◇主な内分泌腺 ………………………… 257
  - ◇内分泌ホルモンとその作用機序 …… 258
  - ◇受容体とは …………………………… 259
➡ まとめのチェック ……………………… 260
- 視床下部と下垂体の構成 ……………… 261
  - ◇下垂体とは …………………………… 261
  - ◇下垂体の働き ………………………… 262
- 甲状腺 …………………………………… 264
  - ◇甲状腺とは …………………………… 264
  - ◇甲状腺ホルモンの種類 ……………… 265
  - ◇傍濾胞細胞 …………………………… 265
  - ◇甲状腺ホルモンの作用 ……………… 266
  - ◇カルシトニンの作用 ………………… 266
- 副甲状腺（上皮小体） ………………… 266
  - ◇副甲状腺とは ………………………… 267
  - ◇副甲状腺の作用 ……………………… 267
- 副腎 ……………………………………… 268
  - ◇副腎とは ……………………………… 268
- 膵ランゲルハンス島の構造とホルモン … 270
  - ◇分泌細胞とホルモン ………………… 271
  - ◇ホルモンの作用 ……………………… 271
➡ まとめのチェック ……………………… 272
- ホルモン過剰状態と病態 ……………… 272
➡ まとめのチェック ……………………… 276
- 甲状腺と自己抗体（バセドウ病・橋本病） … 276
- 血液浄化が必要な内分泌疾患 ………… 277
  - ◇甲状腺クリーゼ ……………………… 277
  - ◇悪性眼球突出症 ……………………… 277
- 内分泌疾患における血液浄化療法 …… 278
  - ◇血漿交換療法 ………………………… 278
➡ まとめのチェック ……………………… 279
- 血液浄化中の主なトラブルと対処方法 … 279

➡ まとめのチェック ……………………… 280

08 皮膚 ●半蔀 勝 ………………… 282
- 自己抗体と皮膚疾患 …………………… 282
  - ◇天疱瘡 ………………………………… 282
  - ◇類天疱瘡 ……………………………… 283
- 薬剤や感染症から発症する皮膚疾患 … 284
➡ まとめのチェック ……………………… 285
- 血液浄化が必要な皮膚疾患 …………… 286
  - ◇天疱瘡 ………………………………… 286
  - ◇類天疱瘡（水疱症） ………………… 290
  - ◇中毒性表皮壊死症（TEN） ………… 292
  - ◇スティーブンス・ジョンソン症候群
    （SJS） ……………………………… 294
➡ まとめのチェック ……………………… 298
- 皮膚疾患における血液浄化療法 ……… 298
  - ◇血液浄化療法の保険適応 …………… 298
  - ◇血漿交換療法 ………………………… 299
➡ まとめのチェック ……………………… 306

09 集中治療領域の疾患 ●山下芳久 ……… 308
- 集中治療や救命救急で血液浄化を
  必要とされる病態 ……………………… 308
- 血液浄化が必要な集中治療領域の疾患 … 308
  - ◇敗血症 ………………………………… 308
  - ◇急性腎不全 …………………………… 310
  - ◇重症肝不全 …………………………… 312
  - ◇重症急性膵炎 ………………………… 313
  - ◇多臓器不全 …………………………… 313
➡ まとめのチェック ……………………… 315
- 集中治療や救命救急における血液浄化療法
  …………………………………………… 316
  - ◇急性血液浄化療法の種類 …………… 316
- 血液浄化中の主なトラブルと対処方法 … 328
  - ◇CBPにおけるアラーム内容と対処法 328
➡ まとめのチェック ……………………… 335

索引 ………………………………………… 339

用語アラカルト・補足・POINT 一覧

あ
- 悪玉コレステロール…………214
- アジソン病…………………275
- アシドーシス………………91
- アセトアミノフェン…………149
- アフェレシス療法の適応……49
- アルドステロン分泌過剰……275
- アルブミン…………………134
- アレルギー…………………186
- アンモニア……………140, 148

い
- 溢水…………………………120
- 医薬品・医療機器等安全性情報 74
- 医薬品・医療機器等安全性情報報告制度……………………74
- 医療機関等における医療機器の立会いに関する基準……………74
- 医療機器の専門職……………74
- 陰イオン交換樹脂……………149

う
- ウロキナーゼコーティング…113
- 運動情報………………………17
- 運動神経………………………22

え
- 栄養血管……………………130
- 液性免疫……………………180
- エネルギー不足……………103
- エリスロポエチン…………121
- 遠位尿細管……………………85
- 延髄……………………………20
- 塩分制限……………………103

お
- 黄体形成ホルモン (LH)……263
- オプソニン作用………………29
- オンラインHDF……………119

か
- 外シャント…………………111
- 潰瘍性大腸炎…………………50
- カイロミクロン……………136
- 拡散……………………37, 109
- 獲得免疫…………27, 180, 228
- ──の特徴……………………30
- 核内受容体…………………259
- 下垂体後葉…………………263
- 下垂体性巨人症……………274
- 下垂体前葉…………………263
- 下垂体前葉ホルモン………261
- 褐色細胞腫…………………270
- 活性化血小板………………245
- 活性型ビタミンD…………267
- 活性化マクロファージ……184
- 活性酸素………………104, 243
- カテコールアミン…………270
- カテーテルの感染…………107
- 顆粒球………………………172
- カルシウム代謝……………267
- カルシウムとリン濃度の関係…267
- カルシウムの働き…………266
- カルシトニン………………267
- 感覚神経………………………22
- 間欠性跛行…………………220
- 肝血流量……………………129
- 肝細胞の障害………………132
- 肝性トリグリセリドリパーゼ (HTGL)……………………210
- 肝性脳症……………………146
- 関節リウマチ………………194
- 肝動脈………………………130

き
- 喫煙……………………………12
- 機能血管……………………130
- 急性腎不全……………………97
- 急性と慢性の違い…………100
- 凝固因子……………………134
- 業務指針の廃止………………73
- 棘融解 (acantholysis)……282
- キラーT細胞………………183

く
- 空気誤入……………………330
- クッシング症候群…………275
- クリアランス………………321
- グルクロン酸抱合…………134
- クレアチニン………………109
- クローン病……………………50

け
- 形質細胞……………………180
- 血圧の異常…………………103
- 血圧の調節……………………9
- 血液透析……………………105
- 血液透析器……………43, 321
- 血液透析中の血圧低下……124
- 血液透析の目的………………43
- 血液透析濾過………………47
- 血液ポンプの停止…………110
- 血液濾過法……………………45
- 血管透過性…………………142
- 血管内容量……………………91
- 血球成分除去療法…………252
- 血漿吸着法……………………49
- 血漿交換………………51, 278
- 血漿成分分離器……………302
- 血小板……………………155, 172
- 血小板減少症………………314
- 血小板数……………………172
- 血栓防止……………………113
- 血中総コレステロール……215
- 血糖維持……………………135
- 血糖の調節……………………10
- 解毒……………………87, 141
- 限外濾過率…………………321
- 原尿の減少……………………92
- 原尿の生成……………………82
- 原発性アルドステロン症……276

こ
- 高LDL-C血症………………217
- 好塩基球……………………175
- 交感神経………………………23
- 抗凝固薬……………………324
- 抗痙攣薬……………………284
- 高血圧…………………………95
- 抗原刺激………………………25
- 膠質浸透圧 (の変動)………150
- 恒常性の維持…………………6
- 甲状腺機能亢進症…………274
- 甲状腺中毒症………………273
- 甲状腺ホルモンの分泌過剰…275

抗体……………………… 27, 182	浸透………………………… 36	タンパク制限……………… 103
好中球……………………… 174	浸透圧……………………… 14	
抗トロンビン薬の効果……… 115	浸透圧の調整………………… 8	**ち**
高ナトリウム透析液………… 124	浸透圧変化………………… 119	チーム医療………………… 70
ゴナドトロピン	腎動脈……………………… 84	中毒型薬物性肝障害………… 149
（性腺刺激ホルモン）……… 263	腎排泄機能低下……………… 92	聴覚情報…………………… 17
コルチゾール分泌過剰……… 275	腎不全……………………… 90	蝶形紅斑…………………… 193
コレステロール……………… 215		
昏睡型急性肝不全…………… 148	**す**	**て**
昏睡起因物質………… 146, 148	膵酵素……………………… 313	低アルブミン血症…………… 159
	水素イオン濃度……………… 9	低気圧……………………… 2
さ	スタチン…………………… 217	ディッセ腔………………… 132
再生不良性貧血……………… 314	スチール症候群……………… 322	低分子ヘパリン……………… 114
在宅医療…………………… 48	ステロイド依存性…………… 235	テタニー症状………… 160, 267
サイトカイン……………… 242	ステロイド抵抗性…………… 235	電解質濃度………………… 43
細胞間接着機能……………… 286	ストレス…………………… 12	
細胞極性…………………… 311		**と**
細胞質受容体……………… 259	**せ, そ**	透析………………………… 38
細胞性免疫………………… 183	制御性T細胞 ……………… 243	透析液温…………………… 124
細胞内液…………………… 14	成人の1日当たりの糸球体濾過量	透析液水質確保加算………… 78
細胞分離…………………… 50	……………………………… 85	動脈硬化…………………… 93
細胞膜受容体……………… 258	成長ホルモン……………… 273	毒性胆汁酸………………… 145
細胞や組織の修復…………… 4	――の分泌過剰……… 275	特発性血小板減少性紫斑病… 169
酸塩基平衡………………… 15	セカンドメッセンジャー…… 258	ドナー……………………… 199
酸化ストレス……………… 310	脊髄の白質………………… 21	トロンボプラスチン時間…… 324
残腎機能…………………… 105	赤血球数…………………… 172	
	前希釈法と後希釈法………… 120	**な, に, ね**
し	喘息………………………… 11	ナイーブヘルパーT細胞 …… 181
視覚情報…………………… 17	善玉コレステロール………… 214	内分泌性高血圧……………… 276
糸球体腎炎………………… 92	先端巨大症………………… 275	内分泌腺…………………… 260
糸球体の破壊……………… 92	造血………………………… 90	ニコルスキー現象…………… 288
自己免疫疾患……………… 187	創傷治癒…………………… 289	二次性高血圧症……………… 276
視床下部…………………… 20		二重膜濾過血漿交換法……… 52
自然免疫………… 25, 180, 228	**た**	尿毒素………………… 103, 156
自然免疫と獲得免疫………… 30	ダイアライザ………… 117, 321	尿量………………………… 93
シャントの造設……………… 111	体液………………………… 14	――の減少………………… 89
樹状細胞…………………… 226	体液過剰…………………… 107	ネガティブリスト方式……… 71
出血傾向……………… 143, 158	体温調節……………………… 3, 7	ネフローゼ症候群の診断基準 215
小脳………………………… 19	体質性黄疸………………… 144	
食細胞……………………… 183	代謝産物の除去……………… 87	**は**
シリンジポンプ……………… 114	体性感覚情報………………… 17	橋本病……………………… 276
新規透析導入疾患…………… 101	胆汁………………………… 131	播種性血管内凝固（DIC）…… 314
人工血管シャント造設……… 323	胆汁酸……………………… 140	バスキュラーアクセス… 77, 322
腎臓の組織………………… 83	胆汁の主成分……………… 140	バセドウ病………………… 276
腎臓の正常機能……………… 102	胆嚢………………………… 131	白血球除去法……………… 50

xi

白血球数	172
抜針事故	330
パニック発作	11
パラトルモン(PTH)	267
パルス療法	285
汎下垂体前葉機能低下	261

ひ

ヒスタミン	11, 175, 177
被嚢性腹膜硬化症	48, 106
肥満細胞	11, 177
ビリルビン	139
ピロリ菌	172

ふ

ファウリング	164
副交感神経	2
副甲状腺機能亢進症	274
副甲状腺ホルモン	267
副腎髄質	268
副腎皮質からのホルモン分泌低下	275
腹膜カテーテル	106
腹膜透析	48, 105
腹膜劣化	107
負のフィードバック	6
プロタミン	324

へ,ほ

閉塞性黄疸	131
閉塞性動脈硬化症	220
ヘテロ接合体	219
ヘパリン	324
ヘパリン起因性血小板減少症(HIT)	314
ポジティブリスト方式	71
補体	29
ホモ接合体	219
ホルモンの分泌抑制	6
ホルモンの血中濃度	258

ま,み

マクロファージ	26, 226
慢性滑膜炎	194
慢性関節リウマチ	50

脈波伝搬速度(PWV)	213

め,も

メシル酸ナファモスタット	324
メモリーT細胞	242
メルゼブルグ三徴候	273
免疫応答	31
免疫グロブリン	182
免疫疾患	51
免疫にかかわる細胞	228
免疫の種類	25
門脈	130

や,ら

薬剤性過敏症症候群	284
ラクテート	48
卵胞刺激ホルモン(FSH)	263

り,れ,ろ

リガンド	192, 226
リポタンパクリパーゼ(LPL)	209
リン酸塩	150
臨床工学技士法	72
リンの上昇	92
リンパ球	175
レシチンコレステロールアシルトランスフェラーゼ(LCAT)	210
レシピエント	199
濾過	39

数字

Ⅰ型アレルギー	187
Ⅱ型アレルギー	188
Ⅲ型アレルギー	188
Ⅳ型アレルギー	188

A

ALT	143
AST	143
ATⅢ欠乏症	114

B

β酸化	137
B細胞	176
BUN	109

C

CAPD(持続携行腹膜透析)	48, 106
CHD(持続的血液透析)	318
CHDF(持続的血液透析濾過)	318
CHF(持続的血液濾過)	318
CVDリスク	212

D, E, F

DFPP	191
ECUMとHFとの違い	121
ELISA法	288
Fas	293

H, I

HDL-C	214
humoral mediator	313
IFN	183
IL(インターロイキン)	183

L, M, N

LCAP(白血球除去療法)	195
LDL吸着療法の賦活液	223
LDL-C	214
MHCの情報認識	28
NK細胞	177

P, S, T, X

PE	191
PKD1の遺伝子異常	96
SLE(全身性エリテマトーデス)	193
T細胞	176
TCAサイクル	138
Th1/Th2 インバランス	245
X線軟線撮影	219

略語一覧

A	AAA	aromatic amino acid	芳香族アミノ酸	144
	ABI	ankle brachial pressure index	足関節上腕血圧比	220
	ACE	angiotensin converting enzyme	アンジオテンシン変換酵素	88
	Ach	acetylcholine	アセチルコリン	22
	AchR	acetylcholine receptor	アセチルコリンレセプター	197
	ACI	aortic calcification index	大動脈石灰化指数	213
	ACT	activated clotting time	活性化全血凝固時間	126, 151, 324
	ACTH	adrenocorticotropic hormone	副腎皮質刺激ホルモン	261
	ADCC	antibody-dependent-cellular-cytotoxicity	抗体依存性細胞傷害	200
	ADH	antidiuretic hormone	抗利尿ホルモン	88
	ADH	alcohol dehydrogenase	アルコール脱水素酵素	140
	ADP	adenosine diphosphate	アデノシン二リン酸	245
	AI	augmentation index		213
	AKI	acute kidney injury	急性腎障害	98
	Alb	albumin	アルブミン	159, 321
	ALDH	aldehyde dehydrogenase	アルデヒド脱水素酵素	140
	ALS	artificial liver support	人工肝補助療法	312
	ALT	alanine aminotransferase	アラニンアミノ基転移酵素	143
	AMR	antibody-mediated rejection	抗体関連型拒絶反応	201
	ANCA	anti-neutrophil cytoplasmic antibody	抗好中球細胞質抗体	99
	APC	antigen-presenting cell	抗原提示細胞	179
	APD	automated peritoneal dialysis	自動腹膜灌流装置	106
	APTT	activated partial thromboplastin time	活性化部分トロンボプラスチン時間	113, 324
	ARB	angiotensin II receptor blocker	アンジオテンシンII受容体拮抗薬	98
	ASA	aminosalicylic acid	アミノサリチル酸	231
	ASO	arteriosclerosis obliterans	閉塞性動脈硬化症	220
	AST	aspartate aminotransferase	アスパラギン酸アミノ基転移酵素	143
	AT	antithrombin	アンチトロンビン	114
	ATP	adenosine triphosphate	アデノシン三リン酸	14, 134
B	BCAA	branched chain amino acids	分岐鎖アミノ酸	144
	BMI	body mass index	体格指数	212
	BUN	blood urea nitrogen	尿素窒素	87
	BV	blood volume	血流量	158, 303
C	CAI	clinical activity index		239
	CAPD	continuous ambulatory peritoneal dialysis	連続携行式腹膜透析	58, 106
	CAVH	continuous arteriovenous hemofiltration	持続的動静脈血液濾過	58
	CAVI	cardio ankle vascular index		213
	CBP	continuous blood purification therapy	持続的血液浄化療法	311
	CCK	cholecystokinin	コレシストキニン	140
	Ccr	creatinine clearance	クレアチニンクリアランス	105
	CD	Crohn's disease	クローン病	230
	CDAI	Crohn's Disease Activity Index	疾患活動指数	235
	CETP	cholesteryl ester transfer protein	コレステロールエステル転送タンパク	137, 209

	CHD	continuous hemodialysis	持続的血液透析	101, 311
	CHDF	continuous hemodiafiltration	持続的血液透析濾過	101, 149, 311
	CHF	continuous hemofiltration	持続的血液濾過	311
	CIDP	chronic inflammatory demyelinating polyneuropathy	慢性炎症性脱髄性多発根神経炎	206
	CK	creatinekinase	クレアチンキナーゼ	218
	CKD	chronic kidney disease	慢性腎臓病	94, 212
	CM	chylomicron	カイロミクロン	137
	CPE	continuous plasma exchange	持続的血漿交換	309
	Cr	creatinine	クレアチニン	119, 211
	CRH	corticotropin-releasing hormone	副腎皮質刺激ホルモン放出ホルモン	12
	CRP	C-reactive protein	C反応性タンパク	194, 212, 236
	CRRT	continuous renal replacement therapy	持続緩徐式血液濾過	191, 309
	CRYO	cryofiltration	クライオフィルトレーション	166
	CTA	cellulose triacetate	セルローストリアセテート	116
	CTR	cardio thoracic ratio	心胸比	161
	CVD	cardiovascular disease	心血管疾患	212
D	DFPP	double filtration plasmapheresis	二重膜濾過血漿交換	52, 157, 191, 222, 295
	DHP	direct hemoperfusion	直接血液灌流	149
	DIC	disseminated intravascular coagulation	播種性血管内凝固症候群	291, 314
	DLC	double lumen catheter	ダブルルーメンカテーテル	322
	DNA	deoxyribonucleic acid	デオキシリボ核酸	134
	DOA	dopamine	ドーパミン	310
	DOB	dobutamine	ドブタミン	310
E	ECUM	extracorporeal ultrafiltration method	限外濾過	120, 317
	EGDT	early goal-directed therapy	初期蘇生	309
	eGFR	estimate glomerular filtration rate	推算糸球体濾過量	94
	EI	endoscopic index	内視鏡指数	241
	EOG	ethylene oxide gas	エチレンオキサイドガス	202
	EPO	erythropoietin	エリスロポエチン	90
	EPS	encapsulating peritoneal sclerosis	被囊性腹膜硬化症	107
	ePTFE	expanded polytetrafluoroethylene	ポリテトラフルオロエチレン	111, 323
	EVAL	ethylene-vinylalcohol	エチレンビニルアルコール共重合体	58, 116
F	FFP	fresh frozen plasma	新鮮凍結血漿	150, 157, 206, 295, 312
	FGS	focal glomerular sclerosis	巣状糸球体硬化症	222
	FH	familial hypercholesterolemia	家族性高コレステロール血症	219
	FH	fulminant hepatitis	劇症肝炎	312
	FSH	follicle stimulating hormone	卵胞刺激ホルモン	261
G	GBS	Guillain-Barré syndrome	ギラン・バレー症候群	206
	GCAP	granulocytapheresis	顆粒球除去療法	58
	GFR	glomerular filtration rate	糸球体濾過量	94

	GH	growth hormone	成長ホルモン	261
	GMA	granulocyte and monocyte adsorption apheresis	顆粒球除去療法	208, 230
	GVHD	graft versus host disease	移植片対宿主病	201
H	HA	hemoadsorption	血液吸着	50
	Hb	hemoglobin	ヘモグロビン	122
	HCV	hepatitis C virus	C型肝炎ウイルス	191
	HD	hemodialysis	血液透析	43, 76, 105, 149
	HDF	hemodiafiltration	血液透析濾過	47, 58, 78, 119, 149, 312
	HDL	high density lipoprotein	高比重リポタンパク	136, 208
	HF	hemofiltration	血液濾過	45, 118
	HIT	heparin-induced thrombocytopenia	ヘパリン起因性血小板減少症	115, 314
	HL	hepatic lipase	肝性リパーゼ	137
	HLA	human leukocyte antigen	ヒト白血球抗原	200
	HPM	high performance membrane	ハイパフォーマンス膜	117
	HPT	hepaplastin test	ヘパプラスチンテスト	326
	HTGL	hepatic triglyceride lipase	肝性トリグリセリドリパーゼ	210
	HUS	hemolytic uremic syndrome	溶血性尿毒症症候群	169
I	IAPP	immunoadsorption therapy	免疫吸着療法	191
	IBD	inflammatory bowel disease	炎症性腸疾患	230
	IBP	intermittent blood purification therapy	間歇的血液浄化療法	311
	ICG	indocyanine green	インドシアニングリーン	142
	IDL	intermediate lipoprotein	中間比重リポタンパク	136, 208
	IFN	interferon	インターフェロン	183
	Ig	immunoglobulin	免疫グロブリン	181
	IL	interleukin	インターロイキン	183, 242
	IMT	intima-media thickness	内膜中膜厚	213
	IPE	intensive plasma exchange	緩徐血漿交換	309
	ITP	idiopathic thrombocytopenic purpura	特発性血小板減少性紫斑病	169
K	KDIGO	Kidney Disease: Improving Global Outcomes		100, 310
L	LCAP	leukocytapheresis	白血球除去療法	58, 191, 230
	LCAT	lecithin cholesterol acyltransferase	レシチンコレステロールアシルトランスフェラーゼ	210
	LDH	lactate dehydrogenase	乳酸脱水素酵素	169
	LDL	low density lipoprotein	低比重リポタンパク	49, 136, 191, 208
	LECAM-1	leukocyte leukocyteendothelial cell adhesion molecule-1		227
	LH	luteinizing hormone	黄体形成ホルモン	261
	LOHF	late onset hepatic failure	遅発性肝不全	148
	LPL	lipoprotein lipase	リポタンパクリパーゼ	137, 209
	LST	lymphocyte stimulation test	リンパ球刺激テスト	188
M	Mac-1	macrophage-1 antigen		227
	MALT	mucosa associated lymphoid tissue	粘膜リンパ組織	175

	MBP	mejor basic protein	主要塩基性タンパク	175
	MCTD	mixed connective tissue disease	混合性結合組織病	188
	MCV	mean corpuscular hemoglobin	平均赤血球容積	121
	MEOS	microsomal ethanol oxidizing system	ミクロゾームエタノール酸化酵素	140
	MG	microglobulin	ミクログロブリン	119
	MHC	major histocompatibility complex	主要組織適合遺伝子複合体	28, 176
	MRA	malignant rheumatoid arthritis	悪性関節リウマチ	206
	MS	multiple sclerosis	多発性硬化症	206
	Musk	muscle specific kinase	筋特異的受容体	197
N	NA	noradrenaline	ノルアドレナリン	22, 310
	NK	natural killer	ナチュラルキラー細胞	25, 172
	NLR	NOD-like receptor	ノッド様レセプター	178
	NM	nafamostat mesylate	メシル酸ナファモスタット	151, 251
	NSAIDs	nonsteroidal anti-inflammatory drugs	非ステロイド性抗炎症薬	98
P	PA	plasma adsorption	血漿吸着	49, 191
	PAD	peripheral arterial disease	末梢動脈閉塞症	220
	PAMPs	pathogen-associated molecular patterns	病原体関連分子パターン	177
	PAN	polyacrylonitrile	ポリアクリロニトリル共合体	58, 116
	PD	peritoneal dialysis	腹膜透析	48, 105
	PE	plasma exchange	単純血漿交換	51, 150, 157, 191, 221, 278, 295, 312
	PEPA	polyester polymer alloy	ポリエステル系ポリマーアロイ	58
	PF	pemphigus foliaceus	落葉状天疱瘡	286
	PL	phospho lipids	リン脂質	114
	PMMA	polymethylmethacrylate	ポリメチルメタクリレート	58, 116, 321
	PP	plasmapheresis	血漿交換	278
	PRL	prolactin	プロラクチン	261
	professional APC	professional antigen-presenting cell	プロフェッショナル抗原提示細胞	26
	PRR	pattern recognition receptor	パターン認識受容体	30, 177
	PS	polysulfone	ポリスルホン	58, 116
	PT	prothrombin time	プロトロンビン時間	114, 148
	PT-INR	international normalized ratio of prothrombin time	プロトロンビン時間 国際標準比	148
	PTH	parathyroid hormone	副甲状腺ホルモン	122, 156
	PTH	parathormone	パラトルモン	267
	PU	polyurethane	ポリウレタン	111
	PV	pemphigus vulgaris	尋常性天疱瘡	286
	PWV	pulse wave velocity	脈波伝搬速度	213
Q	QB	blood flow rate	血流量	321
	QD	dialysate flow rate	透析液流量	321
	QF	filtration flow rate	補液量	321

	QS	replacement flow rate	濾液流量	324
R	RA	rheumatoid arthritis	関節リウマチ	230
	RAST	radioallergosorbent test	放射性アレルギー吸着試験	187
	RBC	red blood cell	赤血球数	193
	RC	regenerated cellulose	再生セルロース	116
	RIFLE	Risk, Injury, Failure, Loss, ESRD (end stage renal disease)		310
	RIST	radioimmunosorbent test	放射性免疫吸着試験	187
	RLR	RIG-I-like receptor	リグアイ様レセプター	178
S	SAAG	serum-ascites albumin gradient	アルブミン濃度差	146
	SCUF	low coutinuous ultrafiltration	持続緩徐式限外濾過	317
	SIRS	systemic infl ammatory response syndrome	全身性炎症反応症候群	308, 313
	SJS	Stevens-Johnson Syndrome	スティーブンス・ジョンソン症候群	292
	SLE	systemic lupus erythematosus	全身性エリテマトーデス	188
	SSc	systemic sclerosis	強皮症	188
T	TCA	tricarboxylic acid	トリカルボン酸	135
	TCR	T cell receptor	T細胞のレセプター	181
	TEN	toxic epidermal necrolysis	中毒性表皮壊死症	292
	TG	triglyceride	中性脂肪	208
	TLR	Toll-like receptor	トル様レセプター	177, 309
	TMA	thrombotic microangiopathy	血栓性微小血管症	169
	TMP	transmembrane pressure	膜間圧力差	160, 203, 279, 321
	TNF	tumor necrosis factor	腫瘍壊死因子	240, 293
	TRAb	TSH receptor antibody	TSH受容体抗体	276
	TRH	thyrotropin-releasing hormone	甲状腺刺激ホルモン放出ホルモン	6
	TSAb	thyroid stimulating antibody	甲状腺刺激抗体	276
	TSAT	transferrin saturation	トランスフェリン飽和度	121
	TSH	thyroid-stimulating hormone	甲状腺刺激ホルモン	6, 261
	TTP	thrombotic thrombocytopenic purpura	血栓性血小板減少性紫斑病	169
U	UA	uric acid	尿酸	119
	UC	ulcerative colitis	潰瘍性大腸炎	230
	UFR	ultrafiltration rate	限外濾過率	321
V	VA	vascular access	バスキュラーアクセス	77, 110
	VLDL	very low density lipoprotein	超低比重リポタンパク質	134, 208
W	WBC	white blood cell	白血球数	193

本書の使い方

■本書を活用する前に，本書の使い方をご覧の上，読み進めてみてください。
■本書の特長は以下のような点です。
❶解剖・生理・病態生理といった人体のメカニズムから臨床工学までを1冊の中で解説しています。
❷本文はできるだけスリムに解説し，一気に読み通せるようにしてあります。
❸詳細に覚えるべきこと，本文の補足解説，用語解説（「用語アラカルト」），学習する上で役立つチョットしたアドバイス（「One Point Advice」），国試既出問題を解くための知識（「POINT !!」）については，煩雑にならないようにできるだけ欄外に配置してあります。
❹冗長な解説で理解の難しい内容に関しては，イラストや写真を数多く用いて視覚的に理解できるように工夫しました。
❺手術中のおもなトラブルとその対処方法についても詳細に解説してあります。
❻内容を確実に理解したかどうか，またおさらいに役立つように「まとめのチェック」を項目の最後に設けてあります。是非活用してみてください。

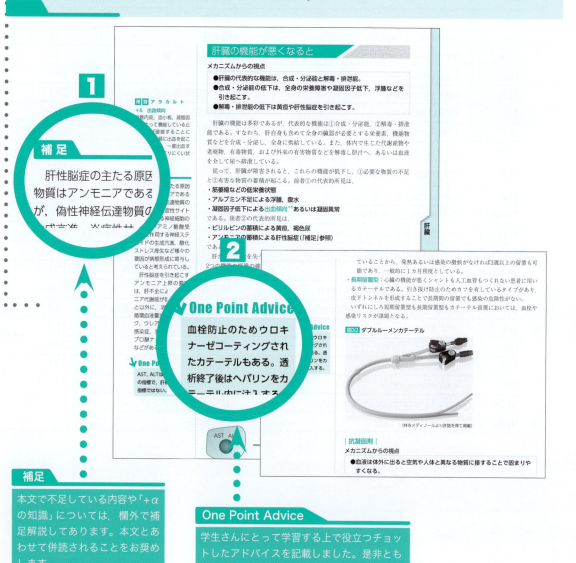

補足
本文で不足している内容や「+αの知識」については，欄外で補足解説してあります。本文とあわせて併読されることをお奨めします。

One Point Advice
学生さんにとって学習する上で役立つチョットしたアドバイスを記載しました。是非ともご活用ください。

User's Guide

3

用語アラカルト
＊5 血管透過性
毛細血管の壁を介して行われる物質移動のこと。正常血管では，水分や低分子物質は血管壁を透過するが，高分子タンパクは通過しない。

用語アラカルト
冗長になる用語解説は，できるだけ欄外に配置してあります。専門用語が理解できなければなかなか読み進めることは難しくなりますので，是非ともご活用ください。

4

＼POINT!!／
血液透析中に血圧が低下し，十分な除水ができない患者に対する対策
● 高ナトリウム透析液を使用する：血漿浸透圧

Point!!
国試既出問題を解くための知識について，本文該当箇所の欄外にて簡単に触れています。講義のみならず，国試にも役立つ知識の習得に役立ててみてください。

肝臓の薬物解毒機能を利用して，肝機能を評価する検査が行われている。すなわち，肝細胞に特異的に取り込まれ，胆管に排泄される化学物質であるインドシアニングリーン（indocyanine green：ICG）を注射し，その単位時間当たりの排泄能力を調べることにより肝臓の解毒能を測定する手法で，鋭敏な肝予備能検査として広く用いられている。

■エンドトキシン
腸内細菌により産生されるエンドトキシンは，腸管粘膜から門脈へ流入する。エンドトキシンが，全身を循環すると血管透過性[*5]の亢進を惹起し，血圧低下を引き起こす（エンドトキシンショック）。通常は，門脈血中のエンドトキシンは類洞内に存在するKupffer細胞により処理され，全身へ循環することはない。しかし，異物やエンドトキシンなどを貪食し処理したKupffer細胞は活性化し，化学物質を放出する。その結果，化学物質は肝星細胞を活性化し，活性化した肝星細胞は過剰なコラーゲン産生を行い，肝臓の線維化を引き起こす（▶図18）。

図18 エンドトキシンの処理と肝線維化

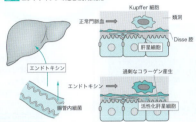

まとめのチェック
□□	1 肝で合成される代表的タンパク質を挙げよ	▶▶	1 アルブミン，凝固因子，CRPなど。
□□	2 肝細胞に貯蔵されるエネルギーの貯蔵形態を挙げよ。	▶▶	2 グリコーゲン，中性脂肪。
□□	3 胆汁の溶質で最も多い物質は何か。	▶▶	3 胆汁酸。

図41 手根管症候群

・リクセルの保険適応
（①～③に当てはまる透析患者がリクセル療法の保険適応）
①手術または生検により，β₂-MGによるアミロイド沈着が確認されている。
②透析歴が10年以上であり，以前に手根管開放術を受けている。
③画像診断により骨嚢胞像が認められる。

⑥高血圧（▶図42）
腎不全の段階で高血圧となっていることが多いが，特に無尿の透析患者は透析間での体重増加が大きく影響している。水分や塩分の摂りすぎにより体液量が増加することで起こることから，日頃の節制が大切である。
高血圧が持続すると将来的に動脈硬化や心臓病，脳出血，眼底出血などの原因にもなるため，血圧コントロールは重要である。体重増加はドライウェイトの3～5％の範囲を超えないようにしよう。

⑦痒み
透析患者の痒みの訴えは非常に多い（▶図43）。これは皮膚表面の汗腺が萎縮することによって汗の量が低下することや，皮脂が皮膚に行き渡らずに乾燥肌となるためである。それだけでなく，血液透析という体外循環で異物に接

User's Guide

5

血液浄化中にお…

透析中の抜針や…

不慮に針が抜けて…
を行い，同時に患者…
vital，出血の程度に…

主なトラブルと対処法

回路の逸脱

…った場合，直ちにポンプを停止して針穴の消毒・止血を行い，同時に患者のvitalチェックと出血量の確認を行い医師へ報告する。出血の程度によって，緊急処置・透析の再開・輸血を検討する。回路の…より出血を認めた場合 直ちにポンプを停止して，同時に患者の…ェックと出血量の確認を行い，出血部位の確認・原因を調べ直ちに医師へ報告する。vital，出血の程度によって，緊急処置・透析の再開・輸血・抗生剤投与を検討する。

回路内圧上昇による接続部からの漏血の場合は，回路に歪み・捻れ・破裂がないか確認のうえ透析を再開。回路内圧上昇による回路破裂の場合は回路の全取替えを行い，介助者が血液を浴びた場合はすぐに水洗し，患者が感染症をもっていた場合は感染対策マニュアルに則って対処する。

透析中の低血圧

原因は体重増加が多く，HDによる過剰な除水や透析による血漿浸透圧の低下に伴う循環血液量の減少である。あくび，憶怠など脳貧血状態から，意識消失，失禁，ショックを呈することもある。急激な低血圧の対処法は，まず除水量設定を0にし，生理食塩水を100～200 mLを急速注入し血管内のボリュームを増やす。また50%ブドウ糖液や10%NaCl液を20 mL程度投与することで血管内の浸透圧上昇を図り，血管外からの水を血管内に引き込むことが可能である。また透析液温度を下げ血管抵抗を上昇させる方法もある。下肢挙上し脳血流を確保する方法もあるが，心負荷が懸念される。

ムやリンが高値になるとこれらが皮膚に沈着し，それによって頑固な痒みが起きることがよくある。予防は，保湿をしっかりとして生体適合性のよい膜を使用し，かつ効率のよい透析を行うことである。

図42 高血圧

図43 透析患者の痒み

6

とめのチェック

1 腎不全に対する透析療法の目的について…

トラブル対処方法

現場で実際に遭遇するおもなトラブルとその対処方法について，実例をあげて解説しています。病院実習や実臨床の場で役立つ内容です。是非ともご活用ください。

まとめのチェック

学習到達度の確認やおさらいに役立つように，項目の最後に「Q & A」形式で配置してあります。学内試験の勉強や国試の勉強の際に活用されることをお奨めします。

	全に対する透析療…目的について述べ…。	▶ 1	①タンパク代謝産物の除去，②電解質の補正，③酸塩基平衡の是正，④体内の過剰水分の除去が目的となる。
	腹膜透析の原理について述べよ。	▶ 2	身体の電解質濃度より薄い透析液を腹腔内に入れることで，拡散により不要な物質が透析液側に移動する。また透析液の浸透圧濃度が高いことから体内の余分な水分が透析液側へ移動する。
☐☐ 3	血液透析の原理について述べよ。	▶ 3	クレアチニンや尿素窒素といった小分子は拡散により除去され，体内の余分な水分は機械的に圧力をかけることにより血液中から透析液側へ水分移動させる限外濾過である。
☐☐ 4	抗凝固剤の種類について述べよ。	▶ 4	未分画ヘパリン，低分子ヘパリン，メシル酸ナファモスタット，抗トロンビン薬の4種類が主に使用されている。
☐☐ 5	HDとHDFの違いについて述べよ。	▶ 5	HDでは小分子物質の除去が主になるが，HDFでは補充液を入れそれを除去することで濾過効率が上がり中分子・大分子が除去しやすくなる。
☐☐ 6	血液透析の合併症について述べよ。	▶ 6	短期的には急激な老廃物の除去により発生する不均衡症候群があり，長期的には腎性貧血，高カリウム血症，二次性副甲状腺機能亢進症や異所性石灰化，高血圧，手根管症候群などが挙げられる。

xx

Chapter 1

人体のメカニズム

人体のメカニズム

山下政宣

さまざまな環境に対する人体の安定性

メカニズムからの視点
- ●自然災害に対する安定性
- ●社会現象に対する安定性
- ●病気に対する安定性

　人体を取り囲む環境にはさまざまな変化がみられ，これらに対して安定性を維持している。環境は正と負の影響を及ぼし，自然災害，社会現象，病気などによる負の影響に対しては完全に対応する場合と不完全に終わる場合がある。

自然災害に対する人体の安定性

　台風は熱帯低気圧の1つで大雨，水害，風災などを引き起こす（▶図1）。気圧は自律神経と密接な関係があり，低気圧のときは副交感神経優位となり，血圧，血糖値や心拍数は低下し，疲労感が出やすく，意欲が低下する。一方，分泌・排泄機能が活性化し，食欲が増加，消化吸収が促進され，心身はリラックス状態となる（▶図2）。

　血圧が低下すると，動脈に分布する圧受容器が感受し，副交感神経活動が増加して，心拍出量が増加し，末梢血管は収縮する。腎臓で分泌されるアンジオテンシンⅡが末梢血管を収縮して血圧を上昇させ，副腎皮質で分泌されるアルドステロンは体液量を増加させることで血圧を維持する。また，血糖値が低下すると，膵臓から出るグルカゴンが肝臓のグリコーゲンを分解して，糖を分泌させ，さらに，副腎皮質からのグルココルチコイドの分泌を促進してタンパク質を分解し，糖を新生する。

> **One Point Advice**
> 低気圧時は副交感神経優位となる。

図1　自然災害

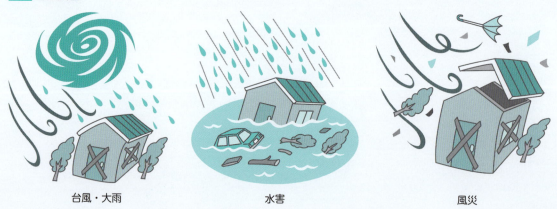

台風・大雨　　　　　　　水害　　　　　　　風災

図2 低気圧

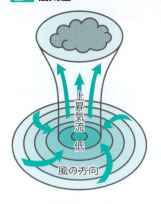

副交感神経優位
血圧，血糖値，心拍数低下，
疲労感，意欲低下，
分泌・排泄機能活性化，
食欲増加，消化吸収促進

社会現象に対する人体の安定性

　工場や自動車から排出される窒素酸化物は，光化学オキシダントとなり，地球温暖化や酸性雨および光化学スモッグの原因となっている。また，テレビ，電子レンジやスマートフォンから発する電波の一部は人体に吸収され，電波のエネルギーは熱となり，全身または局所的にヒトの体温を上昇させる。
　体温の上昇に関しては，人体では視床下部の体温調節中枢が体温調節を担っており，血管の収縮・弛緩により血流を調節し，骨格筋の収縮・弛緩により熱の産生を調節している。これにより体温の上昇を行う。一方，アスベストは建材などさまざまなところに使用されてきたが，近年，肺がんや胸膜中皮腫との関係が指摘されてきた。肺内に滞留した石綿繊維は白血球の一種であるマクロファージが排除しようとするが，排除せずに長く滞留することが多い（▶図3）。

> **One Point Advice**
> 体温調節は，エアコンと同じ！

図3 社会現象

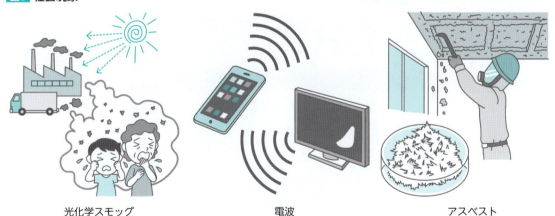

光化学スモッグ　　　　　　電波　　　　　　アスベスト

病気に対する人体の安定性

　人体は病気の原因が作動した時点から防御反応により病気の発症を阻止しようとする。細胞，組織や臓器などの機能的な障害・異常・破壊・部分的の欠損に対しては，肥大，過形成，化生，創傷治癒などにより修復しようとする（▶図4）。心臓弁膜症，高血圧症や慢性肺疾患では機能を十分に更新することで，心臓が作業肥大となり，腎臓，副腎や性腺など一対臓器の片側が障害されたときはもう一方が肥大して機能を代償したりする。外傷などの表皮組織の欠損は創傷治癒過程により修復される。これらの現象は，機能のレベルからみた自然治癒力である。

人体のメカニズム

> **One Point Advice**
> 細胞や組織の修復には肥大，過形成，化生，創傷治癒などがある。

皮膚の表皮では強い構造の角質層やランゲルハンス細胞が病原体の侵入を防いでいる（▶図5）。腸は蠕動運動により病原体を口側から肛門側に絞り出すように運び，取り除く役割を担っており（▶図6），膀胱は排尿時の洗い流しにより，病原体を尿道から外尿道口を通して排出し，感染を防いでいる（▶図7）。

炎症時には白血球が侵入してきた病原体を貪食し（▶図8），また，感染症が発症すると，自然免疫・獲得免疫が発動して対応している。

図4 細胞に生じる変化

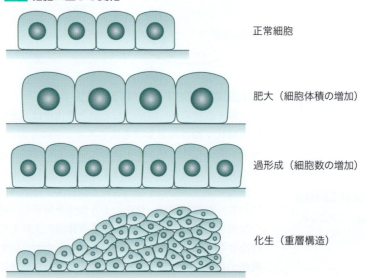

- 正常細胞
- 肥大（細胞体積の増加）
- 過形成（細胞数の増加）
- 化生（重層構造）

図5 皮膚

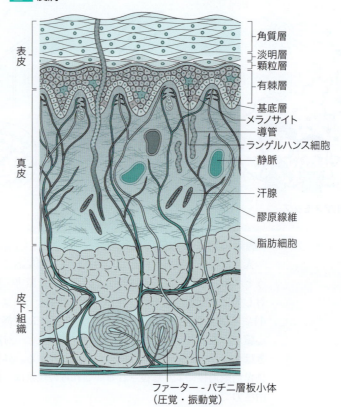

表皮
- 角質層
- 淡明層
- 顆粒層
- 有棘層
- 基底層

真皮
- メラノサイト
- 導管
- ランゲルハンス細胞
- 静脈
- 汗腺
- 膠原線維
- 脂肪細胞

皮下組織

ファーター - パチニ層板小体（圧覚・振動覚）

図6 蠕動運動

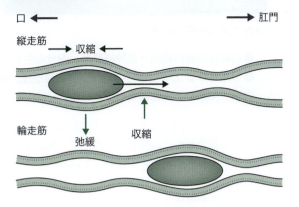

(岡田隆夫　編：集中講義　生理学, 第2版. メジカルビュー社, 2014.より引用)

図7 膀胱

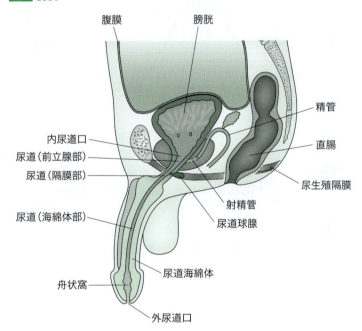

(坂井建雄　編：集中講義　解剖学. メジカルビュー社, 2012.より引用)

図8 白血球

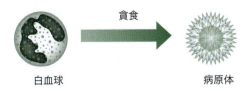

恒常性の維持機構

メカニズムからの視点

- ●恒常性の維持機構→精神神経系，内分泌系と免疫系などが役割を担う。
- ●恒常性が変化した場合の維持→体液浸透圧，体液量，水素イオン濃度，血糖，体温などの修復を行う。

　人体は周囲の温度はもちろん，気圧など外部環境の影響を常に受けている。一方，人体のなかには外部環境の気温，気圧などが変わっても内部環境を一定に維持しようとする機能が備わっている。このような維持機能は恒常性とよばれ，精神神経系，内分泌系と免疫系などがその役割を担っている。多細胞生物である人体を構成する細胞は，外界から隔絶された内部環境（細胞外液）に取り囲まれている（▶図9）。

図9 恒常性

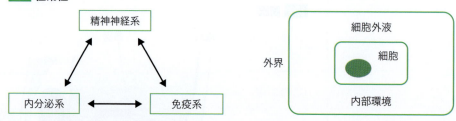

> **One Point Advice**
> 恒常性の維持には，負のフィードバックが働いている。

> **POINT!!**
> ホルモンの分泌抑制は負のフィードバック。

　恒常性はわれわれが生命を維持していくために必要であり，なんらかの要因で恒常性が変化した場合はこれを維持するために，体液浸透圧，体液量，水素イオン濃度，血糖，体温などの修復が行われる。これには負のフィードバックが働く。この作用は間脳の視床下部が担い，人体の種々の機能が一定の水準に保たれている。負のフィードバックによる調節機序は調節される値を検出する検出器，値が正常なときから変化していないか調べる比較検出器，変化を調節する効果器からなる（▶図10）。

　産物Aから最終産物Dが産生される過程で，産物Dが過剰に生産される場合，産物Bから産物Cの産生を抑制して，産物Dの産生量を制御する。

図10 負のフィードバック

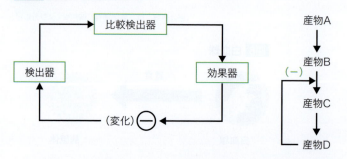

（岡田隆夫　編：集中講義　生理学．第2版．メジカルビュー社，2014．より引用）

　負のフィードバックの1例に内分泌系ホルモンの分泌がある。
　視床下部から甲状腺刺激ホルモン放出ホルモン（thyrotropin-releasing hormone：TRH）が分泌され，下垂体を刺激して甲状腺刺激ホルモン（thyroid-stimulating hormone：TSH）を分泌させる。TSHは甲状腺を刺激して甲状腺ホ

ルモン（T_3，T_4）を分泌させる。甲状腺ホルモンは上位のTSHおよびTRHに対して負のフィードバックにより分泌を抑制する。またTSHは上位のTRHに対して負のフィードバックにより分泌を抑制する（▶図11）。

図11 内分泌系の負のフィードバック

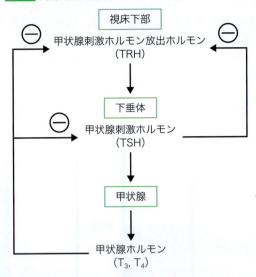

（岡田隆夫　編：集中講義　生理学，第2版．メジカルビュー社，2014．より引用）

体温の恒常性維持

体温は外部環境の影響を受けて変化しようとするが，37℃前後の一定の範囲に保たれる。体温を一定に保つためには産熱・貯熱と放熱のバランスが重要で，この調節を担っているのが視床下部の体温中枢である。環境温度が変化すると温度受容器が温度変化を感受し，温度受容器からの信号が体温中枢に伝えられ，産熱・貯熱や放熱を行う効果器が体温維持の働きを担っている。気温が低下すると，その情報は温度受容器を介して体温中枢に伝えられ，温度受容器の指令により，立毛筋が収縮して骨格筋のふるえが起こり，末梢血管が収縮して放熱量が抑えられる。逆に，気温が上昇すると末梢血管の拡張や発汗などにより放熱量が増す（▶図12）。

図12 体温の調節

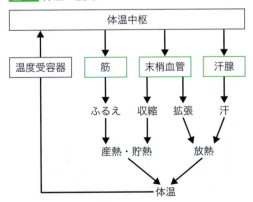

（谷口直之　ほか編：医学を学ぶための生物学，第2版．南江堂，2009．より引用）

> **One Point Advice**
> 体温調節を担っているのは視床下部の体温中枢である。

浸透圧の恒常性維持

体液には，Na$^+$，Cl$^-$イオンなどの電解質が含まれており，浸透圧が生じている。体液の浸透圧の恒常性は水分量を調節することによって維持されている。発汗により体内の水分量が減少し体液中の塩化ナトリウム濃度が上昇すると浸透圧が上昇し，水は濃度が低い細胞内から濃度が高い細胞外に移動する（▶図13）。体液の浸透圧が上昇すると，視床下部にある浸透圧受容器が刺激され，下垂体後葉からバゾプレッシンが分泌される。バゾプレッシンは腎臓の集合管に作用して，水の再吸収を促進し尿量を減少させる。それによって体液の水分が増えて希釈され，浸透圧の上昇が抑えられる。

> **One Point Advice**
> 浸透圧の調整は視床下部にある浸透圧受容器が担っている。

図13 浸透圧

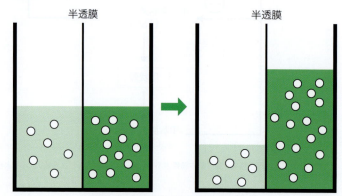

浸透圧（濃度）の高いほうへ移動する

また，視床下部にある浸透圧受容器では細胞形態が変化して，飲水中枢が刺激され口渇が生じ，飲水行動が惹起されることによって体液が希釈され，浸透圧の上昇が抑えられる。

水の再吸収と飲水行動で体液浸透圧の恒常性が維持される（▶図14）。

図14 体液浸透圧の調節

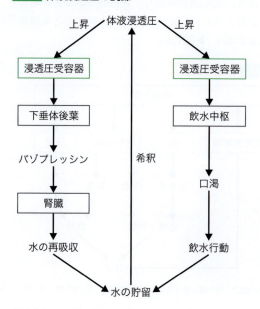

（谷口直之　ほか編：医学を学ぶための生物学，第2版．南江堂，2009．より引用）

> **One Point Advice**
> 水素イオン濃度の調節は体液，赤血球，肺，腎臓が担っている。

水素イオン濃度の恒常性維持

　体液の水素イオン濃度（pH）の基準値は7.35〜7.45であり，狭い範囲で維持されている。水素イオン濃度の恒常性維持を担っているのは血液・体液緩衝系，呼吸中枢，腎臓である。エネルギー代謝の結果生じる炭酸ガスは体内で水と反応して，水素イオンと重炭酸イオンになる。炭酸ガスから呼吸性の酸，核酸やタンパク質から代謝性の酸が生じ，これらの酸を中和するのが生体緩衝系であり，体液のpHを維持している。体液のpHが一定に保たれているのは，血液・体液の緩衝作用，呼吸中枢や腎臓の調節によっている。

　呼吸性の酸は血漿中に溶け肺に運ばれ，そこで再び炭酸ガスに変わり，呼気中に放出される。代謝性の酸は腎臓で濾過され，アンモニウム塩やリン酸ナトリウムとなって尿中に排泄される。腎臓からの酸の排泄が増加すると，pHの上昇が中枢の化学受容器で感知され，呼吸中枢が刺激されて呼吸の促進が起こり，その結果，炭酸ガスが大量に排出されて，水素イオン濃度の恒常性が維持される（▶図15）。

図15　水素イオン濃度の調節

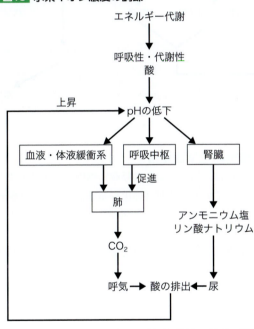

（谷口直之　ほか編：医学を学ぶための生物学，第2版．南江堂，2009．より引用）

体液量と血圧の恒常性維持

　血液を全身に循環させるためには，血液がもつ圧力，すなわち血圧が必要である。血圧は生体内に備わっている恒常性維持によって一定の範囲に保たれている。

　体液量の減少により血圧は低下する。血圧の低下を圧受容器が感受して，心臓や血管運動中枢に伝わる。その結果，交感神経系が興奮して心臓からの心拍出量が増加する。末梢血管は収縮して血圧上昇をきたす。腎臓ではレニンが分泌され，レニンはアンジオテンシンⅡの合成を促す。アンジオテンシンⅡは，末梢血管を収縮して血圧を上昇させ，視床下部の飲水中枢を刺激して飲水行動を促して体液量の増加を促す。下垂体後葉からのバゾプレッシンの分泌を促進し，水の再吸収を促し，水分の補充を行う。副腎皮質からはアルドステロンを分泌させて腎臓におけるNa^+の再吸収を促して，体液量を保持する（▶図16）。

> **One Point Advice**
> 血圧の調節は圧受容器と腎臓が担っている。

図16 体液量と血圧の調節

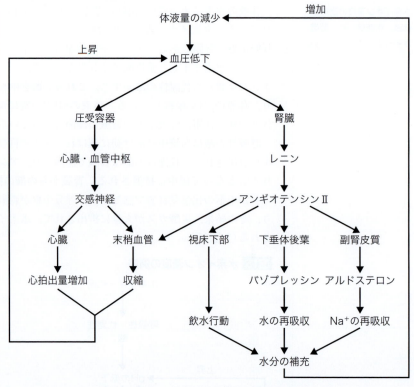

(谷口直之 ほか編：医学を学ぶための生物学，第2版．南江堂，2009．より引用)

血糖の恒常性維持

> **One Point Advice**
> 血糖はインスリン，グルカゴンとグルココルチコイドなどによって調節されている。

　血糖は，消化管からの吸収，細胞での消費とグリコーゲンの量で恒常性が維持されている。空腹時血糖の基準値は，70〜106 mg/dLの範囲で維持され，インスリン，グルカゴンとグルココルチコイドなどによって調節されている。血糖が低下すると，膵臓からのグルカゴンの分泌が促進される。グルカゴンは肝臓でグリコーゲンの分解を促進し，血中に糖を分泌する。また，視床下部の摂食中枢が刺激され，交感神経系を介してインスリンの分泌が抑制される。肝臓では，グリコーゲンの分解と糖新生系の補充により糖が分泌される。視床下部の下垂体・副腎皮質からグルココルチコイドが分泌され，グルココルチコイドはアラニンなどのアミノ酸を血中に放出し，糖新生の基盤となる。それにより肝臓でのグルコースの合成が盛んになり，血糖が維持される（▶図17）。

図17 血糖の調節

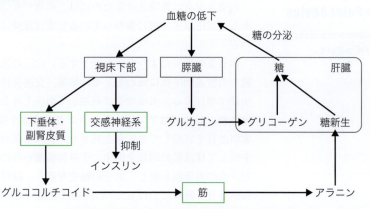

(谷口直之 ほか編：医学を学ぶための生物学，第2版．南江堂，2009．より引用)

まとめのチェック

□□ ① 恒常性を担う維持機構を述べよ。 ▶▶ ① 精神神経系，内分泌系と免疫系が役割を担っている。

□□ ② 負のフィードバックを述べよ。 ▶▶ ② 調節される値を検出する検出器，値が正常なときから変化していないかを調べる比較検出器，変化を調節する効果器からなり，下位の産物が上位の産物の産生を抑制したり，自分自身の産生も調節する。

病気の誘因と恒常性との関連

メカニズムからの視点

- 病気の誘因→病気の原因を引き起こす要因のこと。
- ストレス→種々の病気の誘因。

病気の誘因とは，病気の原因を引き起こし，発病を促進する要因である。

例えば，喘息の誘因には，ウイルス，花粉，カビ，ダニなどがある。パニック発作の誘因はカフェイン，炭酸飲料，アルコール，ニコチン，気管拡張剤などがあり，喫煙は呼吸器疾患を発生させる誘因である。

喘息では肥満細胞からヒスタミンが分泌され，気管支平滑筋が収縮し気管支が狭くなり，気道の炎症により，身体的な異常が生じる（▶図18）。また，パニック発作は恐怖や不安により突然起こり，動悸，頻脈や息苦しさなどの精神的な異常が生じる。いずれも，呼吸中枢は酸素が足りない状態と判断して，十分な酸素を取り込もうとして呼吸回数が頻回になることで恒常性を維持しようとする。

> **One Point Advice**
> 喘息では肥満細胞からヒスタミンが分泌される。

> **One Point Advice**
> パニック発作は恐怖や不安により突然起こる。

図18 気管支

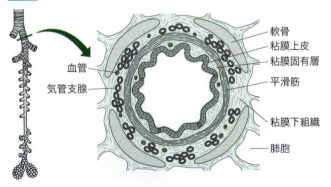

（坂井建雄　編：集中講義　解剖学．メジカルビュー社，2012．より引用）

> **One Point Advice**
> 喫煙によって，線毛上皮が扁平上皮に化生する。

また，肺は本来，多列線毛上皮に被覆されているが，喫煙により汚い環境が継続すると線毛上皮では耐えられなくなり，線毛上皮より抵抗性の強い扁平上皮に化生して恒常性を維持しようとする（▶図19）。

図19 線毛上皮から扁平上皮へ

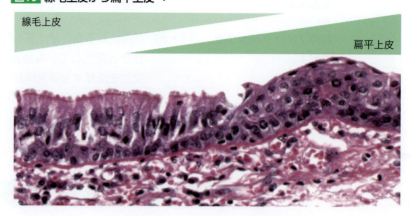

ストレスは種々の病気の誘因となり，不快な刺激に対する身体の反応である。ストレスが生じると，視床下部から副腎皮質刺激ホルモン放出ホルモン（corticotropin-releasing hormone：CRH）が分泌され，下垂体に作用して副腎皮質刺激ホルモンが分泌，副腎皮質刺激ホルモンはコルチゾールの分泌を促進し，コルチゾールは代謝活動や免疫を活性化させ人体のストレスに対する抵抗力を高める。さらに，交感神経からノルアドレナリンが分泌され，その刺激を受け副腎髄質からアドレナリンが分泌される。アドレナリンが分泌されることにより，瞳孔散大，血圧上昇，心拍数の増加，気管支拡張などが促され，ストレスに対して防衛反応を示す（▶図20）。

> **One Point Advice**
> ストレスは内分泌系や精神神経系のバランス異常によって生じる。

図20 ストレスと視床下部

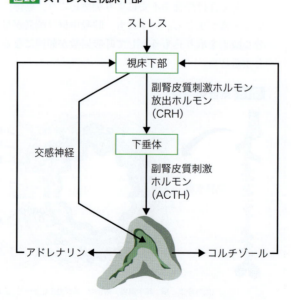

恒常性が破綻し，病気になった場合は精神神経系，内分泌系と免疫系が一体となって修復にあたり，治癒に導いている。病気の自然治癒は恒常性維持機構が担っている。

体液の調節と酸塩基平衡

メカニズムからの視点

- ●細胞内液，細胞外液(血漿，組織間液)の比率
- ●細胞内液，細胞外液(血漿，組織間液)のイオン組成
- ●アシドーシス，アルカローシス

体液

体液は成人男性，体重60 kgの場合，約36 L，体重の60 %を占めており，細胞内液は約24 L，40 %，細胞外液は約12 L，20 %を占めている。さらに細胞外液は血漿が約3 L，5 %，組織間液が約9 L，15 %からなっている(▶図21)。

図21 体液区分

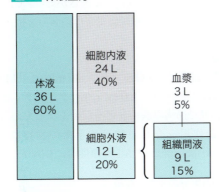

■体液の3つの区分

細胞内には細胞内液があり，細胞を取り囲む体内環境は細胞外液であり，組織間液と血漿に分けられる。細胞内液は酸素や栄養素などの必要な物質を細胞外液から吸収し，二酸化炭素や老廃物などの不必要な物質を排出する。組織間液は細胞内液への栄養物の供給や老廃物の運搬をしている。肺と腎臓と消化管は外の世界と体液のやりとりをする場であり，これによって血漿の状態を調節し細胞の生存を維持している。血漿は体液の性状を維持する基盤となっている(▶図22)。

図22 体液の3つの区分

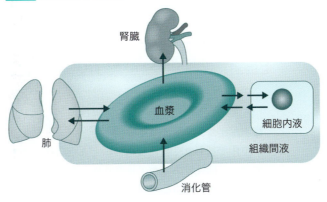

(照井直人　編：はじめの一歩のイラスト生理学，第2版．羊土社，2012．より改変引用)

■体液区分のイオン組成

体液の恒常性維持にはさまざまなイオンがかかわっている。血漿，組織間液の細胞外液と細胞内液の陽イオン，陰イオンの組成は異なっている（▶図23）。

①細胞外液（血漿，組織間液）

細胞外液では，血漿，組織間液はほぼ同様なイオン組成である。これらのイオンは血漿と組織間液との間の毛細血管壁を自由に行き来するためである。陽イオンではNa^+イオンはそれぞれ142 mEq/L，145 mEq/Lであり，陰イオンではCl^-イオンは100 mEq/L，117 mEq/L，重炭酸イオン（HCO_3^-）は24 mEq/L，27 mEq/Lである。また，血漿にはタンパクイオンが20 mEq/L含まれているが，タンパクイオンは毛細血管壁を通過しにくいので，組織間液では溶けている量が少ない。Na^+イオンは浸透圧を調節し，細胞外液量を維持しているし，Ca^{2+}イオンは神経，心筋・骨格筋の活動に重要である。また，HCO_3^-イオンは血液のpHを正常（pH7.4）に維持する働きがある。Cl^-イオンは塩化ナトリウムとして存在し，血漿浸透圧や酸塩基平衡の調節を担っている。

> **POINT!!**
> Na^+イオンとCl^-イオンは浸透圧を調節する。

②細胞内液

細胞内液では陽イオンはK^+イオン140 mEq/L，Mg^{2+}イオン35 mEq/Lであり，陰イオンはHPO_4^{2-}イオン100 mEq/L，タンパクイオンが50 mEq/Lである。K^+イオンは神経や筋肉細胞の興奮や収縮を担っているし，HPO_4^{2-}イオンは細胞内液の緩衝作用を介した酸塩基平衡の維持に必要で，エネルギー物質（adenosine triphosphate：ATP）の供給にも関与している。

> **One Point Advice**
> 細胞内液はK^+イオンとHPO_4^{2-}イオン，細胞外液はNa^+イオンとCl^-イオンで占められている。

図23 体液の各区分のイオン組成

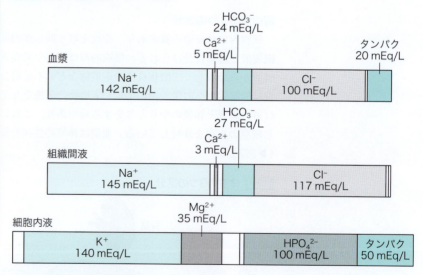

体液の調節

■水素イオン濃度の調節

生体で行われる代謝反応のほとんどは体液の水素イオン濃度（pH）が関与しており，酸性であるかアルカリ性であるかは生命維持のうえで極めて重要である。水素イオン濃度の調節は，重炭酸塩，リン酸塩，タンパクやヘモグロビンによる緩衝作用，二酸化炭素の増減による肺における調節，さらに，腎臓での水素イオンと重炭酸イオンによる調節がある（前述）。

> **One Point Advice**
> 体液はH^+濃度と浸透圧で調節される。

■ 浸透圧調節

細胞外液にはNa⁺イオンやCl⁻イオンが大量に溶けており浸透圧に関与している。浸透圧は細胞外液の水分量により変動する。細胞外液の水分量が発汗などで減少するとNa⁺イオンが大量に存在することから浸透圧は上昇する。また，口渇感が強くなり飲水行動を起こす。さらに抗利尿ホルモンを分泌し，腎臓での水分排泄を抑制する。飲水過剰により水分量が増加すると浸透圧は下降する。抗利尿ホルモンの分泌を抑制して，腎臓での水分排泄を促進させる（前述）。

酸塩基平衡

酸塩基平衡とは，血液中の酸性物質（H⁺）とアルカリ性物質（HCO₃⁻）が釣り合っている状態である。血液中の水素イオン濃度（pH）が低いとアシドーシス，高いとアルカローシスという。呼吸あるいは代謝障害で起こり，呼吸障害で二酸化炭素ガスが排出されにくくなると，呼吸性アシドーシスとなり，過呼吸で二酸化炭素ガスが異常に排出されると呼吸性アルカローシスになる。また，代謝の異常や腎臓の障害によって不揮発性の有機酸が増加すると代謝性アシドーシス，嘔吐などで不揮発性の有機酸が減少すると代謝性アルカローシスとなる。

血液中のCO_2分圧，HCO_3^-濃度，H^+濃度の関係をみると（▶図24），

> **One Point Advice**
> 酸塩基平衡は腎臓と呼吸運動が担っている。

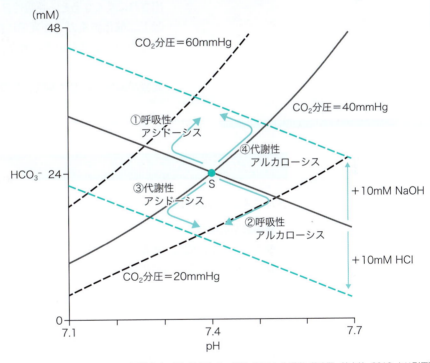

図24 血液中のCO_2分圧、HCO_3^-濃度、H^+濃度の関係

（照井直人　編：はじめの一歩のイラスト生理学，第2版．羊土社，2012．より引用）

①**呼吸性アシドーシス**：呼吸障害では，二酸化炭素ガスが排出されず，水素イオン濃度（pH）は低下して血液は酸性となるが，腎臓でアルカリ性物質（HCO₃⁻）の再吸収を促進することにより水素イオン濃度（pH）は回復する。

②**呼吸性アルカローシス**：過呼吸では，二酸化炭素ガスの排出が促進され，水素イオン濃度（pH）は上昇して血液はアルカリ性となるが，腎臓でアルカリ性物質（HCO₃⁻）の排泄を促進もしくは水素イオン濃度（pH）排泄を抑制する

ことで水素イオン濃度(pH)は回復する。
③**代謝性アシドーシス**：代謝で血液中の酸性物質(H^+)が増えると，水素イオン濃度(pH)は低下して血液は酸性となるが，呼吸運動を増やして二酸化炭素ガス分圧を下げると，水素イオン濃度(pH)は回復する。
④**代謝性アルカローシス**：代謝で血液中のアルカリ性物質(HCO_3^-)が増えると，水素イオン濃度(pH)は上昇して血液はアルカリ性となるが，呼吸運動を抑制することで二酸化炭素ガス分圧を上げると，水素イオン濃度(pH)は回復する。

まとめのチェック

□□	① 細胞外液および細胞内液のイオン組成を述べよ。	▶▶ ① 細胞外液はNa^+イオン，Cl^-イオン，重炭酸イオン(HCO_3^-)，細胞内液はK^+イオン，Mg^{2+}イオン，HPO_4^{2-}イオン，タンパクイオンが優位である。
□□	② 酸塩基平衡を述べよ。	▶▶ ② 血液中の酸性物質とアルカリ性物質が釣り合っている状態で，呼吸障害で二酸化炭素ガスが排出されにくくなると，呼吸性アシドーシス，過呼吸で二酸化炭素ガスが異常に排出すると呼吸性アルカローシスという。また，代謝の異常などによる有機酸の増加を代謝性アシドーシス，有機酸が減少すると代謝性アルカローシスという。

中枢神経系と末梢神経系

メカニズムからの視点

- ●神経系の構成
- ●大脳，小脳，間脳，延髄，脊髄の働き
- ●交感神経と副交感神経の特徴

　神経系は解剖学的に脳と脊髄を総称した中枢神経系と，そこから体全体に分布する末梢神経系の2系統に大きく分けられる。末梢神経系は体性神経と自律神経に分けられる。体性神経は，視覚，痛覚などの感覚情報を中枢神経に伝える感覚神経と，中枢神経からの運動命令を筋肉などに伝える運動神経からなる。自律神経は内蔵や血管などをコントロールしていて，交感神経と副交感神経に分けられる(▶図25)。

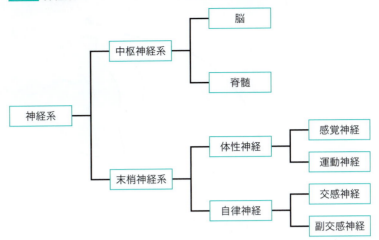

図25 神経系

中枢神経系

　中枢神経系は脳と脊髄に分布しており，運動や記憶，平衡感覚，体温調節，呼吸運動などにかかわる大脳，小脳，間脳や延髄と，脳と末梢神経をつなげる脊髄などからなり，神経系に指示する役割を担っている（▶図26）。

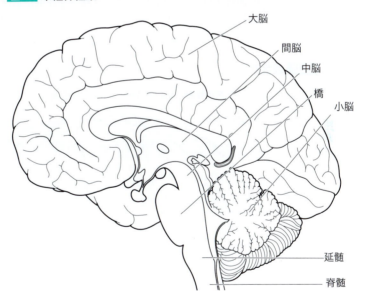

図26 中枢神経系

■大脳

　左右半球からなる大脳の表面は大脳皮質（新皮質）とよばれ，ヒトで特に発達している。大脳皮質は中心溝，外側溝と頭頂後頭溝によって前頭葉，頭頂葉，側頭葉，後頭葉に分けられる。大脳皮質は種々の機能が異なった部位に再現されており，前頭葉は運動情報，頭頂葉は触覚などの体性感覚情報，側頭葉は聴覚情報，後頭葉は視覚情報に関与している（▶図27）。

> **One Point Advice**
> 前頭葉は運動情報，頭頂葉は体性感覚情報，側頭葉は聴覚情報，後頭葉は視覚情報に関与している。

図27 大脳皮質

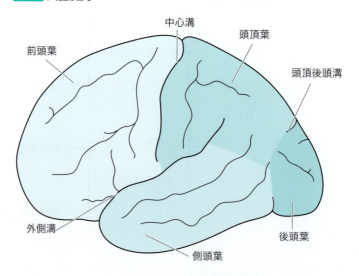

　大脳皮質の前頭葉，頭頂葉，側頭葉，後頭葉の運動野と感覚野以外が連合野である。
　連合野は前頭，側頭，頭頂，後頭連合野の4つの部位に分けられる。側頭連合野は視覚，聴覚と辺縁系の情報が統合され，頭頂連合野は視覚と他の感覚情報（体性感覚，平衡感覚）が統合され。空間的位置関係を認知する。後頭連合野は視覚情報を処理し，前頭連合野はさまざまな情報を統合して，最終的な行動決定の場となる（▶図28）。

図28 連合野

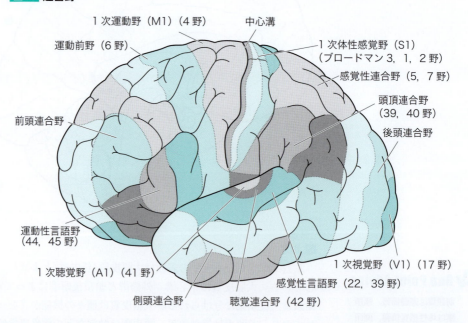

■大脳基底核

　大脳基底核は尾状核, 被殻, 淡蒼球, 視床下核と黒質の4つの核からなり, 尾状核と被殻はまとめて線状体ともよばれる（▶図29）。大脳基底核は運動系の中枢にあり, また, 姿勢のコントロールや, 随意運動の制御にかかわっている。

図29 大脳基底核

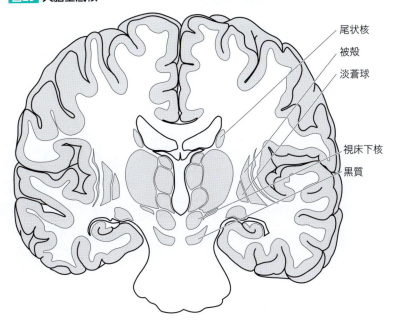

■小脳

　小脳は大脳の後下部の橋と延髄の背側にあり, 表面から小脳皮質（灰白質）, 髄質（白質）があり, 深部に小脳核がある（▶図30）。
　小脳は運動系の統合的な調節に関与する。大脳皮質からの運動情報, 末梢の感覚受容器からの平衡感覚や体性感覚の情報を受け取り, これらの情報を統合し, 視床を介して大脳皮質に情報を送り出し, 身体の平衡, 姿勢の制御を行う。

> **One Point Advice**
> 小脳は運動系の統合的な調節に関与する。

図30 小脳

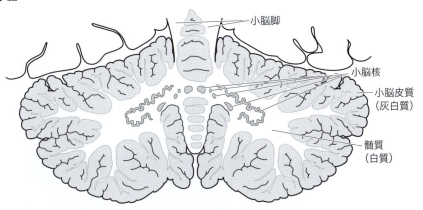

■間脳

　間脳は中脳の前方につながり, 左右の大脳半球に囲まれており, 上部の視床

> **One Point Advice**
> 視床下部は，体温，摂食行動，飲水行動，内分泌の調節などにかかわっている。

と下部の視床下部などに分けられる（▶図31）。

視床は第3脳室の側壁をなす楕円状の神経核群である。視床は感覚，視覚，聴覚および運動情報を中継し，その情報を大脳皮質や大脳基底核に伝達する。

視床下部は第3脳室の側壁の下部と底部をつくる部分にあり，底部から突き出した漏斗状の下垂体につながっている。視床下部は自律神経中枢として働き，体温，摂食行動，飲水行動，性行動，情動と情動行動および内分泌の調節にかかわっている。

図31 視床・視床下部

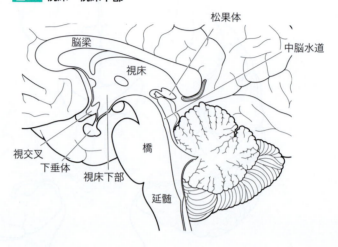

■延髄

> **One Point Advice**
> 延髄には呼吸，循環などの生命維持に必要な中枢がある。

延髄は脊髄の上端に続き，円柱状で上方向は太くなっている。迷走神経背側核，疑核，前庭神経核，孤束核などがある（▶図32）。延髄には呼吸，循環および消化などの生命維持に必要な中枢がある。延髄背側部には平衡感覚の中枢神経である前庭神経核があり，舌神経の中枢である孤束核が存在する。延髄内を通る外側脊髄視床路は感覚回路の中継地点であり，また，温痛感覚神経でもある三叉神経から三叉神経脊髄路へとつながる中継部位でもある。瞳孔の収縮・拡大を調節する自律神経は延髄網様体から眼球内外の筋肉へと伝えられる。さらに，喉の筋肉の中枢である疑核は食物や水分の摂取，呼吸を促す。

図32 延髄の横断図

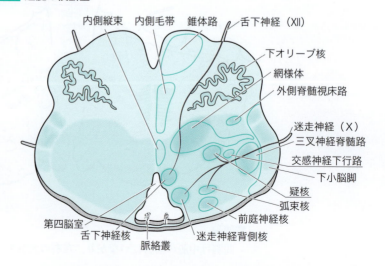

> **One Point Advice**
> 脊髄の白質には感覚性の上行路と運動性の下行路がある。

■脊髄

脊髄は脊柱管の中にある神経細胞の集団で，長さ約40cm，直径約1cmの円柱状の器官である。脊髄からは左右31対の脊髄神経が出ている。脊髄神経は頸神経(8対)，胸神経(12対)，腰神経(5対)，仙骨神経(5対)および尾骨神経(1対)から構成されている(▶図33)。

脊髄の横断面をみると，H型の灰白質を白質が覆っている。灰白質の前方の突出部を前角，後方への突出部を後角といい，前角は骨格筋を制御する運動神経が集まり運動に深くかかわり，後角は感覚神経が集まり感覚に深くかかわっている。白質は前索，側索および後索に分かれており，内部には神経細胞が通っていて，部位によって神経の伝導路が異なっている(▶図34)。

脊髄には伸展反射，屈曲反射，内臓反射などの脊髄反射があり，姿勢を保ったり，皮膚や粘膜への刺激を避けようとしたり，平滑筋の収縮・弛緩を引き起こしたりする。白質には感覚性の上行路と運動性の下行路がある。

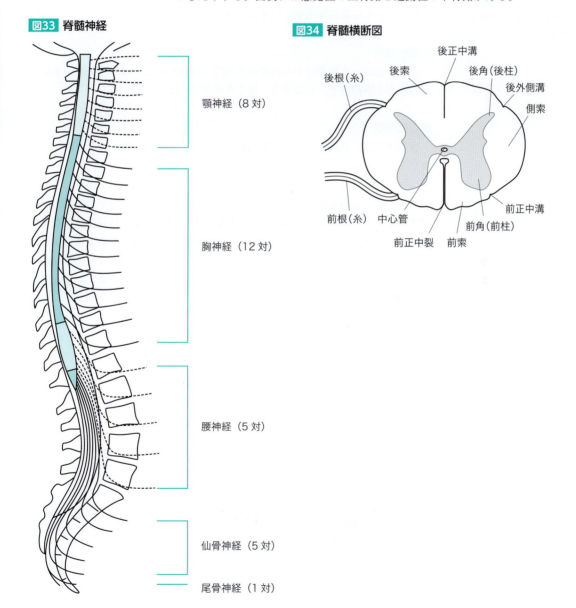

図33 脊髄神経

図34 脊髄横断図

末梢神経系

末梢神経は，脳・脊髄の中枢神経から体の各方面へ伸び，全身に分布した神経である。末梢神経は，体性神経と自律神経に分けられ，体性神経は感覚神経と運動神経からなり，自律神経は交感神経と副交感神経の2つに分類される。

■体性神経

体性神経は，視覚・痛覚などの感覚情報を中枢神経に送り，中枢神経からの情報に反応して体の各部位を動かす。外部環境からの情報を集めるための感覚神経と，体の各部への意識的な運動命令を伝えるための運動神経からなっている。

①感覚神経

感覚神経は，身体の各部位からの視覚・痛覚・聴覚・臭覚などの感覚情報を感覚器官から中枢神経の脳に伝える。求心性神経である。

②運動神経

運動神経は，中枢神経から身体の各部位へ運動を起こす命令を送り，手足などの筋肉を活動させ，制御する。遠心性神経である。

■自律神経

自律神経は，体内の臓器などを制御しており，人体の呼吸・循環・消化・生殖など生命の維持に必要な多くの機能にかかわって，人体の恒常性の維持に重要な役割を担っている。交感神経と副交感神経はいずれも中枢神経系にある一次ニューロンである節前線維が神経節へ，神経節から節後線維が効果器へシナプス結合している。交感神経，副交感神経ともに節前線維の神経伝達物質はアセチルコリン（acetylcholine：Ach）で，神経節の節後線維からニコチン受容体線維が効果器へシナプス結合しており，効果器の神経伝達物質は交感神経がノルアドレナリン（noradrenaline：NA）で副交感神経がアセチルコリン（Ach）である（▶図35）。

> **One Point Advice**
> 感覚神経は求心性神経，運動神経は遠心性神経である。

図35 自律神経

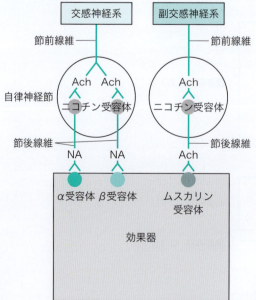

（岡田隆夫 編：集中講義 生理学，第2版．メジカルビュー社，2014．より引用）

図36 臓器に対する交感神経と副交感神経の働き

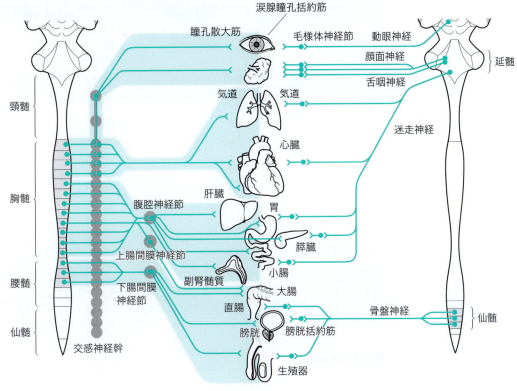

(岡田隆夫　編：集中講義　生理学，第2版．メジカルビュー社，2014．より引用)

> **One Point Advice**
> 交感神経は活動・緊張・ストレス時，副交感神経は休息・リラックス・睡眠時に働く。

①交感神経

　交感神経は節前線維が胸髄と腰髄から出て，交感神経幹あるいは腹腔内・骨盤腔内の神経節で節後線維に接続し，効果器に至る（▶図36）。交感神経の活動で瞳孔の散大，心臓の促進，気管支の拡張が起こる。一方，血管は収縮，消化管の活動は抑制され，交感神経の興奮は闘争や逃走の状態で生じる（▶表1）。活動・緊張とストレスの神経である（▶図37）。

②副交感神経

　副交感神経の節前線維は脳幹と仙髄から出て，効果器の近く，あるいは効果器の壁内にある神経節で節後線維に接続し，効果器に至る（▶図36）。副交感神経の活動で瞳孔の縮小，心臓の抑制，気管支の縮小，消化管分泌亢進が起こる（▶表1）。休息・リラックス・睡眠時に働く神経である（▶図37）。

③自律神経の支配

　ほとんどの内臓器官は交感神経と副交感神経の二重支配を受けている。また，心臓などでは交感神経と副交感神経の作用は拮抗的である。さらに，自律神経は常時持続的に活動しており，交感神経の神経活動が亢進すると，副交感神経の神経活動は抑制され，副交感神経の神経活動が亢進すると，交感神経の神経活動は抑制される。

表1 交感神経と副交感神経の活動

	交感神経	副交感神経
瞳孔	散大	縮小
毛様体筋	—	収縮
涙腺	—	分泌
唾液腺	粘液性の分泌	漿液性の分泌
心臓	促進	抑制
気管支	拡張	縮小
血管	収縮	—
胃	抑制	蠕動・分泌亢進
膵臓	—	分泌亢進
胆嚢	弛緩	収縮
小腸，大腸	抑制	蠕動・分泌亢進
副腎髄質	分泌	—
汗腺	分泌	—
立毛筋	収縮	—

図37 自律神経

自律神経

交感神経
①活動している
②緊張している
③ストレス

副交感神経
①休息している
②リラックスしている
③眠っている

まとめのチェック

☐☐ ① 大脳の機能を述べよ。
▶▶ ① 前頭葉は運動情報，頭頂葉は触覚などの体性感覚情報，側頭葉は聴覚情報，後頭葉は視覚情報に関与している。

☐☐ ② 小脳の機能を述べよ。
▶▶ ② 大脳皮質からの運動情報，身体の平衡，姿勢および制御を行う。

☐☐ ③ 交感神経および副交感神経の活動の例を述べよ。
▶▶ ③ 交感神経は瞳孔の散大，心臓の促進，気管支の拡張，血管は収縮，消化管活動は抑制され，副交感神経は瞳孔の縮小，心臓の抑制，気管支の縮小，消化管分泌亢進が起こる。

生体の防御機構（免疫応答）

メカニズムからの視点

- ●自然免疫と獲得免疫
- ●自然免疫→好中球，マクロファージ，NK細胞
- ●獲得免疫→マクロファージ，ヘルパーT細胞，キラーT細胞，B細胞

免疫とは英語でimmunityといい，もともとの意味は病気，苦役，税金などの疫を免れることであったが，近年は自己と非自己を識別し，病原体などの非自己物質を認識し，排除する生体防御機構のことをいう。精密かつダイナミックな情報伝達を用いて，細胞・組織・器官が複雑に連携しており，自己の恒常性を保つ生体システムとなっている。

自己とは，自分自身の細胞や組織のことで，非自己とは自己以外の異物，すなわち，微生物，毒素，異種タンパク，がん細胞などである。

免疫の時間的経過

病原体が生体内に侵入すると，最初に出会うのは自然免疫のバリアである。しかし，これで十分に対処できない場合には感染が起こって，獲得免疫が発動する。獲得免疫によって感染症が治癒すると，特異的な免疫学的記憶が成立し，同じ病原体の再感染が起こっても感染は成立しない。すなわち個体は免疫を獲得したことになる。このように，免疫反応には，特別の抗原刺激なしでも元来生体に備わっている自然免疫と，抗原で刺激して誘導される獲得免疫がある（▶図38）。

> **One Point Advice**
> 生体に備わっている自然免疫と，抗原刺激で誘導される獲得免疫がある。

図38 免疫の時間的経過

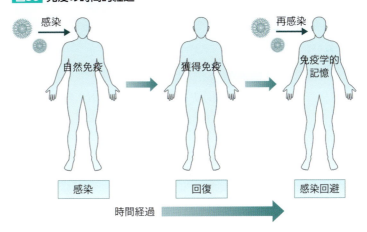

自然免疫

自然免疫は植物，無脊椎動物，脊椎動物にみられ，非特異的ではあるが時間を要さず作動する特徴をもつ即応性がある。好中球，マクロファージによる病原体の貪食，ナチュラルキラー（NK）細胞の病原体への攻撃がある（▶図39）。

> **One Point Advice**
> 自然免疫には好中球，マクロファージによる貪食，NK細胞による攻撃がある。

①好中球

白血球のなかの免疫応答の中心となる顆粒球であり，病原体が人体に侵入すると異物として認識して遊走能，貪食能および殺菌作用が活発となり，病原体を攻撃する。

②マクロファージ

血中では単球とよばれ，組織に定着する．肝臓のKupffer(クッパー)細胞，肺胞の肺胞マクロファージ，腎臓の糸球体メサンギウム細胞および脳のミクログリアなどがあり，プロフェッショナル抗原提示細胞(professional antigen-presenting cell：professional APC)の代表である．細胞表面に，Fc受容体，補体受容体，MHCクラスⅠ分子およびMHCクラスⅡ分子を有している．抗原を取り込んだあと，リンパ管を経て所属リンパ節に入り，ヘルパーT細胞に抗原を提示する．

> **POINT!!**
> マクロファージはヘルパーT細胞に抗原情報を提示する．

③NK細胞

リンパ球系の細胞で，あらかじめ抗原で感作(かんさ)しなくても人体に備わっている．細胞質内に顆粒を有しており，病原体を傷害する．感染した細胞や障害された細胞をNK細胞上の受容体が認識して，自己と非自己を区別している．

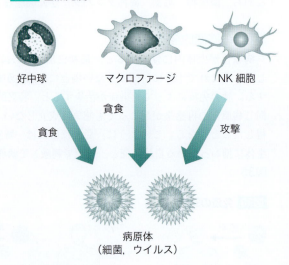

図39 自然免疫

獲得免疫

獲得免疫は脊椎動物のみにみられ，特異的な発現までに時間がかかる．マクロファージからヘルパーT細胞に信号が送られ，ヘルパーT細胞はキラーT細胞を刺激する．キラーT細胞は細胞表面にT細胞受容体を出して病原体を抗原特異的に攻撃する．また，ヘルパーT細胞がB細胞を刺激すると，B細胞は細胞表面にB細胞受容体を出し，抗体が産生され，病原体を無力化させる(▶図40)．

①T細胞

T細胞は胸腺でつくられ分化する．プロT細胞，プレT細胞，成熟T細胞と分化して，最終的に，$CD4^+$または$CD8^+$のシングルポジティブT細胞になり，血流中に放出される．$CD4^+$ポジティブT細胞はヘルパーT細胞，$CD8^+$ポジティブT細胞はキラーT細胞となる．

ヘルパーT細胞

マクロファージからの病原体などの情報を受け，キラーT細胞およびB細胞を活性化させて病原体の破壊を促す．サイトカインを産生し，その分泌パターンからTh1細胞とTh2細胞に分けられる．Th1細胞はキラーT細胞の分化や機能を助ける働きがあり，Th2細胞はB細胞の抗体産生を助ける働きがある．

キラーT細胞

　ヘルパーT細胞からの指令を受け，タンパク質であるパーフォリンを分泌して病原体を破壊する。一部はメモリーキラーT細胞となって病原体に関する情報を記録して再侵入に対応する。

②**B細胞**

　胎児期は肝臓，生後は骨髄のリンパ球系細胞から分化する。細胞膜表面に抗原特異的受容体をもっており，抗原を捕捉すると受容体として働き，さらに，ヘルパーT細胞からCD40Lが刺激され形質細胞に分化して，B細胞受容体は抗体として液性免疫の主役となる。

> **One Point Advice**
> 獲得免疫ではマクロファージがヘルパーT細胞に信号を送り，キラーT細胞とB細胞に病原体を攻撃させる。

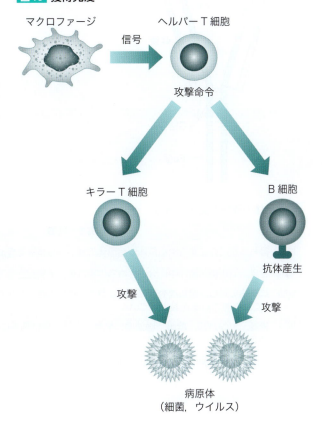

図40　獲得免疫

｜抗体｜

　抗体は免疫にかかわる免疫グロブリンのことであり，体内に侵入する病原体や毒素などの分子に結合して病原性を無力化する。人体はさまざまな病原体の表面構造に結合できる百万種類もの多様な抗体をつくり出している。抗体は，重鎖と軽鎖がそれぞれ2本ずつ，4本のポリペプチドがS-S（ジスルフィド）結合して形成されている。特異的結合部Fabは対応する抗原のみに結合でき，Fc領域は補体を活性化し，組織細胞，特に食細胞表面のFc受容体と結合する（▶図41）。

　抗体は5種類あり，それぞれ機能が異なっている（▶表2）。

①**IgG**：血液中に最も多量に存在する中和抗体で，病原体の速やかな捕捉を促進（オプソニン効果）する。液性免疫の主体である。

> **One Point Advice**
> 抗体はおびただしい種類の病原体を認識する。

②**IgA**：皮膚，消化管，乳汁中に分泌される中和抗体で，上皮細胞通過性（すなわち分泌性）がある。粘膜免疫の主体である。
③**IgM**：病原体に対し，最も速やかに産生される。補体活性化が強く，免疫応答の初期に出現し，IgGが産生されると減少していく。
④**IgD**：骨髄，リンパ節，脾臓，唾液腺，乳腺，扁桃，腸管粘膜に存在しており，上気道感染の防衛に関与していると考えられている。
⑤**IgE**：寄生虫感染に関与。肥満細胞を強力に活性化する。喘息や花粉症などの即時型アレルギーの原因物質ともなる。

図41 抗体

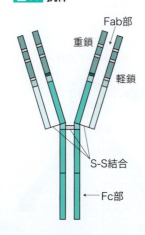

表2 抗体の種類と働き・特徴

種類	働き・特徴
IgG	最も多量に存在する中和抗体。病原体の速やかな捕捉を促進（オプソニン効果）する
IgA	皮膚，消化管，乳汁中に分泌される中和抗体，上皮細胞通過性（すなわち分泌性）
IgM	病原体に対し，最も速やかに産生される。補体活性化が強く，初期対応に当たるIgGが産生されると減少していく
IgD	骨髄，リンパ節，脾臓，唾液腺，乳腺，扁桃，腸管粘膜に存在。上気道感染の防衛に関与か？
IgE	寄生虫感染に関与，肥満細胞を強力に活性化し，即時型アレルギーの原因物質となる

主要組織適合遺伝子複合体（MHC）

　MHC（major histocompatibility complex）はT細胞が抗原を認識するのに欠かせない重要な遺伝子領域である。T細胞受容体にはMHC分子と抗原がセットで結合する。
　MHCにはクラスⅠ分子とクラスⅡ分子がある（▶図42）。
①**クラスⅠ分子**：ほとんどすべての有核細胞の抗原提示細胞の表面上にあり，キラーT細胞上のCD8抗原と親和性をもつ。
②**クラスⅡ分子**：単球，マクロファージ，樹状細胞，B細胞，活性化T細胞などの抗原提示細胞に限定的に発現する。ヘルパーT細胞上のCD4抗原と親和性をもつ。

▼**One Point Advice**
MHCの情報認識はT細胞受容体によってなされる。

図42 主要組織適合遺伝子複合体(MHC)

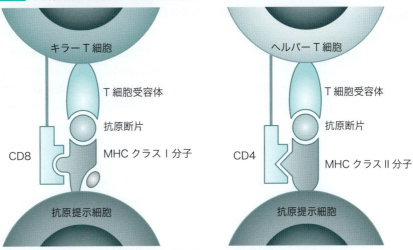

補体の働き

補体は，約20種類の血清タンパクからなり，血液凝固系と同じように相互に作用し合い，またほかの自然および獲得免疫系の構成成分とも相互作用を行っている。

補体系には古典的経路，第二経路およびレクチン経路の3つの経路がある。古典的経路は抗体が病原体に結合することから始まる経路であり，第二経路は病原体そのものへC3が結合することから始まる経路，レクチン経路はマンノース結合レクチンが病原体表面のマンノースと結合することから始まる経路である。いずれも補体系の活性化によりC3転換酵素が病原体表面で形成される。その結果，オプソニン化により食細胞の貪食が促進され，膜複合体形成により病原体に穴をあけて溶菌し，炎症伝達物質の生成により炎症反応が促進される（▶図43）。

> **One Point Advice**
> 補体はオプソニン作用，溶菌作用をもち，炎症反応を促進する。

図43 補体系の全体像

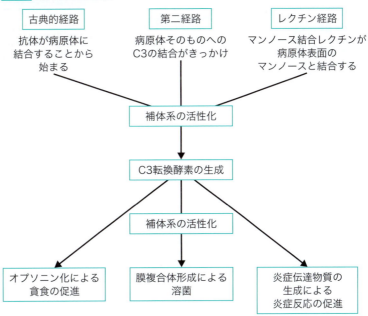

(河本 宏：もっとよくわかる！免疫学，第5版．羊土社，2014．より引用)

> **One Point Advice**
> 自然免疫と獲得免疫の特徴は拮抗している。

自然免疫と獲得免疫の比較

　自然免疫と獲得免疫を比較すると，拮抗する特徴が多くみられる。特異性は自然免疫が低く，獲得免疫は高い。親和性は自然免疫が弱く，獲得免疫は強い。誘導される発現時期は自然免疫では早く，獲得免疫では遅い。免疫記憶は自然免疫にはなく，獲得免疫にある。クローン性の免疫担当細胞の活性化や増殖は自然免疫にはなく，獲得免疫にある。また，抗原受容体は自然免疫ではパターン認識受容体（pattern recognition receptor：PRR）とよばれ，病原体の共通の構成成分を認識するが，獲得免疫の抗原受容体はB細胞受容体，T細胞受容体，MHCがあり，さらに微細な構造まで認識する。循環は自然免疫では補体，獲得免疫では抗体である。細胞は自然免疫では貪食細胞，樹状細胞，NK細胞，NKT細胞（ナチュラルキラーT細胞），獲得免疫ではB細胞およびT細胞である。進化上の区分では自然免疫は植物以上，獲得免疫は脊椎動物のみにみられる（▶表3）。

表3 自然免疫と獲得免疫の比較

	自然免疫	獲得免疫
特異性	低い	高い
親和性	弱い	強い
発現時間	早い	遅い
記憶	ない	ある
クローン性増殖	ない	ある
抗原受容体	パターン認識受容体	B・T細胞受容体，MHC
循環	補体	抗体
細胞	貪食細胞，樹状細胞，NK細胞，NKT細胞	B細胞，T細胞
物理・生化学的要素	あり	なし
進化	植物以上	脊椎動物

> **One Point Advice**
> 獲得免疫の特徴には，記憶，自己-非自己の識別，自己限定性，特異性，多様性がある。

獲得免疫反応の特徴

　実験動物（マウスなど）に抗原Aを注射し経時的に免疫応答の強さを測定すると▶図44のような曲線が得られる。まず，一次免疫応答が起こり，血液中に抗A抗体がつくられるが，しばらくすると消失する。さらに，時間をおいて同じ抗原Aを注射すると，一次免疫応答とは異なり，より強い反応が得られ，二次免疫応答が起こる。しかし，2回目の抗原刺激で抗原Aとは異なる抗原Bを注射すると，抗原Bに対する一次免疫応答が起こり，血液中に抗B抗体がつくられる（▶図44）。

　獲得免疫反応は，記憶があり，自己-非自己を識別し，自己限定性，復元性があり，さらに特異性をもち，多様性に富んだ反応である。

図44 獲得免疫反応の特徴

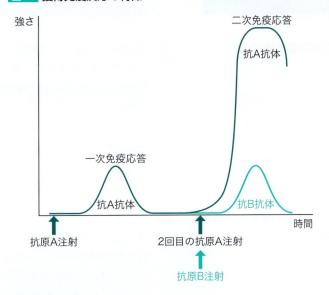

One Point Advice
免疫応答は自然免疫と獲得免疫の連携により発動する。

免疫のまとめ

免疫応答はマクロファージ，好中球やNK細胞による自然免疫と，ヘルパーT細胞，キラーT細胞やB細胞による獲得免疫の連携により発動している（▶図45）。

自然免疫では，マクロファージと好中球が病原体を貪食し，さらにNK細胞が独自の攻撃で病原体細胞を破壊する。そして，マクロファージは獲得免疫の司令塔であるヘルパーT細胞へ病原体侵入の情報を伝達する。

獲得免疫では，ヘルパーT細胞は，キラーT細胞に病原体への攻撃を命令する。また，B細胞にも攻撃を命令し，B細胞は抗体を産生して病原体を攻撃する。自然免疫あるいは獲得免疫による貪食や攻撃が成功すれば，感染は終止する。同時にT細胞，B細胞は病原体の情報を記憶し再感染の際に対応する。

図45 免疫のまとめ

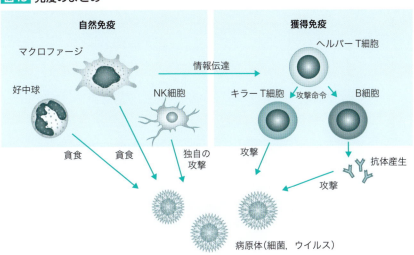

人体のメカニズム

まとめのチェック

☐☐ ① 自然免疫を述べよ。	▶▶ ❶	非特異的ではあるが時間を要さず作動する特徴をもつ即応性があり，好中球の攻撃，マクロファージによる貪食，NK細胞の攻撃がある。
☐☐ ② 獲得免疫を述べよ。	▶▶ ❷	発現までに時間がかかる。ヘルパーT細胞はキラーT細胞を刺激して，感染細胞を抗原特異的に殺す。また，B細胞を刺激して抗体を産生させ，感染細胞を無力化させる。
☐☐ ③ 主な抗体の機能と分布を述べよ。	▶▶ ❸	IgGは，最も多量に存在する中和抗体で，病原体の速やかな捕捉を促進する。IgAは，分泌型の中和抗体である。IgMは，最も速やかに産生され，補体活性化が強く，初期対応を担っている。IgEは，寄生虫感染に関与，即時型アレルギーの原因物質となる。

● 文献

1) 谷口直之, 米田悦啓, 編: 医学を学ぶための生物学. 第2版, 南江堂, 2009.
2) 大地陸男: 生物学テキスト. 第4版, 文光堂, 2004.
3) 照井直人, 編: はじめの一歩のイラスト生理学. 第2版, 羊土社, 2012.
4) 本間研一, 本間さと, 福島菊郎, 福島順子: 小生理学, 第6版, 南山堂, 2009.
5) 岡田隆夫, 編: カラーイラストで学ぶ 集中講義 生理学. 第2版, メジカルビュー社, 2014.
6) 坂井建雄, 編: カラーイラストで学ぶ 集中講義 解剖学. 第1版, メジカルビュー社, 2012.
7) 河本 宏: もっとよくわかる！免疫学. 第5版, 羊土社, 2014.
8) ブリタニカ国際大百科事典. ティビーエス・ブリタニカ, 2003.
9) 坂井建雄, ほか監訳: プロメテウス解剖学アトラス, 第2版, 医学書院, 2014.

Chapter 2

血液浄化療法の概念と基本業務指針

01 血液浄化療法の概念

中井　滋

血液浄化療法の定義と概念

血液浄化の原理と，主な血液浄化療法について概説する。

血液浄化の原理
■溶媒と溶質
メカニズムからの視点

> ●溶液とは，液体と他の物質の混合物である。
> ●溶媒とは，溶液において溶質を"溶かしている液体"（水など）である。
> ●溶質とは，溶液において溶媒に"溶けている物質"（砂糖など）である。

　液体に何か他の物質の分子が溶け込んでいる「液状の混合物」を「溶液」という。そして，溶かしている液体を「溶媒」，溶け込んでいる物質を「溶質」という。例えば，「水」に「砂糖」を溶かす場合，溶かしている「水」が「溶媒」，溶けている「砂糖」が「溶質」となる（▶図1）。

　溶け込んでいる物質は，それ単体では固体のこともあるし，液体や気体のこともある。例えば前述の砂糖水では，溶質である砂糖は常温下で固体である。しかし，水（溶媒）に炭酸ガス（溶質）が溶け込んだ炭酸水（溶液）では，溶質の炭酸は常温下で気体である。また，水（溶媒）にアルコール（溶質）が溶け込んだ酒（溶液）では，溶質のアルコールは常温下で液体である。

図1　溶液とは？

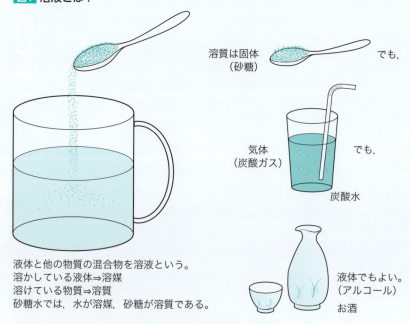

液体と他の物質の混合物を溶液という。
溶かしている液体⇒溶媒
溶けている物質⇒溶質
砂糖水では，水が溶媒，砂糖が溶質である。

■半透膜

メカニズムからの視点

- ●半透膜とは，分子を通す程度の大きさの細かな孔がたくさん空いた膜である。
- ●半透膜に空いた孔より大きな分子は膜を通過できない。
- ●半透膜に空いた孔より小さな分子は膜を通過できる。

　半透膜とは，分子を通す程度の大きさ(小ささ)の細かな孔がたくさん空いた膜である。この孔の直径よりも小さな分子は，この孔を通過できる。しかし，この孔の直径よりも大きな分子は，この孔を通過できない(▶図2)。すなわちこの膜は，分子をその大きさ(直径)でより分ける「ふるい」あるいは「ざる」の役割を果たす。

　溶液を半透膜で2つの区画に分けた場合，膜に空いた孔よりも分子径が小さな溶質は膜を通過して隣の区画に移動できる。しかし，孔よりも分子径が大きな溶質は膜を通過できない[1](▶図2)。

　一般に，溶媒の分子サイズは半透膜に空いた孔よりも十分に小さいので，溶媒分子は半透膜を自由に通過できる。

図2 半透膜とは？

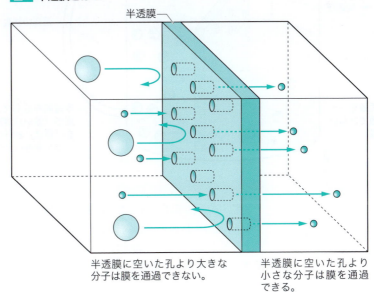

半透膜に空いた孔より大きな分子は膜を通過できない。

半透膜に空いた孔より小さな分子は膜を通過できる。

血液浄化療法の概念

\ POINT!! /

浸透は, 血液浄化療法の原理の1つである。

■浸透と浸透圧

メカニズムからの視点

●浸透とは, 半透膜を介して, 濃度の薄い溶液から濃度の濃い溶液へと溶媒(水など)が移動することである。
●浸透圧とは, 半透膜を挟んで濃度の異なる溶液が接している場合に, 溶媒が半透膜を越えて浸透しようとする圧力である。

半透膜に空いた孔を通って溶媒分子が移動する現象を「浸透」という。

例えば, 1つの容器を半透膜で2つの区画に分け, 一方に濃い溶液, 他方に薄い溶液を入れたとする。この場合, 溶媒分子は濃度の薄い区画から濃度の濃い区画へと移動し, 両区画の濃度差を小さくしようとする動きが生じる(▶図3)。これは「浸透」の1例である。

図3 浸透とは？

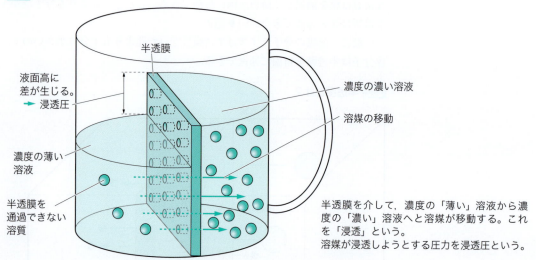

半透膜を介して, 濃度の「薄い」溶液から濃度の「濃い」溶液へと溶媒が移動する。これを「浸透」という。
溶媒が浸透しようとする圧力を浸透圧という。

さて, ここに挙げた例のように溶液の濃度差により浸透が生じて溶媒が移動すると, 2つの区画の液面高に差が生じる。浸透の進行に従ってこの液面高の差は大きくなり, 生じる静水圧も大きくなっていく。そしていずれかの時点で, 浸透によって溶媒が移動しようとする力と, その結果生じる静水圧は拮抗し, 液面上昇は停止して液面高の差は一定値となる。このときの静水圧差を「浸透圧」という。すなわち浸透圧とは「溶媒が浸透しようとする圧力」である[1]。

\POINT!!/

拡散は，血液浄化療法の原理の1つである。以下は血液浄化療法についての記述ではないが，
・酸素は肺胞と血液の間を拡散現象によって移動する。
・酸素は組織と血液の間を拡散現象によって移動する。
・二酸化炭素は肺胞と血液の間を拡散現象によって移動する。

■拡散
メカニズムからの視点

●拡散とは，溶媒中に投入された溶質分子が次第に溶媒中に拡がっていくことである。

溶媒中に溶質を投入すると，特にかき混ぜなくても溶媒分子のブラウン運動によって溶質分子がはじかれ，いずれ溶質分子は溶媒内に均一に分布するようになる（▶図4）。これを「拡散」現象という[1]。

図4 拡散とは？

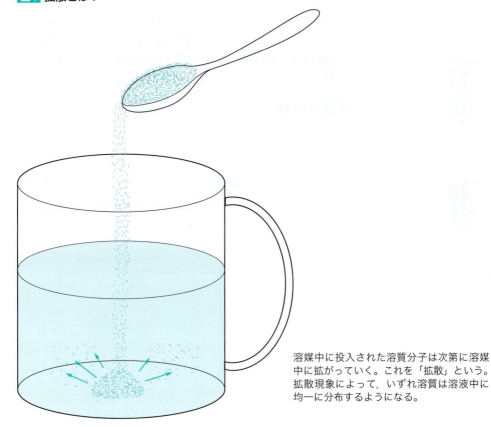

溶媒中に投入された溶質分子は次第に溶媒中に拡がっていく。これを「拡散」という。拡散現象によって，いずれ溶質は溶液中に均一に分布するようになる。

> **POINT!!**
> 透析は，血液浄化療法の原理の1つである。

■ 透析

メカニズムからの視点

- ●透析現象とは，拡散による溶質分子の移動が半透膜を越えて生じることをいう。
- ●透析現象と浸透は，実際には同時に進行する。

　溶媒を入れた容器を半透膜によって2つの区画に分け，一方の区画に溶質を投入する。溶質分子が半透膜の孔を通過できる大きさであれば，投入された溶質分子は，投入された区画内の溶媒中に拡散するだけでなく，半透膜を越えて他方の区画の溶媒内にまで拡散していく（▶図5）。このように，半透膜の孔を通って「溶質」が移動していくことを「透析現象」という[1]。

　透析と浸透は同時に生じる。

　先に浸透の項で挙げた▶図3と，透析の項で挙げた▶図5を見比べると，どちらも「濃度の異なる溶液が半透膜を挟んで接する」という状況は同一である。すなわち，薄い溶液から濃い溶液へと「溶媒」が移動する「浸透」と，濃い溶液から薄い溶液へと「溶質」が移動する「透析」は，実際には同時に生じ，同時に進行する（ただし，溶質分子が半透膜の孔を通過できる場合）（▶図6）[1]。

　なお十分に時間が経過すれば，半透膜で隔てられた両区画の溶質濃度はいずれ均一となり，浸透圧で生じた液面高の差も消失する。

図5 透析現象

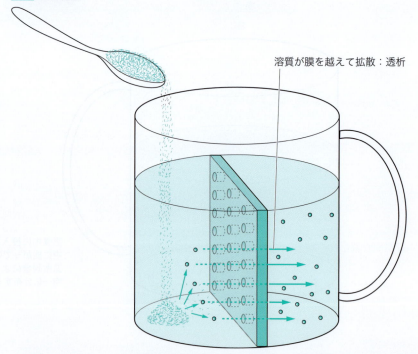

溶質が膜を越えて拡散：透析

半透膜で分けられた一方の区画に溶質を投入すると，溶質は半透膜を越えて移動し，他方の区画まで拡散していく。これを透析現象という。

図6 透析と浸透

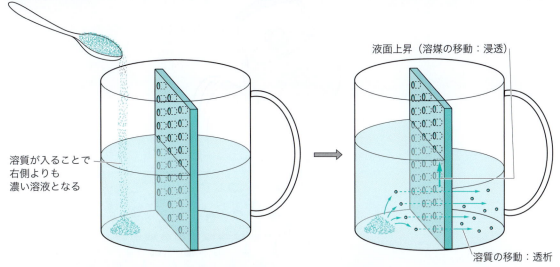

溶質が入ることで右側よりも濃い溶液となる

液面上昇（溶媒の移動：浸透）

溶質の移動：透析

濃い溶液から薄い溶液へ溶質が移動する透析と，薄い溶液から濃い溶液へと溶媒が移動する浸透は，同時に進行する。

\POINT!!/
- 濾過は，血液浄化療法の原理の1つである。以下は血液浄化療法についての記述ではないが，
- グルコースは腎糸球体で濾過される。

■濾過

メカニズムからの視点

> ●濾過とは，液体（あるいは気体）と固体の混合物を，細かい孔の空いた膜に通して固体と液体を分離することである。

　液体（あるいは気体）と固体の混合物を，細かな孔が空いた膜に通して，固体と液体を分離することを「濾過」という（▶図7)[1]。この固体と液体の混合物は，先に説明した溶液のように完全に溶け込んでいなくても，固体の粗い粒子が単に液体と混じり合っているだけでもよい。例えば，粗くひいたコーヒー豆とお湯の混合物を，フィルターに通してコーヒーをいれるのは，濾過を利用した1例である。ただし膜の孔を通過できる大きさの個体粒子は，液体とともに膜を通過する。このように濾過によって得られた液体を「濾液」という。先に挙げたコーヒーを例にとれば，お湯の中に出たコーヒー豆のエキスはお湯とともにフィルターを通過してカップの中に落ちる。こうして得られた「濾液」を「コーヒー」として飲むわけである。

　また，液体と固体の混合物だけでなく，気体と固体の混合物を細かな孔が空いた膜に通して固体と気体に分離することも，同じく濾過である。例えば，エアコンのエアフィルターは，室内の空気から埃と空気を濾し分けているが，これも濾過の1例である。

図7 濾過とは？

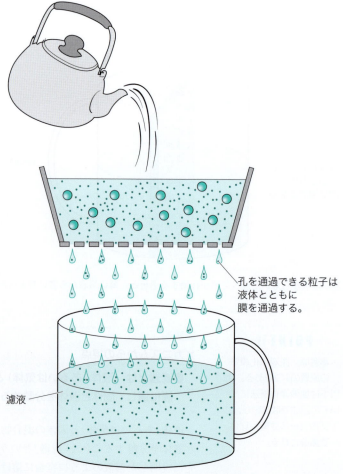

孔を通過できる粒子は液体とともに膜を通過する。

濾液

液体（あるいは気体）と固体の混合物を細かい孔が空いた膜に通して固体と液体を分離することを「濾過」という。そして得られた液体を「濾液」という。

■限外濾過

メカニズムからの視点

●濾過する固体が分子レベルに小さい場合，これを限外濾過という。

　液体と固体の混合物から液体だけを分離する濾過において，より分ける固体の粒子サイズが「分子レベルに小さい」場合，これを「限外濾過」という[1]。

　先に半透膜に開いた孔を通って溶媒分子が移動する浸透現象を紹介した。すなわち，浸透現象と限外濾過は，ともに「細かな孔の空いた膜を通して溶媒分子が移動する」という点で，同じ概念を共有している。

　なお限外濾過において，濾過膜に空いた孔を通過できる大きさ（小ささ）の粒子（分子）は，液体とともに濾過膜を通過し，濾液中に含まれる。そして濾液中に含まれる粒子（分子）の組成（濃度）は，その粒子（分子）が濾過膜の孔を通過できる限り，濾過される前の液体と同じ組成（濃度）を保つ。

■ 逆浸透と限外濾過

メカニズムからの視点

● 浸透において，濃度の濃い溶液の区画に浸透圧を超える静水圧をかけると，溶媒が濃度の濃い区画から濃度の薄い区画に移動する。これを逆浸透という。
● 逆浸透と限外濾過は，同じ現象を指す。

　先に説明した浸透現象では，浸透圧によって溶媒が薄い溶液から濃い溶液へと移動するため，濃い溶液の液面が上昇する。ここで，この上昇する濃い溶液の液面を，浸透圧を超える力で「押し込んだら」どうなるであろうか（ただし，溶質分子は半透膜を通過できないとする）？　液面が押し込まれる結果，溶媒は濃い溶液から薄い溶液へと移動し，濃い溶液をますます濃く，薄い溶液をますます薄くすることができる（▶図8）。

　このように浸透圧による溶媒移動に逆らって強制的に溶媒を浸透させることを「逆浸透」という[1]。先に説明したように，この逆浸透は限外濾過と本質的に同じ現象である。

図8　逆浸透

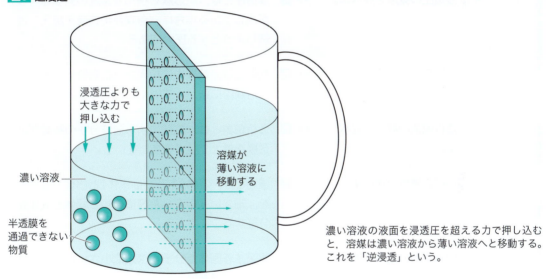

濃い溶液の液面を浸透圧を超える力で押し込むと，溶媒は濃い溶液から薄い溶液へと移動する。これを「逆浸透」という。

まとめのチェック

☐☐ 1	溶液，溶媒，そして溶質の概念を述べよ。	▶▶ 1 溶液とは，液体と他の物質の混合物である。溶媒とは，溶液において溶質を"溶かしている液体"（水など）であり，溶質とは，溶液において溶媒に"溶けている物質"（砂糖など）である。
☐☐ 2	半透膜の概念を述べよ。	▶▶ 2 半透膜とは，分子を通す程度の大きさの細かな孔がたくさん空いた膜である。半透膜に空いた孔より大きな分子は膜を通過できず，半透膜に空いた孔より小さな分子は膜を通過できる。
☐☐ 3	浸透の概念を述べよ。	▶▶ 3 浸透とは，半透膜を介して，濃度の薄い溶液から濃度の濃い溶液へと溶媒（水など）が移動することである。
☐☐ 4	浸透圧の概念を述べよ。	▶▶ 4 浸透圧とは，半透膜を挟んで濃度の異なる溶液が接している場合に，溶媒が半透膜を越えて浸透しようとする圧力である。
☐☐ 5	拡散の概念を述べよ。	▶▶ 5 拡散とは，溶媒中に投入された溶質分子が次第に溶媒中に拡がっていくことである。
☐☐ 6	透析現象の概念を述べよ。	▶▶ 6 透析現象とは，拡散による溶質分子の移動が半透膜を越えて生じることをいう。
☐☐ 7	濾過の概念を述べよ。	▶▶ 7 濾過とは，液体（あるいは気体）と固体の混合物を，細かい孔の空いた膜に通して固体と液体を分離することである。
☐☐ 8	限外濾過の概念を述べよ。	▶▶ 8 濾過する固体が分子レベルに小さい場合，これを限外濾過という。
☐☐ 9	逆浸透の概念を述べよ。	▶▶ 9 浸透において，濃度の濃い溶液の区画に浸透圧を超える静水圧をかけると，溶媒が濃度の濃い区画から濃度の薄い区画に移動する。これを逆浸透という。

血液浄化法の実際

■腎臓の働きと透析療法

メカニズムからの視点

> 腎臓の働きは主に以下の4つに集約できる。
> ●❶尿毒素除去，❷電解質調節，❸酸塩基平衡調節，❹水分量調節
> ●❶〜❸は溶質の調節，❹は溶媒量の調節と考えられる。

腎臓の働きは主に4つある。
❶尿毒素除去
❷電解質調節
❸酸塩基平衡調節
❹水分量調節

　これら以外にホルモン分泌能があるが，ここでは上記4つについて考えることにする。さて，血液を「溶液」としてみるなら，上記のうち，❶〜❸は「溶質の調節」，そして❹は「溶媒量の調節」と解釈できる。
　このように考えるとき，腎臓の働きは「体液の質と量の調節」と解釈できる。そして，この働きを機械の力で代替するのが透析療法である。すなわち，上記4つの機能は「透析療法の目的」でもある。なお，透析療法における溶質除去評価の実際については，イラスト入りで図解した拙書『たとえイラストですっきりわかる至適透析』中井　滋，杉山　敏，編著，メディカ出版，2013)があるので，そちらを参照いただければ幸いである。

■血液浄化法の種類

①血液透析(hemodialysis：HD)

メカニズムからの視点

> ●血液透析では，半透膜でつくられた中空糸(ストロー)の内側に血液を流し，外側に透析液とよばれる電解質液を流す。
> ●血液透析では，半透膜を介した透析現象によって❶尿毒素除去，❷電解質調節，❸酸塩基平衡調節を行い，濾過によって❹水分量調節を実現する。
> ●血液透析は，小分子量物質の除去効率は確保しやすいが，大分子量物質の除去効率の確保は難しい。

　血液透析療法は，患者から血液を連続的に取り出したうえで，これを半透膜のストロー(中空糸)に通し，その外側に電解質液を流して，半透膜を介した透析現象によって先に記した腎機能の❶〜❸を，濾過現象によって❹を実現する治療である。この半透膜は透析膜とよばれる(▶図9)。
　透析膜の中空糸は，内径約200μmと細く，これを1万本前後束ねて長さ30cmほどに切り揃えたうえでプラスチックの容器に封入して用いられる。この中空糸を封入した容器全体を透析器(ダイアライザー)とよぶ。1本の透析器に封入された透析膜の膜面積は1〜2m²である[1]。透析療法の黎明期にはさまざまな形状の透析器が試みられたが，現在はほぼすべて中空糸型である。
　このダイアライザーの中空糸の外側に流す電解質液は透析液とよばれる。その組成は血漿の電解質組成に準じる。ただし，カリウムとリン酸を除去するためにカリウム濃度は2.0 mEq/Lと低く，リン酸は含まれない。また代謝性アシドーシスを補正するために，重炭酸濃度は高めに設定されている。

\ POINT!! /

・血液透析法は血液浄化法の1つである。
・血液透析の目的には，余分な水分を除去する，電解質濃度を調整する，代謝性アシドーシスを是正する，などがある。
・血液透析器には中空糸型と積層型があり，血液透析膜はグロブリンを通過させない。

透析膜に空いた孔は，分子量約1.2万のβ_2-ミクログロブリン（b2m）とよばれるタンパク分子は通すが，分子量6.6万のアルブミン分子は通さない程度の大きさに設定されている。このため，血液内の赤血球，白血球数，そして血小板などの細胞成分が透析膜を通過して透析液側に漏れ出ることはなく，透析液側の細菌が血液側に紛れ込むこともない。

血液透析では，分子量の小さな毒素（尿素や電解質，有機酸類）は，高い効率で除去することが可能だが，透析膜の孔の大きさに近い分子量の大きな毒素（b2mなど）の除去は難しい。

濾過は透析液側を陰圧にすることにより実現される。

図9 血液透析

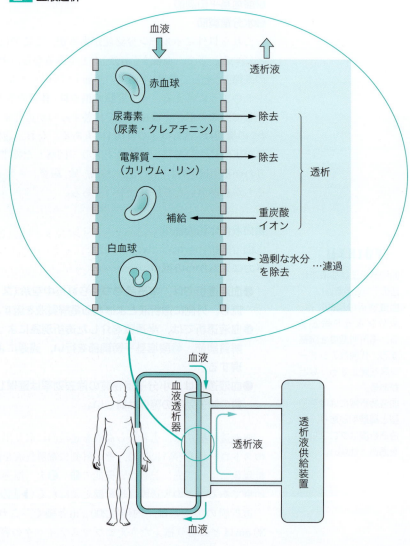

②血液濾過(hemofiltration：HF)
メカニズムからの視点

> POINT!!
> 血液濾過法は血液浄化法の1つである。

- 血液濾過（後希釈）では，半透膜を介した濾過により中空糸内を流れる血液から水とともに尿毒素や電解質を除去する。そしてその下流で適切な濃度に調整された電解質液（補充液）を補充する。
- 血液濾過（前希釈）では，先に補充液を血液内に投入し，その後，過剰な水とともに電解質や毒素を濾過により除去する。
- 血液濾過は，大分子量物質の除去効率は確保しやすいが，小分子量物質の除去効率の確保が難しい。

血液透析に用いる透析器と同じ構造の機器を用いる（濾過器という）。ただし，半透膜の中空糸に血液を流すのは血液透析と同じだが，中空糸の外側に透析液を流すことはせず，外側を陰圧にして血液中から水とそこに含まれる電解質や尿毒素を除去する。このままでは患者が脱水に陥るので，濾過器を通った後の血液に，除去した量と同量の電解質液を補充する。補充する電解質液の組成は，血液透析における透析液組成に準じる。過剰な水分の除去は，補充する電解質液の量を除去量よりも少なくすることで実現される（▶図10）。このように水や電解質を濾過で除去した後に電解質液を補充する血液濾過を，後希釈による血液濾過という。これに対して，血液を濾過する前に補充液を血液内に投入して血液を希釈しておき，その後に濾過膜を使って余分な水や電解質を除去する血液濾過を，前希釈による血液濾過という（▶図11）。

血液濾過の利点は，透析液を使用しないため，機器が簡便なものでよいことである。欠点は後希釈による血液濾過の場合，血液を濾過する際に濾過器内で血液が濃縮するため濾過量に限界があり，小分子量物質の除去量が不足しがちになることである。一方，前希釈による血液濾過には，補充液を大量に投入して置換液量を大きくしないと，十分な物質除去効率が得られないという欠点がある。また，後希釈による血液濾過も，前希釈による血液濾過も，血管内に投与する補充液を必要とするため，血液透析よりも費用や手間の点で不利である。

血液浄化療法の概念

図10 血液濾過(後希釈)

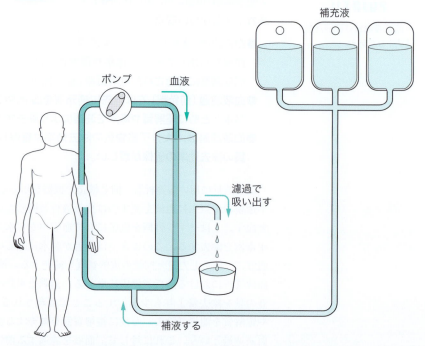

半透膜でできた濾過膜に血液を流し,外側を陰圧にして血液中の水(電解質,尿毒素を含む)を吸い出す。その代わりに同量の電解質液を補充する(透析液は流さない)。

図11 血液濾過(前希釈)

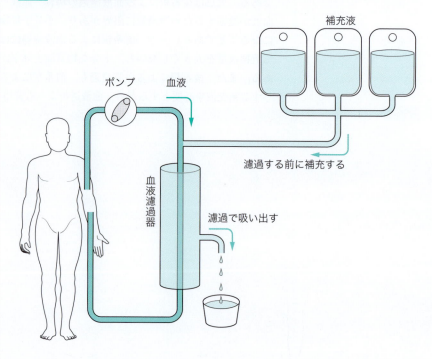

> **POINT!!**
> 血液透析濾過法は血液浄化法の1つである。

③血液透析濾過(hemodiafiltration：HDF)

メカニズムからの視点

> ●血液透析濾過は，血液透析と血液濾過を同時に行うことにより，血液透析の欠点(大分子量物質の除去効率を確保しにくい)を血液濾過(大分子量物質の除去効率を確保しやすい)で補う治療である(血液濾過の欠点である小分子量物質の低い除去効率を血液透析で補う治療，ということもできる)。

　前述のように血液透析は，分子量の小さな毒素は高い効率で除去することが可能だが，透析膜の孔の大きさに近い分子量の大きな毒素の除去は難しい。

　一方，血液濾過では膜孔を通過できる毒素であれば分子の大きさにかかわらず同じ除去効率が得られるため，分子量の大きな毒素も比較的高い効率で除去することが可能である。しかし，前述のように後希釈の血液濾過は濾過器内で血液が濃縮されることから濾過量に限界があり，小分子量物質の除去効率をあまり高くすることができない。

　この両者の弱点を補う治療として，血液透析と血液濾過を同時に行う血液透析濾過がある。血液透析濾過は，小分子量物質は血液透析により高い効率で除去できる一方で，大きな分子量の毒素も血液濾過(後希釈)により比較的高い効率で除去できる(▶図12)。なお，前希釈の血液濾過を血液透析と同時に行う血液透析濾過もある。

　血液透析濾過の欠点は，使用する機器が複雑になることと，血液透析のための透析液と血液濾過のための補充液の両者を必要とすることである(コストと手間がかかる)。

図12 血液透析濾過(後希釈)

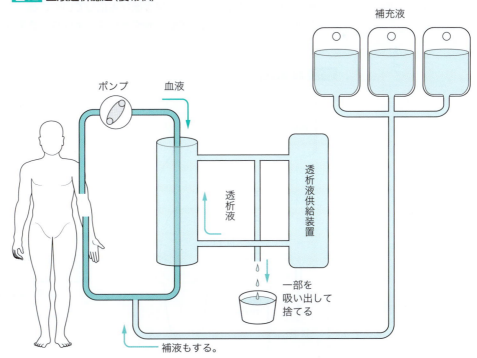

血液透析と血液濾過を同時に行う。

④腹膜透析 (peritoneal dialysis：PD)

メカニズムからの視点

> ● 腹膜透析は，腹膜を天然の透析膜として物質除去に利用する透析療法である。
> ● 腹膜透析における除水は，腹腔内に注入する透析液の浸透圧を高濃度のブドウ糖などにより血漿より高く確保することで実現される。

腹腔内にシリコンのカテーテルを留置しておく。このカテーテルを介して腹腔内に2L前後の透析液を注入し，4～5時間程度留置しておく。その後，排液し，再び新しい透析液を腹腔内に留置する，という操作を1日4～5回程度繰り返す治療が腹膜透析である（▶図13）。

溶質除去は，腹腔内の腹膜を天然の透析膜として，その直下を流れる毛細血管と腹腔内の透析液との間で生じる透析現象により実現される。過剰体液の除去は，注入する透析液に高濃度のブドウ糖を含ませることにより，透析液の浸透圧を血漿よりも高くすることにより実現される（透析液の浸透圧が血漿よりも高いため，血漿から腹腔内へ水が浸透する）。

腹膜透析には以下のような利点がある。
- 血液の体外循環を用いないので，心循環器系への負担が少ない
- 患者が自宅で行う透析，すなわち在宅透析として実施できる
- 中分子量物質の除去に優れる

しかし，これらの一方で腹膜透析には以下のような問題点がある。
- 患者に比較的高い自主管理能力が必要とされること
- 毒素除去効率や除水効率が患者の腹膜の性質に依存しがちであること
- カテーテル出口部感染や腹膜炎などの感染症合併リスクがあること
- 経年的に腹膜の溶質除去能や除水能が劣化していくこと
- 長期的に継続した場合，被囊性腹膜硬化症とよばれる重篤な合併症を併発することがあること

図13 腹膜透析

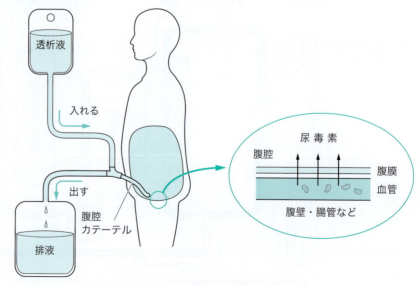

腹腔内にカテーテルを留置しておき，腹腔内に2L程度の透析液を注入し，4～5時間後に排液する，という操作を1日4回程度行う。

POINT!!

- 腹膜透析法は血液浄化法の1つである。
- 腹膜透析における除水は，透析液中のブドウ糖濃度に影響される。
- 腹膜透析液に含まれているが，血液透析液に含まれていないのはラクテートである。
- 血液透析と比べて腹膜透析の利点は，心循環器系への影響が少ない，不均衡症状を起こしにくい，抗凝固薬を必要としない，などがある。
- 腹膜透析法の治療形態の1つであるCAPD（持続携行腹膜透析）は在宅治療として実施される。
- 腹膜透析は血液透析に比べて中分子量物質の除去に優れる。
- 腹膜透析は被囊性腹膜硬化症を起こすことがある。

⑤腎代替療法以外の血液浄化療法（アフェレシス）

メカニズムからの視点

> ● アフェレシス療法は，血漿から病気の原因となる液性因子を除去するために行われる。
> ● アフェレシス療法には，血漿吸着，血液吸着，単純血漿交換，二重膜濾過血漿交換などがある。

> **POINT!!**
> アフェレシス療法の適応となる疾患に，潰瘍性大腸炎，クローン病，重症筋無力症，関節リウマチなどがある。

腎機能の代替以外の目的で実施される血液浄化法は主に血液（血漿）から病気の原因となる液性因子を除去するために用いられ，アフェレシス（apheresis）とよばれる。以下では主なアフェレシスについて概説する。

(1) 血漿吸着 (plasma adsorption：PA)

メカニズムからの視点

> ● 血漿吸着では，血漿分離器で分離した血漿を吸着カラムに通し，血漿内の毒素を吸着除去する。

> **POINT!!**
> 血漿吸着法は血液浄化法の1つである。

血漿吸着は膠原病での自己抗体や免疫複合体，あるいは脂質異常症（高脂血症）でのLDL（low density lipoprotein）コレステロールを除去するために用いられる。

タンパク成分を含めた血漿成分はすべて通すが，血液中の細胞成分（赤血球，白血球数，血小板）は通さない程度の大きさの孔が空いた膜（血漿分離器）を用いて，血液と血漿成分を分離する。そして分離された血漿を，除去したい物質を吸着するように加工したビーズを充填したカラムに通して目的の物質を除去する（▶図14）[2]。

図14 血漿吸着

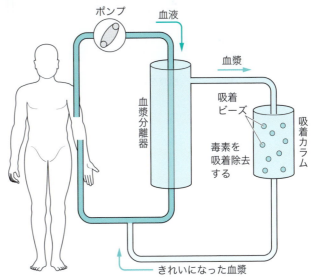

血漿分離器で血液から血漿だけを分離し，血漿を毒素を吸着するカラムに通して毒素を除去する。

POINT!!

- 血液浄化において，細胞分離は血液中の細胞成分を除去し，直接血液吸着は全血を直接吸着器に灌流することである。
- 血液吸着法，白血球除去療法（リンパ球除去療法，顆粒球除去療法）は血液浄化法である。
- 潰瘍性大腸炎やクローン病，あるいは慢性関節リウマチに対して，白血球除去療法（リンパ球除去療法，顆粒球除去療法）が適応される。

（2）血液吸着（hemoadsorption：HA）

メカニズムからの視点

> ●血液吸着では，患者から取り出した血液をそのまま吸着カラムに通し，血液内の毒素や白血球を吸着除去する。

血液吸着は血液中の特定の毒素や白血球を除去するために用いられる。

患者から取り出した血液を，そのまま目的の毒素や白血球を吸着できるように加工したビーズを充填したカラムに通し，目的の毒素や白血球を除去する（▶図15）。

薬物中毒での原因薬物の除去，肝性昏睡での毒素除去，敗血症やエンドトキシンショックでのエンドトキシン除去，あるいは潰瘍性大腸炎での白血球の吸着除去や透析アミロイド症の原因物質であるb_2mを除去する目的などで実施される[2]。

図15 血液吸着

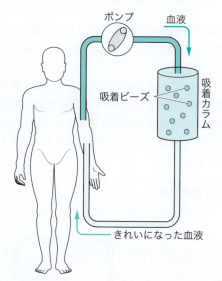

血液を吸着ビーズで充填したカラムに通し，毒素や白血球を吸着除去する。

POINT!!

・血漿交換法は血液浄化法の1つである。
・血漿交換療法は免疫疾患の治療に用いられる。

(3) 単純血漿交換 (simple plasma exchange：PE)

メカニズムからの視点

●単純血漿交換では，血漿分離器を用いて血液から血漿を分離してこれを廃棄し，代わりに新鮮凍結血漿やアルブミン製剤を補充する。

単純血漿交換は，薬物中毒での薬物除去，肝不全での毒素除去，各種膠原病での自己抗体や免疫複合体の除去などの目的で実施される。

単純血漿交換では患者から取り出した血液を，血漿分離器に通して血漿成分のみを取り出して，これを廃棄する。このままでは血液量が減ってしまうので血漿分離器の下流から新鮮凍結血漿やアルブミン製剤を補充する(▶図16)[2]。

血漿をすべて捨ててしまうため除去効率は高いが，貴重な血液製剤を補充液として多く必要とすることが欠点である。

図16 単純血漿交換

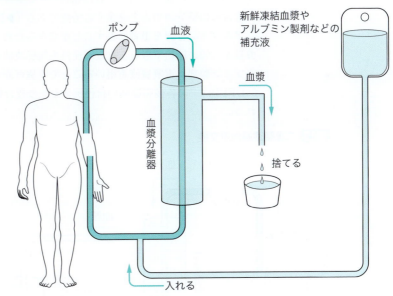

患者の血漿を分離して，これを捨てる。
代わりに新鮮凍結血漿などの補充液を入れる。

> **POINT!!**
> ・二重膜濾過血漿交換法は血液浄化法の1つである。
> ・二重膜濾過血漿交換法は置換補充液を節約できる。

(4) 二重膜濾過血漿交換 (double filtration plasmapheresis : DFPP)

メカニズムからの視点

- 二重膜濾過血漿交換では，血漿分離器を用いて分離した血漿を血漿成分分離器に通し，濾過された分子量の小さな成分（水や電解質，アルブミンなど）を血液に戻し，濾過されない分子量の大きな成分（免疫グロブリンなど）を廃棄する。補充液には電解質液かアルブミン製剤を用いる。
- 二重膜濾過血漿交換の利点は，補充液に新鮮凍結血漿を用いる必要がなく，補充液量をごく少量に抑制できることである。

単純血漿交換では大量の補充液が必要とされることから，これを節約できる治療として開発された。二重膜濾過血漿交換（DFPP）では，血漿分離器で分離された血漿を，さらに血漿成分分離器に通し，アルブミンなど分子量の小さなタンパクを含む血漿分画を患者に返し，グロブリンなど分子量の大きなタンパクを含む血漿分画のみを廃棄する治療である（▶図17）[2]。

アルブミン分画を患者に返すことができるため，単純血漿交換に比べて補充液量を大幅に節約できる。また補充液も新鮮凍結血漿を用いる必要はなく，アルブミン製剤や電解質液を用いることで実施可能である。

DFPPは主に各種膠原病の自己抗体や免疫複合体の除去を目的として実施される。

図17 二重膜濾過血漿交換

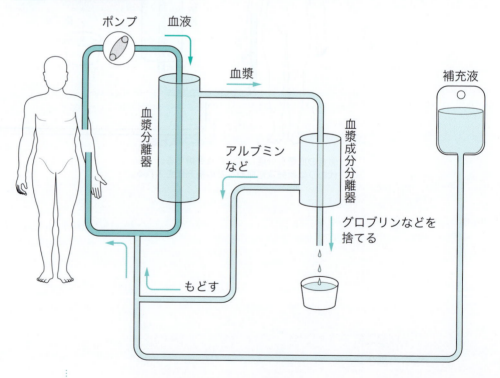

まとめのチェック

☐☐	1	腎臓の主な働きについて述べよ。	▶▶ 1	腎臓の主な働きには，①尿毒素除去，②電解質調節，③酸塩基平衡調節，④水分量調節，の4つがある。これらのうち，①〜③は溶質の調節，④は溶媒量の調節と考えられる。 なお腎臓には上記4つの働き以外に，ホルモンも分泌している。腎臓から分泌される主なホルモンには，エリスロポエチン（赤血球産生を促す），レニン（血圧を上昇させる）がある。腎臓で産生されるわけではないが，腎臓で活性化されるホルモンにビタミンD（腸からのカルシウム吸収促進，骨形成の促進）がある。
☐☐	2	血液透析の原理について述べよ。	▶▶ 2	血液透析は，半透膜でつくられた中空糸（ストロー）の内側に血液を流し，外側に透析液と呼ばれる電解質液を流すことにより腎臓機能を代替する治療である。透析療法では，透析膜を介した透析現象によって ①尿毒素除去，②電解質調節，③酸塩基平衡調節を行い，濾過によって ④水分量調節を実現する。
☐☐	3	血液濾過の原理について述べよ。	▶▶ 3	・血液濾過（後希釈）は，半透膜を介した濾過により中空糸内を流れる血液から水とともに尿毒素や電解質を吸引除去し，その下流で適切な濃度に調整された電解質液（補充液）を補充することで腎臓機能を代替する治療である。 ・なお，血液濾過（前希釈）では，先に補充液を血液内に投入し，その後，過剰な水とともに電解質や毒素を濾過により除去する。
☐☐	4	血液透析濾過の原理について述べよ。	▶▶ 4	血液透析濾過は，血液透析と血液濾過を同時に行うことにより，血液透析の欠点（大分子量物質の除去効率を確保しにくい）を血液濾過（大分子量物質の除去効率を確保しやすい）で補う治療である。
☐☐	5	腹膜透析の原理について述べよ。	▶▶ 5	腹膜透析は，腹膜を天然の透析膜として物質除去に利用する透析療法である。腹膜透析における除水は，腹腔内に注入する透析液の浸透圧を高濃度のブドウ糖などにより血漿より高く確保することで実現される。

血液浄化療法の概念

まとめのチェック

☐☐ ⑥ 腹膜透析の利点について述べよ。

▶▶ ⑥ 腹膜透析の利点は，心循環器系への負担が少ないこと，在宅治療（在宅透析）として実施可能であること，血液透析に比して中分子量物質の除去に優れること，などがある。

☐☐ ⑦ 腹膜透析の欠点について述べよ。

▶▶ ⑦ 腹膜透析の欠点は，患者自身が透析操作を行わなければならないこと，このため患者に血液透析よりも高い自己管理能力が要求されること，毒素除去効率や除水効率が患者の腹膜機能に依存しがちであること，カテーテル出口部感染や腹膜炎などの感染症合併リスクがあること，経年的に腹膜機能が劣化していくこと，長期に継続した場合に被囊性腹膜硬化症を合併するリスクがあること，などである。

☐☐ ⑧ アフェレシス療法の概略とその目的について述べよ。

▶▶ ⑧ アフェレシス療法は腎代替療法以外の血液浄化法である。アフェレシス療法は，血漿から病気の原因となる液性因子（自己抗体，エンドトキシン，毒物，薬物など）を除去するために行われる治療で，血漿吸着，血液吸着，単純血漿交換，二重膜濾過血漿交換などがある。

☐☐ ⑨ 血漿吸着の概略について述べよ。

▶▶ ⑨ 血漿吸着は，血漿分離器で分離した血漿を吸着カラムに通し，血漿内の毒素を吸着除去する治療である。

☐☐ ⑩ 血液吸着の概略について述べよ。

▶▶ ⑩ 血液吸着は，患者から取り出した血液をそのまま吸着カラムに通し，血液内の毒素や白血球を吸着除去する治療である。

☐☐ ⑪ 単純血漿交換の概略について述べよ。

▶▶ ⑪ 単純血漿交換は，血漿分離器を用いて血液から血漿を分離してこれを廃棄し，代わりに新鮮凍結血漿やアルブミン製剤を補充する治療である。

まとめのチェック

☐☐ ⑫ 二重膜濾過血漿交換と利点について述べよ。

▶▶ ⑫ 二重膜濾過血漿交換では，血漿分離器を用いて分離した血漿を血漿成分分離器に通し，濾過された分子量の小さな成分（水や電解質，アルブミンなど）を血液に戻し，濾過されない分子量の大きな成分（免疫グロブリンなど）を廃棄する。補充液には電解質液かアルブミン製剤を用いる。二重膜濾過血漿交換の利点は，補充液に新鮮凍結血漿を用いる必要がなく，補充液量をごく少量に抑制できることである。

● 参考文献
1) 峰島三千男, 山下明泰: 第3章 血液浄化療法の工学的基礎知識. 血液浄化療法ハンドブック 2016（透析療法合同専門委員会, 企画, 編）. p.17-50, 協同医書出版社, 2016.
2) 篠田俊雄, 山家俊彦: 第7章 血液浄化療法の基礎と技術. 7-8 アフェレシス療法. 血液浄化療法ハンドブック 2016（透析療法合同専門委員会, 企画, 編）. p.189-210, 協同医書出版社, 2016.

02 血液浄化療法の歴史と現状

中井　滋

血液浄化療法の歴史

はじめに

　本項では血液浄化療法の歴史について概括する。

　一般に歴史を考察する根拠とする資料は「史料」とよばれ，その出自から一次史料と二次史料に分けられる。国立国会図書館ホームページ[1]によれば，（文献史料の有効性や信頼度を見極めるうえで）「目安となるものは，その史料を『いつ』『どこで』『だれが』書いたか，の三要素であり『そのとき』『その場で』『その人が』の三要素を充たしたものを『一次史料』とよび，そうでないものを『二次史料』とよんでいる」とされている。これを血液浄化療法の歴史にあてはめれば，一次史料にはその時代に発表された原著論文や実際に使用された医療機器が該当し，二次史料には血液浄化療法の歴史について記された論文や総説，あるいは著書が該当することになる。

　本項で「血液浄化療法の歴史」を記すにあたり，本来は一次史料に基づいて記述すべきである。しかし，血液浄化療法の黎明は，第二次世界大戦を挟んだ1920～1960年代の出来事であり，当時の原著論文を読むことは容易ではない。また，この時代に用いられた医療機器を実際に目にすることも難しい。筆者が医師免許を取得したのは1989年であり，実体験として血液浄化療法の歴史を語ることもできない。

　そこで，本項では「血液浄化療法の歴史」について現在までに刊行された総説や著書などの二次史料に基づいて，その歴史を記述した。本項を記すにあたって参考にした二次史料は，以下の3つである。

①太田和夫：『透析医療の歴史—先人達の軌跡をたどって』（メディカ出版，2008）[2]
　以下では本書を「太田先生の歴史」と呼称する。

②佐中　孜：第1章 知っておきたい先人達の軌跡と歴史『血液浄化療法ハンドブック 2016（透析療法合同専門委員会，企画，編）』（協同医書出版社，p.1-4, 2016）[3]
　以下では本総説を「ハンドブックの歴史」と呼称する。

③『血液浄化療法の歴史』（フレゼニウス　メディカルケア　ジャパン，URL: http://fresenius.co.jp/pdf/no04_care.pdf, 2016年11月検索）[4]
　以下では本史料を「フレゼニウスのpdf」と呼称する。

透析の黎明から慢性維持透析の開始

　はじめに透析療法の黎明から慢性維持透析が実用化されるまでの道のりを少し詳しく記しておく。

- 1854年　浸透現象と透析現象の発見
　Thomas Graham（トーマス グレアム）はウシの膀胱膜を半透膜として用いて浸透圧の存在を示した。また，この膜を介して尿から水に溶質が移動すること（すなわち透析現象）も見出し，医療応用の可能性を示唆した[2,4]。ただしdialysis という用語は用いられていない。
　太田先生の歴史[2]とフレゼニウスのpdf [4]にはGrahamの肖像画と彼が実験に用いた機材の図版が引用されている。
　ちなみに，黒船来航はこの１年前の1853年の出来事である。

- 1913年　動物による初めての血液透析
　John Jacob Abel（ジョン ジェイコブ エイベル）は半透膜であるコロジオン膜を用いた透析器を用いて，動物実験として世界最初の体外循環血液透析を行った。ヘパリンはいまだ精製されておらず，ヒルの唾液から抽出されたヒルジンが抗凝固薬として使用された。
　フレゼニウスのpdf [4]にはAbelの原著掲載の図版が，太田先生の歴史[2]には当時使用された機材の写真が掲載されている。
　なお，この翌年の1914年に第一次世界大戦が勃発している。

- 1926年　人体に対する初めての血液透析
　Georg Haas（ゲオルグ ハース）はコロジオン膜による透析器を用いた血液透析を20歳の女性腎不全患者に対して世界で初めて適応した。透析効率が低く，救命には至らなかった。
　フレゼニウスのpdf [4]にはHaasの原著掲載の図版が掲載されている。
　ちなみに1926年は昭和2年であり，この3年後の1929年に世界大恐慌が発生している。

- 1937年　Murray（マレー）らによる精製ヘパリンの臨床応用[4]

- 1937～1945年　セロファン膜とヘパリンを用いた血液透析の試み
　Willem Kolff（ウィレム コルフ）をはじめとする何人かの研究者により，セロファン膜とヘパリンを用いた血液透析の急性腎不全に対する臨床応用が試みられる。しかし，なかなか救命には至らなかった。なおこの時期は第二次世界大戦とちょうど重なる。

- 1945年　血液透析による初めての救命
　Kolffはローリング・ドラム式透析器を用いて67歳の女性急性腎不全患者に対して血液透析を行い，ついに世界で初めて救命に成功した。この女性は透析を離脱し73歳まで生存した。太田先生の歴史[2]とフレゼニウスのpdf [4]にはKolffの顔写真と当時用いられたローリング・ドラム式透析器の写真が掲載されている。なお1945年（昭和20年）は第二次世界大戦が終わった年である。

- 1947年　限外濾過付き人工腎臓の開発
　Alwall（オルオール）はドラム型透析器を入れる透析液槽を密閉し，陰圧を用いて限外濾過を可能にする透析器を開発した（Kolffの透析器は限外濾過ができなかった）。
　太田先生の歴史[2]には図版が，フレゼニウスのpdf [4]には現物の写真が掲載されている。

- 1947年　平板型透析器の開発
　Leonards JR（レオナルド）とSkeggs LT（スケゲ）は透析膜を水平に積層した平板型透析器（Skeggs-Leonards型透析器）を開発した。これは後のKiil（キール）型透析器の原型となった。

- 1960年　外シャント（the Scribner Shunt）の開発と慢性維持透析の黎明
　Belding Hibbard Scribner（ベルディング ハイバード スクリブナー）は，何度も利用可能なブラッドアクセスとして，動脈と静脈にテフロンチューブを埋め込み，これを体外で接続して血液透析に

血液浄化療法の歴史と現状

供する the Scribner Shunt，すなわち現在でいう外シャントを開発した。これにより，慢性腎不全患者を血液透析によって長期間生命維持する慢性維持透析が始まった。

　フレゼニウスのpdf[4]にはScribnerの肖像とともに当時のブラッドアクセスの写真が掲載されている。

慢性維持透析開始後〜主にわが国の透析療法の歴史

　慢性維持透析療法はわが国にも導入され，急速に普及していった。以下では主にハンドブックの歴史[3]を参考に，わが国での歩みを中心に簡潔に記しておく。

- 1964年ころ　わが国でも慢性維持透析が始まる
  1964年は東京オリンピック開催，そして東海道新幹線開業の年。
- 1966年　中空糸型透析器の開発
- 1968年　第1回人工透析研究会開催（現在の日本透析医学会）
- 1968年　透析医療が医療保険適応となる。
- 1970年　わが国でも中空糸型透析器が販売開始
- 1970年　慢性維持透析患者数 949人[7]
  1970年は大阪で万国博覧会が開催された年。
- 1972年　人工透析治療に対して身体障害者福祉法に基づく更生医療が適応され，患者の経済的負担は大きく減じられた
  この1年後の1973年に第一次オイルショックが生じる。
- 1974〜1979年　わが国での合成膜透析器の販売開始（PMMA膜，EVAL膜，PAN膜）
  1974年は宇宙戦艦ヤマト，1979年は機動戦士ガンダム放映の年。
- 1977年　continuous arteriovenous hemofiltration（CAVH）の開発
- 1978年　Baxter社による連続携行式腹膜透析（continuous ambulatory peritoneal dialysis：CAPD）の実用化
- 1980年　わが国でのCAPD開始。
- 1980年　慢性維持透析患者数 36,397人[5]
- 1985年　下条文武らにより透析アミロイド症で蓄積するアミロイドタンパクの主成分が β_2-ミクログロブリンであることが報告される[6]
- 1987年　新里高弘らによる push/pull HDF（hemodiafiltration）の実用化
- 1988〜1990年代　さまざまな合成膜が市販される（PS・PEPA・PAM・PAES）
  1980年代後半にバブル景気が発生し，1991年にバブル崩壊となる。
- 1990年　わが国の慢性維持透析患者数 103,296人[5]
  1995年に阪神・淡路大震災発生。
- 2000年　わが国の慢性維持透析患者数 206,134人[5]
  2001年にアメリカで同時多発テロ（911テロ）発生。
- 2004年　白血球除去療法（leukocytapheresis：LCAP），顆粒球除去療法（granulocytapheresis：GCAP）の臨床応用開始
- 2010年　わが国の慢性維持透析患者数 298,252人[5]
  2011年に東日本大震災発生。
- 2012年　On-line HDF が医療保険適応となる

| おわりに |

　血液浄化療法の歴史を俯瞰すると，血液浄化療法は医学や薬学だけでなく，材料工学や機械工学など，工学系の技術革新によって初めて実用化された総合的な医療技術であることが理解できる．2009年に放映されたテレビドラマ「JIN―仁―」では（もちろん架空の話であるが），幕末（1860年代）にタイムスリップした現代の脳外科医が現代の知識を応用してペニシリンを合成したり脳外科手術を行ったりする（原作は村上もとか）[11]．荒唐無稽な空想だが，仮に一人の透析医や臨床工学技士が幕末にタイムスリップしたとしても，独力で透析を実現するのは非常に困難であろうと思われる．必要とされる技術が医薬系から工学系まで幅広いからである．

　歴史そのものは日常臨床には直接関係しないが，それを理解するうえでとても重要な意味をもつ．本項が皆様の透析医療の理解に役立てば幸いである．

まとめのチェック

#	問	#	答
1	浸透現象や透析現象が初めて学術的に報告されたのはいつ頃で，誰によってか．	1	1854年にThomas Grahamによって報告された．
2	動物に対する初めての血液透析は，いつ頃，誰によって報告されたか．	2	1913年にJohn Jacob Abelによって報告された．
3	人体に対する初めての血液透析は，いつ頃，誰によって報告されたか．	3	1926年にGeorg Haasによって報告された．
4	血液透析による腎不全患者の初めての救命は，いつ頃，誰によって報告されたか．	4	1945年にWillem Kolffによって報告された．
5	慢性維持透析がはじまったのはいつ頃か．また，それを可能にした鍵となる技術について概説せよ．	5	1960年代．1960年にBelding Hibbard Scribnerがthe Scribner Shunt（現在の外シャント）を開発し，これによりブラッドアクセスを長期間反復使用可能となったことが慢性維持透析実現のブレークスルーを呼び寄せた．
6	わが国で透析医療に対して医療保険が適応されたのはいつか．	6	1968年．しかし，残る自己負担分の医療費だけでも患者には大きな負担であった．

まとめのチェック

□□	7	わが国において慢性維持透析患者の経済的負担が大きく減じられたのはいつか。	▶▶ 7	1972年の更生医療適応により，患者の自己負担は大きく減じられた。
□□	8	わが国でCAPDが開始されたのはいつか。	▶▶ 8	1980年。
□□	9	わが国の慢性維持透析患者総数が約10万人，約20万人，そして約30万人になったのは，それぞれいつ頃か。	▶▶ 9	1990年に約10万人，2000年に約20万人，そして2010年に約30万人となっている。すなわち，1990年から2010年までの20年間は，10年に約10万人のペースで増加したことになる。しかし，後述するように2010年以降，わが国の透析患者総数の増加速度は鈍っており，2014年末時点での患者総数は320,448人である。

血液浄化療法の現状

はじめに

本項では日本透析医学会の統計調査資料に基づいて，わが国の慢性維持透析療法の現状について概括する。

日本透析医学会による調査

日本透析医学会では1968年から全国の透析施設を対象に統計調査を行っている。当初は各透析施設の概要や治療患者数を調査するのみであったが，1983年からは対象施設で治療される透析患者全員の電子的データベースへの登録とその追跡調査が始まり，今日に至っている[7]。

この調査は2つの調査からなる。1つは施設の概要を調査する施設調査で，その施設で透析されている患者数やスタッフ数，あるいは透析コンソールの数などが調査される。もう1つは個々の患者を調査する患者調査で，各患者の生年月や腎不全原疾患，治療方法，主な検査結果などが調査される。

この調査結果の主要部分は，日本透析医学会のインターネットホームページ上にて一般公開されている（日本透析医学会ホームページURL：http://www.jsdt.or.jp）。また，現在までに実施された本調査の公式報告の全内容は日本透析医学会学会員専用ページ内で閲覧することができる。

本調査はすでに50年近い歴史を経ているためその調査内容は膨大であるが，2012年までの全調査項目の変遷を概説した著書があるので，詳しくはそちらを参照されたい（中井　滋，執筆責任，椿原美治，編：透析医学会 統計調査がわかる逆引き事典．医薬ジャーナル社，2014．）。

2014年末の現況

本項執筆時点で最新の調査報告である2014年末調査の結果について概説する[8]。

▶表1には2014年12月31日時点でのわが国の慢性透析患者の現況を要約した。本調査で調査された施設数は4,330施設である。施設数は毎年50施設前後増加している。

慢性維持透析患者総数は320,448人である。わが国の一般人口100万人あたりでは2,517人となり，これは透析患者が一般人口約400人に1人の割合で存在することを意味する。透析患者総数は本調査の開始以来，増加し続けている。しかし，ここ数年の増加の程度は以前ほどではなくなってきている（▶図1）[9]。わが国の慢性維持透析患者数は2021年に約349,000人で最大となり，その後徐々に減少していくとする予測が発表されている（▶図2）[10]。

表1 わが国の慢性透析療法の現況（2014年12月31日現在）

施設数		4,330施設	62施設増	1.5%増
設備能力	ベッドサイドコンソール	131,555台	3,405台増	2.7%増
	同時透析	129,860人	3,600人増	2.9%増
	最大収容能力	432,433人	10,272人増	2.4%増
慢性透析患者		320,448人	6,010人増	

※慢性透析患者の総数は，施設調査票 患者総数欄の合計であり，治療方法別患者数の合計とは必ずしも一致しない。

人口１００万対比	2,517.3人	47.2人増
昼　　　　間	269,393人	84.1%
夜　　　　間	41,271人	12.9%
在　宅　血　液	529人	0.2%
腹　膜　透　析	9,255人	2.9%

HD、HDF等とPDを併用している患者数	1,913人
腹膜カテーテルを残している洗浄患者など	278人
腹膜透析新規導入、年内脱落患者数	193人

導入患者数	38,327人	232人増	0.6%増
死亡患者数	30,707人	44人減	0.1%減

	男性	女性	不詳	計	
5年未満透析患者数	98,411	47,674	0	146,085	47.1%
5年以上10年未満透析患者数	49,893	27,969	0	77,862	25.1%
10年以上15年未満透析患者数	24,330	15,702	0	40,032	12.9%
15年以上20年未満透析患者数	12,178	9,035	0	21,213	6.8%
20年以上25年未満透析患者数	6,368	5,434	0	11,802	3.8%
25年以上30年未満透析患者数	3,450	3,101	0	6,551	2.1%
30年以上35年未満透析患者数	2,091	1,869	0	3,960	1.3%
35年以上透析患者数	1,359	1,158	0	2,517	0.8%
不詳（不明・記載なし）	61	25	0	86	0.0%

※透析歴別患者数は患者調査票より算出

最長透析歴	46年6カ月

（文献8より引用）

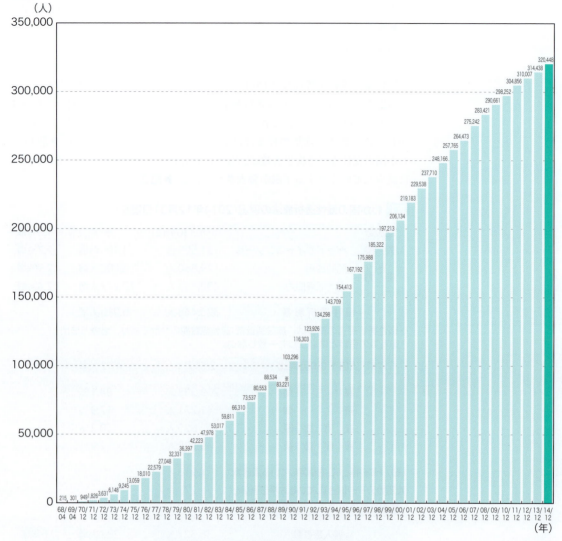

図1 わが国の慢性透析患者数の推移

(文献9より引用)

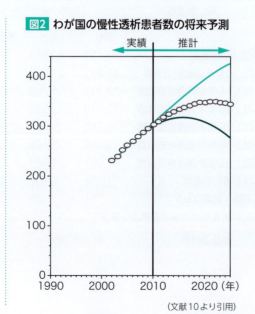

図2 わが国の慢性透析患者数の将来予測

(文献10より引用)

図3 わが国の年間透析導入数と年間死亡数の推移

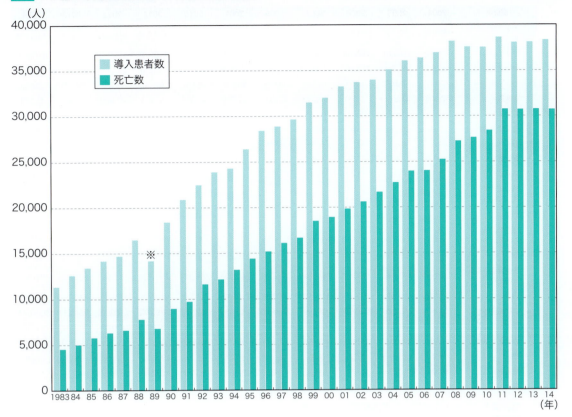

(文献9より引用)

▶表1の2014年末現況に戻る。2014年1年間に新たに透析療法に導入された患者は38,327人である。ずっと増加し続けてきたが，ここ7年ほどは約38,000人で横ばいである（▶図3）。一方，2014年1年間に死亡した患者は30,707人である。こちらもここ数年は約3万人で横ばいである（▶図3）。

透析歴では，透析歴20年以上の患者が24,830人（8.0%），透析歴30年以上の患者も6,477人（2.1%）存在する。2014年末現在の透析患者のなかで最長透析歴は46年6カ月である。

| 治療方法 |

治療方法別の患者分布推移を▶表2に示した。わが国の透析人口の82.4%は施設血液透析を受けている。血液透析濾過を受ける患者は43,283人（14.0%）おり，ここ数年急速に増大しつつある。また，在宅血液透析を受ける患者も2014年末で529人（0.2%）と絶対数はいまだ少ないものの，この10年ほどの間に急速に増加しつつある。治療時間では夜間透析を受けている患者が41,271人（12.9%）である。全患者に占める割合は次第に減少しているが，その絶対数はこの10年ほど約41,000人で横ばいである。

腹膜透析患者は9,255人（2.9%）であり，この10年間ほぼ横ばいで推移している。透析患者総数はこの10年間で約1.5倍に増大したので，腹膜透析患者の占める割合は2004年の3.5%から2014年は2.9%へと減少した。腹膜透析患者のうち，なんらかの形で血液透析や血液透析濾過を併用している患者（併用患者）が1,913人（0.6%）存在する。併用患者数はこの5年ほどほぼ横ばいで推移している。

表2 主な治療方法ごとの患者数推移

	調査年	2004	2005	2006	2007	2008	2009	2010	2011	2012	2013	2014
施設調査1	施設調査による患者総数	248,166	257,765	264,473	275,242	283,421	290,661	298,252	304,856	310,007	314,438	320,448
	(%)[3]	(100.0)	(100.0)	(100.0)	(100.0)	(100.0)	(100.0)	(100.0)	(100.0)	(100.0)	(100.0)	(100.0)
	昼間透析	196,337	206,340	213,454	223,953	231,517	238,848	246,146	253,916	258,131	263,184	269,393
	(%)[3]	(79.1)	(80.0)	(80.7)	(81.4)	(81.7)	(82.2)	(82.5)	(83.3)	(83.3)	(83.7)	(84.1)
	夜間透析	42,600	41,871	41,641	41,742	42,405	41,719	42,052	40,971	41,969	41,401	41,271
	(%)[3]	(17.2)	(16.2)	(15.7)	(15.2)	(15.0)	(14.4)	(14.1)	(13.4)	(13.5)	(13.2)	(12.9)
	在宅血液透析	114	127	147	187	193	236	277	327	393	461	529
	(%)[3]	(0.0)	(0.0)	(0.1)	(0.1)	(0.1)	(0.1)	(0.1)	(0.1)	(0.1)	(0.1)	(0.2)
	腹膜透析[4]	8,774	9,243	9,003	9,362	9,300	9,858	9,773	9,642	9,514	9,392	9,255
	(%)[3]	(3.5)	(3.6)	(3.4)	(3.4)	(3.3)	(3.4)	(3.3)	(3.2)	(3.1)	(3.0)	(2.9)
	HD,HDF等とPDの併用[6]						1,720	1,983	1,902	1,932	1,920	1,913
	(%)[3]						(0.6)	(0.7)	(0.6)	(0.6)	(0.6)	(0.6)
	HD等単独カテあり[7]						437	406	369	347	292	278
	(%)[3]						(0.2)	(0.1)	(0.1)	(0.1)	(0.1)	(0.1)
患者調査2	患者調査による患者総数	236,606	240,513	249,957	264,356	273,237	281,996	289,449	295,735	301,545	306,925	310,108
	(%)[4]	(100.0)	(100.0)	(100.0)	(100.0)	(100.0)	(100.0)	(100.0)	(100.0)	(100.0)	(100.0)	(100.0)
	施設血液透析	213,474	216,880	223,737	235,960	245,090	253,807	262,973	270,072	268,275	264,211	255,641
	(%)[4]	(90.2)	(90.2)	(89.5)	(89.3)	(89.7)	(90.0)	(90.9)	(91.3)	(89.0)	(86.1)	(82.4)
	血液透析濾過	14,183	14,083	16,163	17,759	17,380	16,853	14,867	14,115	21,725	31,371	43,283
	(%)[4]	(6.0)	(5.9)	(6.5)	(6.7)	(6.4)	(6.0)	(5.1)	(4.8)	(7.2)	(10.2)	(14.0)
	腹膜透析[5]	8,004	8,103	7,971	8,630	8,636	9,164	9,298	9,094	8,996	9,037	8,941
	(%)[4]	(3.4)	(3.4)	(3.2)	(3.3)	(3.2)	(3.2)	(3.2)	(3.1)	(3.0)	(2.9)	(2.9)

1：施設調査：シート1を用いた調査結果に基づく値
2：患者調査：シート234を用いた調査結果に基づく値
3：施設調査による各年末透析患者総数に占める割合(%)
4：患者調査による各年末透析患者総数に占める割合(%)
5：2002年〜2006年は「CAPD」としての集計患者数を示した。
6：血液透析，血液透析濾過，血液吸着透析，血液濾過のいずれかと腹膜透析を併用している患者数（腹腔洗浄のみしている患者を除く）
7：血液透析，血液透析濾過，血液吸着透析，血液濾過のいずれかの治療をしていて腹腔カテーテルは挿入されているが，腹膜透析を行っていない患者数（腹腔洗浄のみ行っている患者を含む）

(文献8より引用)

性別，年齢別分布

　男女別では，2014年の新規導入患者36,364人（患者調査による）[8]のうち，男性は24,561人（67.5%），女性11,816人（32.5%）と男性が約3分の2を占める。2014年末透析人口全体でも，男性198,141人（63.9%），女性111,967人（36.1%）とやはり男性が約3分の2を占めている。

　▶表3には過去20年間の平均年齢の推移を示した。2014年の新規導入患者の平均年齢は69.0歳，2014年末透析人口全体の平均年齢は67.5歳であり，この20年間高齢化し続けている。透析人口全体で65歳以上の患者の占める割合は63.7%であり，透析人口の約3分の2に達している。75歳以上に限っても31.0%であり，透析人口の約3分の1が75歳以上である。

表3 各年導入患者，および各年末患者の平均年齢推移

	'93	'94	'95	'96	'97	'98	'99	'00	'01	'02	'03
年末透析人口全体	56.6	57.3	58.0	58.6	59.2	59.9	60.6	61.2	61.6	62.2	62.8
±S.D.	13.5	13.5	13.4	13.4	13.4	13.3	13.3	13.2	13.1	13.0	12.9
各年新規導入患者	59.8	60.4	61.0	61.5	62.2	62.7	63.4	63.8	64.2	64.7	65.4
±S.D.	14.4	14.3	14.2	14.2	14.0	13.9	13.9	13.9	13.7	13.6	13.5

	'04	'05	'06	'07	'08	'09	'10	'11	'12	'13	'14
年末透析人口全体	63.3	63.9	64.4	64.9	65.3	65.8	66.2	66.6	66.9	67.2	67.5
±S.D.	12.9	12.8	12.8	12.7	12.7	12.6	12.6	12.6	12.5	12.5	12.5
各年新規導入患者	65.8	66.2	66.4	66.8	67.2	67.3	67.8	67.8	68.5	68.7	69.0
±S.D.	13.4	13.4	13.4	13.3	13.3	13.3	13.3	13.4	13.4	13.4	13.4

（文献8より引用）

原疾患分布

2014年末透析人口全体での腎不全原疾患分布を▶表4に示した。糖尿病性腎症が38.1%と最多数を占め，次いで慢性糸球体腎炎31.3%，腎硬化症9.1%が続いている。

▶図4には，新規導入患者と透析人口全体について，主な腎不全原疾患の患者数推移を示した。新規導入患者において糖尿病性腎症を原疾患とする患者はずっと急速に増加し続けてきたが，ここ数年は増加が止まり，減少に転じたようにみえる。慢性糸球体腎炎を腎不全原疾患として透析に導入される患者は1990年代半ばをピークとして減少し続けている。これに対して腎硬化症を腎不全原疾患として透析療法に導入される患者は増加し続けている。透析人口全体においてもこの傾向は変わらず，糖尿病性腎症を腎不全原疾患とする患者が増加し続けている。

表4　2014年末患者の腎不全原疾患と平均年齢

原疾患	患者数	(%)	平均年齢	標準偏差
慢性糸球体腎炎	96,970	(31.3)	66.54	12.47
慢性腎盂腎炎	3,042	(1.0)	65.46	13.88
急速進行性糸球体腎炎	2,494	(0.8)	68.92	12.99
妊娠腎/妊娠中毒症	1,614	(0.5)	64.49	10.24
その他分類不能の腎炎	1,373	(0.4)	60.35	17.10
多発性嚢胞腎	11,006	(3.5)	65.01	11.29
腎硬化症	28,298	(9.1)	73.99	11.76
悪性高血圧	2,573	(0.8)	64.20	14.83
糖尿病性腎症	118,081	(38.1)	67.33	11.28
SLE腎炎	2,236	(0.7)	60.73	13.97
アミロイド腎	451	(0.1)	67.50	11.65
痛風腎	1,113	(0.4)	67.56	11.06
先天性代謝異常による腎不全	272	(0.1)	48.99	16.94
腎・尿路結核	206	(0.1)	72.33	8.75
腎・尿路結石	581	(0.2)	70.48	11.08
腎・尿路腫瘍	886	(0.3)	72.53	10.68
閉塞性尿路障害	723	(0.2)	63.81	16.72
骨髄腫	276	(0.1)	70.55	12.17
腎形成不全	649	(0.2)	44.24	19.08
移植後再導入	2,163	(0.7)	56.37	12.59
その他	7,557	(2.4)	65.60	15.70
不明	27,544	(8.9)	69.80	13.13
合計	310.108	(100.0)	67.54	12.49
記載なし	0	-	-	-
総計	310.108	(100.0)	67.54	12.49

(文献9より引用)

図4　腎不全原疾患の推移

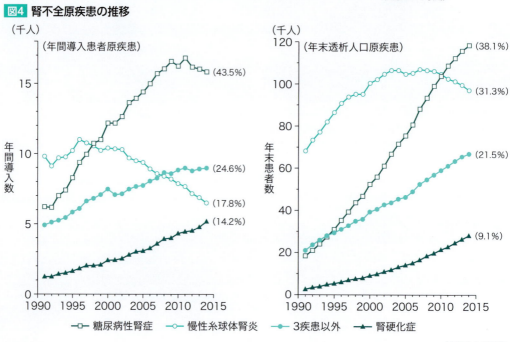

(文献8より引用)

死亡率と生存率

　1年間の死亡数の1年間の対象人口平均値に対する割合を粗死亡率という。1990年代までは9.5%前後で推移し，2000年以降は徐々に増加しつつあった。しかし，2011年以降再び減少しつつあり，2014年1年間の粗死亡率は9.6%であった。

　▶図5は各年に透析療法に導入された患者群について，導入後の累積生存率を導入年ごとに示したものである[11]。ここに示すように，導入後1年，5年，そして10年生存率はこの20年ほど横ばいないしわずかに改善しつつある。

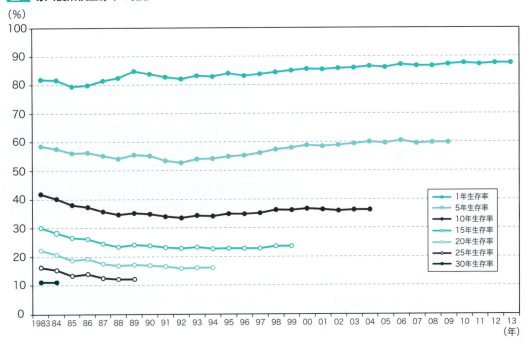

図5　導入後累積生存率の推移

(文献9より引用)

おわりに

　以上，わが国の慢性維持透析療法の現況について概括した。

まとめのチェック

☐☐	① 2014年のわが国の患者総数（透析人口），年間導入数，年間死亡数の概略値を述べよ。	▶▶ ① 患者総数（透析人口）は約32万人，年間導入数は約3万8千人，年間死亡数は約3万人である。人口百万人当たり患者数は約2,500人であり，これは一般人口の約400人に1人が透析患者であることを意味する。
☐☐	② わが国の慢性維持透析において，治療法ごとの患者数について概説せよ。	▶▶ ② 2014年末時点で透析人口全体の約82％が施設血液透析を受けている。しかし，2012年以降，血液透析濾過を受ける患者が急増し，2011年までは約5％程度であったが，2014年には約14％となった。これに伴い，施設血液透析が占める割合は減少傾向にある（2011年91.3％→2014年82.4％）。腹膜透析を受けている患者は約3％である。腹膜透析を行う患者の絶対数はこの10年，約9千人で横ばいでこのうち約1,900人が血液透析と腹膜透析を併用している。患者の自宅で行う在宅血液透析は，絶対数こそ少ないものの2010年以降急増しており2014年には529人となった（占める割合としては0.2％）。
☐☐	③ わが国の慢性維持透析人口における透析歴分布の特徴を述べよ。	▶▶ ③ わが国の慢性維持透析人口においては，長期透析患者が多く，透析歴20年異常の患者が約8％を占めている。最長透析歴は46年である。
☐☐	④ わが国の慢性維持透析人口における性別，年齢別分布について概説せよ。	▶▶ ④ ・性別では男性が約2/3を占める（1/3が女性）。 ・年齢分布では高齢化が進んでいる。透析人口全体に占める65歳以上の割合は2014年で約64％，75歳以上では約31％である。平均年齢は67.5歳で，年々高齢化が進んでいる。
☐☐	⑤ わが国の透析人口における腎不全原疾患分布について概説せよ。	▶▶ ⑤ 原疾患で最も多いのは糖尿病性腎症で全体の約38％を占める。糖尿病性腎症の占める割合は年々増加している。これに次いで慢性糸球体腎炎が多く約31％を占める。慢性糸球体腎炎の占める割合は年々減少している。これらに次いで腎硬化症が約9％を占め，年々増加している。
☐☐	⑥ わが国の透析人口の将来について概説せよ。	▶▶ ⑥ わが国の透析人口増加速度は今後も鈍り続け，2021年ごろに約35万人弱で最大となり，その後透析人口は減少に転じると予測されている。

● 参考文献

1) http://www.ndl.go.jp/modern/guidance/whats01.html（2017年2月検索）
2) 太田和夫：透析医療の歴史—先人達の軌跡をたどって．メディカ出版, 2008.
3) 佐中 孜：第1章 知っておきたい先人達の軌跡と歴史．血液浄化療法ハンドブック 2016（透析療法合同専門委員会, 企画, 編）p.1-4, 協同医書出版社, 2016.
4) 血液浄化療法の歴史．フレゼニウスメディカルケアジャパン株式会社（URL: http://fresenius.co.jp/pdf/no04_care.pdf, 2016年11月検索）
5) 日本透析医学会：図説 わが国の慢性透析療法の現況（2014年12月31日現在）．日本透析医学会, 東京, 2015.
6) Gejyo F, Homma N, Suzuki Y, Arakawa M: Serum levels of beta 2-microglobulin as a new form of amyloid protein in patients undergoing long-term hemodialysis. N Engl J Med. 1986; 314(9): 585-6.
7) 中井 滋：日本透析医学会統計調査の歴史．透析会誌, 43: 119-152, 2010.
8) 政金生人, 中井 滋, 尾形 聡, ほか：わが国の慢性透析療法の現況（2014年12月31日現在）．透析会誌, 49: 1-34, 2016.
9) 日本透析医学会統計調査委員会：図説 わが国の慢性透析療法の現況（2014年12月31日現在）．日本透析医学会, 2015.
10) 中井 滋, 若井建志, 山縣邦弘, ほか：わが国の慢性維持透析人口将来推計の試み．透析会誌, 45: 599-613, 2012.
11) http://www.tbs.co.jp/jin2009/top.html（2017年2月検索）

03 血液浄化領域の基本業務指針

川崎忠行

血液浄化領域の基本業務指針

はじめに

　臨床工学技士法は1987（昭和62）年に制定されたが，その制定理由の1つに「無資格技術員による医療行為に関する法的整合性を整える」が挙げられている。

　これは，血液浄化療法におけるバスキュラーアクセスへの穿刺と返血操作（生命維持管理装置の接続および抜針）や，身体に直接的に関与する透析装置の操作などリスクの高い行為ではあるものの，歴史的にいわゆる透析技師業務として，医師の裁量の基で，必然性をもって行われていた十数年の実態があった。

　この実態に対して，既存の医師法あるいは保健師助産師看護師法（以下，保助看法）との整合性をはかった形で臨床工学技士業務が規定されている。

　また，生命維持管理装置領域での臨床工学技士業務は医師や看護師などとの協働においての治療業務が基本となることから，チーム医療の概念が法の第39条に明記され，他の医療関係職種との連携が責務とした初めての医療資格法である。なお，後に看護師や臨床検査技師の資格法にもチーム医療の責務条項が追加されることとなった。

　本項では，臨床工学技士の法令解釈とその基本業務指針に沿った日常業務について述べる。

\POINT!!/
チーム医療が基本。法第39条。

図1 臨床工学技士の誕生とチーム医療の概念

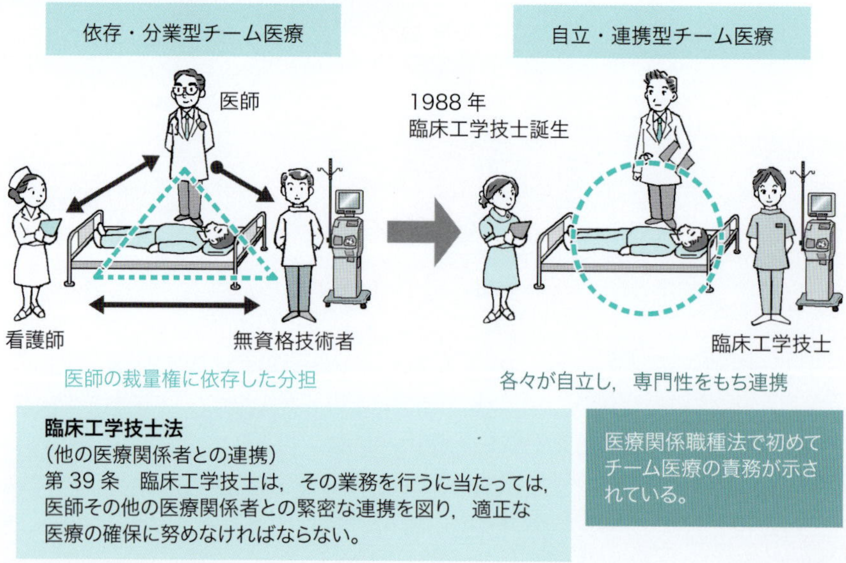

依存・分業型チーム医療　　　　　　　自立・連携型チーム医療

医師／看護師／無資格技術者　　1988年 臨床工学技士誕生　　臨床工学技士

医師の裁量権に依存した分担　　　　各々が自立し，専門性をもち連携

臨床工学技士法
（他の医療関係者との連携）
第39条　臨床工学技士は，その業務を行うに当たっては，医師その他の医療関係者との緊密な連携を図り，適正な医療の確保に努めなければならない。

医療関係職種法で初めてチーム医療の責務が示されている。

臨床工学技士業務に関する法令とその解釈

　臨床工学技士法（以下，法）における業務に関する条項は，第4章第37条から第42条に示されているが，保助看法の規定にかかわらず，診療の補助として生

命維持管理装置の操作を業としてできることとなっている。これは，1948（昭和23）年に制定され，すでに診療の補助や褥婦の世話を業務として規定している保助看法がすでに存在するために，診療の補助を行うためには"保助看法の規定にかかわらず"という文言が入ることとなる。

そこで臨床工学技士業務を理解するためには，隣接する医療関係職種の法令解釈を整理しなければならない。

医師，看護師，臨床工学技士等の業務に関する法令解釈の概念を▶図2に示す。

医師法や保助看法ができた1948年の背景では，医療は医師と看護師で行われていたといっても過言ではなく，医師でなければ行ってはならないリスクの高い絶対的医行為，そして看護師は医師の指示の下で，比較的リスクの低い相対的医行為（診療の補助行為）ができるというマンパワー体制であった。

その後，1951（昭和26）年に診療放射線技師法，1958（昭和33）年臨床検査技師等に関する法律などが，時代とともに医療技術の高度化により法制化しているが，診療放射線技師の放射線照射行為を除くと，すべてが診療の補助行為であり，"保助看法の規定にかかわらず"という一部解除規定が入っている。

臨床工学技士法においても，同様に一部解除規定が入っており，"診療の補助として生命維持管理装置の操作を行う"という限定条件が規定されている。

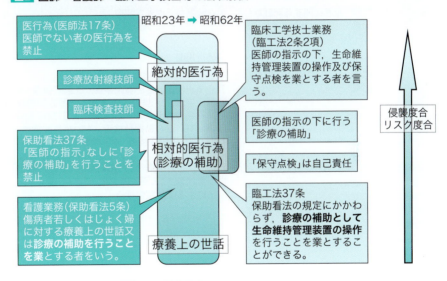

図2 医師・看護師・臨床工学技士等の法令解釈

用語アラカルト

＊1 ネガティブリスト方式
禁止されている対象を列挙し，それ以外は許可するという方法で作成された一覧表（大辞林より）。

＊2 ポジティブリスト方式
許可するものや与えられる権利などを列挙し，それ以外は原則禁止するという考え方で作成された一覧表（大辞林より）。

各職種の具体的に行える医療行為については，▶表1に示すように，医師以外は医師の指示の下に診療の補助を行えるが，保助看法には具体的行為については規定されていないが，医師の指示がなければ行うことが禁止されている（**ネガティブリスト方式**＊1）。しかし，臨床検査技師の法は診療の補助として採血，検体採取および生理学的検査として18項目が規定されているが，新たな生理学的検査が普及する度に法令改正を繰り返して，行える行為を追加してきている（**ポジティブリスト方式**＊2）。

臨床工学技士法は，特に具体的な指示を要する特定行為としての生命維持管理装置の操作は以下の3項目が規定されている。

1. 身体への血液，気体又は薬剤の注入
2. 身体からの血液又は気体の抜き取り（採血を含む。）
3. 身体への電気的刺激の負荷

\ POINT!! /
臨床工学技士法は柔軟な法文。

このように，具体的行為名は臨床検査技師の法とは異なっており明記されていない。また生命維持管理装置治療の安全確保のための各種生体情報モニタや人工呼吸器使用時の吸痰などの付帯する行為も可能となっており，生命維持管理装置領域に**限定されたネガティブリスト方式**の法文構成となっている。この理由としては生命維持管理装置領域の新技術の普及スピードが速いことから柔軟な法文としている。

表1 医療関係職種業務の法令構成

	○医師法	○保助看法	○臨検技法	○臨床工学技士法
法律	第17条 医師でなければ，医業をなしてはならない。	第5条 傷病者若しくは褥婦に対する療養上の世話又は診療の補助を行うことを業とする 第37条「医師の指示」なしに「診療の補助」を行うことを禁止	第2条 医師の指示の下微生物学的検査，血清学的検査，血液学的検査，病理学的検査，寄生虫学的検査，生化学的検査及び厚生労働省令で定める生理学的検査を行うことを業とする者 20条の2 保助看法の規定にかかわらず，診療の補助として採血及び検体採取並びに省令で定める生理学的検査を行うことを業とする	第2条 医師の指示の下に，生命維持管理装置の操作及び保守点検を行うことを業とする
政令	業務に関する記載なし	○保助看法施行令 業務に関する記載なし	○臨床検査技師等に関する法律施行令 表在静脈から血液を採取	○臨床工学技士法施行令 第一条 生命維持管理装置の先端部の身体への接続又は身体からの除去
省令	業務に関する記載なし	業務に関する記載なし	○施行規則 第1条 生理学的検査とは 1 心電図検査，2 心音図検査，3 脳波検査，4 筋電図検査，5 基礎代謝検査，6 呼吸機能検査，7 脈波検査，8 熱画像検査，9 眼振電図検査，10 重心動揺計検査，11 超音波検査，12 磁気共鳴画像検査，13 眼底写真検査，14 毛細血管抵抗検査，15 経皮的血液ガス分圧検査，16 聴力検査，17 基準嗅覚検査及び静脈性嗅覚検査，18 電気味覚検査及びろ紙ディスク法による味覚定量検査	○施行規則 第32条 生命維持管理装置の操作とは 1.身体への血液，気体又は薬剤の注入 2.身体からの血液又は気体の抜き取り（採血を含む。） 3.身体への電気的刺激の負荷
その他		平成14年9月「看護師等による静脈注射の実施について」		昭和63年「臨床工学技士業務指針」は平成22年廃止

臨床工学技士業務指針の経緯

1988（昭和63）年9月に臨床工学技士法施行に合わせてCE合同委員会にて策定した「臨床工学技士業務指針」が当時の厚生省健康政策局医事課長通知として発出された。

その内容の概要を下記に示すが，特にチーム医療に重点がおかれ，また業務を定型化するものではないとの柔軟性ももたせた文章である。

しかし，人工呼吸器使用時の吸痰の禁止やペースメーカ業務に埋め込み型の記載がないことなど発出当初から改正が望まれていた。

そして，2010年に厚生労働省から人工呼吸器使用時の吸痰，Aラインからの採血など臨床工学技士が行える行為と通知された。これを受けて臨床工学合同委員会により，新たな「臨床工学技士基本業務指針2010」[1]が公開され，2010（平成22）年11月に厚生労働省から昭和63年の業務指針の廃止が通知された。

> **臨床工学技士業務指針**
>
> 昭和63年9月14日付け　厚生省健康政策局医事課第57号
>
> 　近年の医療の高度化，専門分化等を背景として，チーム医療の円滑な推進は，より質の高い効率的，かつ，効果的な医療を提供する上で極めて重要になってきている。この業務指針は，臨床工学技士の諸業務および業務の遂行に係る留意事項等を示し，以て臨床工学技士がその業務を適正に，かつ，医師，看護婦その他の医療関係職種と連携して，円滑に行うことができることを目的として定めるものである。
> 　なお，当指針は医療の発展や変容等に応じて，必要があれば適宜見直されるべきものであり，臨床工学技士の業務を定型化することを意図するものではない。
>
> Ⅰ．業務全般にわたる留意事項
> 　　　中略
> Ⅱ．医師の指示に関する事項
> 　　　中略
> Ⅲ．個別業務に関する事項
> 「呼吸治療」「人工心肺」「血液浄化」「手術室・ＩＣＵ」「高気圧治療」「その他の治療業務（補助循環，除細動器，ペースメーカー）」「保守点検関連業務」
> 　　　中略

\POINT!!/

昭和63年業務指針は廃止。

　その通知では，「臨床工学技士法施行から20年以上が経過し，十分に制度が成熟した現状においては，職能団体や関係学会の自主的な取り組みによって，医療技術の高度化等に対応しながら適切な業務実施が確保されるべきであり，同指針については廃止」と書かれており，定型化せずに自主的な取り組みで柔軟性を重視した扱いとなっている。

「臨床工学技士基本業務指針2010」の前文について

　前文には法が施行され20年経ち，新たな医療技術の普及や職種の理解が進み，またチーム医療のさらなる推進のための臨床工学技士の役割の拡大などに伴う改正となった。

> **臨床工学技士基本業務指針2010**
>
> 　近年の医療の高度化，専門分化等を背景として，チーム医療の円滑な推進は，より質の高い効率的，かつ，効果的な医療を提供する上で極めて重要である。よって臨床工学技士の諸業務及び業務の遂行に係る留意事項等を示し，以て臨床工学技士がその業務を適正に，かつ，医師その他の医療関係職種と連携して，円滑に行うことができることを目的として，昭和63年9月13日付けで「臨床工学技士業務指針」（以下，同指針）が厚生省健康政策局医事課長より発出された。
> 　そして，臨床工学技士法が施行され20年以上が経過し，医療技術の進歩による医療機器の多様化・高度化が一層進み，臨床工学技士の専門性を活かした業務が円滑に実施できるよう，同指針の見直しが望まれてきた。
> 　今般，厚生労働省の「チーム医療の推進に関する検討会」の報告書がとりまとめられ，臨床工学技士制度が十分に成熟し，臨床工学技士法施行当初の目的を達成したことから，同指針を廃止し，また，今後に関しては，職能団体や関係学会の自主的取り組みによって，医療技術の高度化等に対応しながら適切な業務の実施が確保されるべきであるとの方向性が示された。
> 　これを受けて，社団法人日本臨床工学技士会及び関連学会団体等から構成する臨床工学合同委員会において「臨床工学技士基本業務指針」を策定した。
> 　また，新たな業務の実施に当たっては，養成機関や医療機関等において必要な教育・研修等を受けた臨床工学技士が実施するともに，医師の指示の下，他職種との適切な連携を図るなど，臨床工学技士が当該行為を安全に実施できるよう留意しなければならない。
> 　なお，本指針は医療の発展や変容等に応じて，必要があれば適宜見直されるべきものである。
>
> （臨床工学合同委員会：臨床工学技士基本業務指針 2010．より引用）

業務全般に関する留意事項

▶表2の強調文字が新たに加わった文章であり，これに言及する。

②：生命維持管理装置のみならず医療機関における医療機器の専門職と拡大
③：患者状態の把握とチーム医療を強調
④：医療法における安全対策に準拠した責務を明記
⑤：生命維持管理装置のみならず周辺機器も含めた操作の拡大
⑦：在宅医療の普及に伴う，医療機器の適正使用と安全対策を明記

血液浄化領域の基本業務指針

> **POINT!!**
>
> 生命維持管理装置から医療機器の専門職へと拡大。
> ・医療職を強調
> ・安全対策
> ・関係諸制度の遵守

⑨：他の医療関係者への医療機器の適正使用と安全対策教育
⑩：「**医薬品・医療機器等安全性情報報告制度**[*3]」及び「**医薬品・医療機器等安全性情報**[*4]」の活用を明記
⑬：医療機器業公正取引協議会「**医療機関等における医療機器の立会いに関する基準**[*5]」の遵守を明記
⑭：清潔野での作業への対応
⑮：患者の容体が急変した場合の体制整備

表2 業務全般にわたる留意事項

①．臨床工学技士は，医師の指示の下に生命維持管理装置の操作及び保守点検を行うことを業務とし，以って，医療の普及及び向上に寄与することを目的とする。
②．臨床工学技士は，生命維持管理装置操作及び保守管理に関する専門医療技術者であることを十分認識し，**医療機器の専門家として**最善の努力を払って業務を遂行するものとする。
③．臨床工学技士は，医療チームの一員として医師その他の医療関係者と緊密に連携し，**常に患者の状態を把握し，患者の状況に的確に対応した医療を提供するチーム医療の実践化を進め**，より円滑で効果的かつ全人的な医療を確保することに協力するものとする。
④．臨床工学技士は，医療安全管理委員会との連携の基に医療機関における安全対策に努めることとする。また，医療機器が院内感染の媒体となることもあり，院内感染対策委員会等と緊密な連携の基に安全確保に努めることとする。
⑤．臨床工学技士は患者の治療に関する検討会等への参加に当たっては，患者の身体状況の情報把握に努めると同時に，**生命維持管理装置及び関連する医療機器の操作**に関して必要とされる情報を提供するよう努めるものとする。
⑥．臨床工学技士は，患者又はその家族から生命維持管理装置及び関連する医療機器について説明を求められたときは，医師の指示に基づき適切に対応するものとする。ただし，患者の容態や治療内容について説明を求められたときは，その旨を医師に報告し，医師による対応を求めるものとする。
⑦．臨床工学技士は，在宅医療で使用する生命維持管理装置及び関連する医療機器の操作及び日常点検等の適切な使用方法を，予め医師その他の医療関係職種等と緊密な連携の下に，患者及び家族等に指導を行い，安全の確保に努めるものとする。
⑧．臨床工学技士は，生命維持管理装置及び関連する医療機器の動向等に関する情報収集や，関連分野の知識等に関心を払うこと等を通して常に研鑽に励み，専門的な知識及び技術を保つように努めることが望ましい。
⑨．臨床工学技士は，他の医療関係者に対して生命維持管理装置及び関連する医療機器の適切な使用方法及び保守方法等の教育や情報の提供に努めるものとする。
⑩．臨床工学技士は常に機器のトラブル（不具合等）の調査に心がけ，「医薬品・医療機器等安全性情報報告制度」及び「医薬品・医療機器等安全性情報」を活用すること。
⑪．臨床工学技士は，業務の遂行に当たっては臨床工学技士法の趣旨を十分理解し，関連法規を遵守しなければならない。
⑫．臨床工学技士は，業務上知り得た秘密を正当な理由無くして他人に漏えいしてはならない。これは臨床工学技士でなくなった後でも同様とする。
⑬．臨床工学技士は，医療機器業公正取引協議会「医療機関等における医療機器の立会いに関する基準」を遵守すること。
⑭．清潔野での作業では十分な知識・技能を習得し特に注意を払い，他の医療関係者との連携で十分な感染対策を講ずること。
⑮．生命維持管理装置を用いた治療では患者の容体が急変することもあり，必要な機器・材料が直ちに使用できる体制を整えておかなければならない。

（日本臨床工学技士会：臨床工学技士基本業務指針 2010. より引用）

用語 アラカルト

＊3　医薬品・医療機器等安全性情報報告制度
医療の現場においてみられる医薬品，医療機器又は再生医療等製品の使用によって発生する健康被害等（副作用，感染症及び不具合）の情報を医薬品，医療機器等の品質，有効性及び安全性の確保等に関する法律（昭和35年法律第145号。）第68条の10第2項に基づき，医療関係者等が厚生労働大臣に報告する制度。

＊4　医薬品・医療機器等安全性情報
厚生労働省において収集された副作用情報をもとに，医薬品等のより安全な使用に役立てるために，医療関係者に対して情報提供されるもの。約1カ月ごとに発行される。

＊5　医療機関等における医療機器の立会いに関する基準
医療機器業者が医療機関において医療機器の使用・操作方法等の情報や便益労務提供を行う際の基準[2)]。

| 医師の指示に関する事項 |

▶表3の医師の指示に関する事項に関しては，旧業務指針と変わりはない。

表3 医師の指示に関する事項

⑯．臨床工学技士は業務を適切に行うため，運転条件及び監視条件等について医師の指示を受けなければならない。また，業務の遂行に当たり，疑義がある点についてはその都度医師に確認を求めるものとする。

⑰．臨床工学技士は，生命維持管理装置の操作のうち次に該当するものを行おうとするときはこれらの操作に係る装置の運転条件（運転時間，運転速度その他設定又は変更を行うべき条件），患者及び装置の監視条件（監視時間，監視項目その他設定又は変更を行うべき条件），薬剤，薬液及び酸素ガス等の投与量，投与方法及び投与時期について，書面等により医師のできる限り詳細な指示を受けなければならない。ただし，現に操作を行っている際に，医師の口頭による臨機応変の具体的な指示に従うときはこの限りではない。
  1) 身体への血液，気体又は薬剤の注入
  2) 身体からの血液又は気体の抜き取り（採血を含む）
  3) 身体への電気的刺激の負荷

（臨床工学合同委員会：臨床工学技士基本業務指針 2010. より引用）

| 個別業務に関する事項 |

▶表4の個別業務に関する事項について解説する。

⑱：各業務分野については，手術領域の業務が拡大しており，集中治療と分割し，その他の治療として除細動器，ペースメーカ，植込み型除細動器に分類し，専門性を明確化している。

⑲：引き続く一連の業務の各段階で医師の指示で行える業務には○印を付し，⑰に示すリスクの高い行為に対しては具体的な指示を要する。

表4 個別業務に関する事項

⑱．臨床工学技士の主な業務として「呼吸治療」「人工心肺」「血液浄化」「手術領域」「集中治療」「心・血管カテーテル治療」「高気圧酸素治療」「その他の治療業務（除細動器，ペースメーカ，植込み型除細動器）」「医療機器管理」に分類し，さらに時系列的に治療開始前の業務，治療開始から終了までの業務，治療終了後の業務及びその他の業務の4種類に分類した。

⑲．臨床工学技士は，総体として医師の指示の下にその業務を行わなければならないが，特に引き続く一連の業務の各段階で医師の指示で行える業務には○印を付し，Ⅱ-17に示した医師の具体的指目についても必要に応じて医師の指示を受けることにより，適正かつ円滑な業務の推進に努めることが望まれる。また特記事項の項には，チーム医療を行う上で他の医療関係職種との関係において留意すべき点等を掲げてある。

（臨床工学合同委員会：臨床工学技士基本業務指針 2010. より引用）

| 血液浄化業務の時系列的概要 |

▶表5に血液浄化治療の一連の流れにおける臨床工学技士業務を示す。

表5 血液浄化業務

A．治療開始前
1．血液浄化装置として使用する機器・回路等の保守点検及びその記録
2．血液浄化装置として使用する機器・回路(充填液を含む)及び操作に必要な薬剤(透析液及び置換液等の濃度調整を含む)及び操作条件(監視条件を含む)の指示書等の確認
3．血液浄化装置として使用する機器・回路(充填液を含む)等の準備
4．血液浄化装置の組立及び回路の洗浄・充填
5．血液浄化装置の操作に必要な薬剤・治療材料(透析液及び置換液等の濃度調整を含む)の準備
○6．血液浄化装置の始業点検

B．治療開始から終了まで
○1．血液浄化装置の先端部(穿刺針)の内シャントへの穿刺及び内シャントからの抜去
○2．血液浄化装置の先端部(回路チューブの接続用部分)の外シャント及びあらかじめ身体に設置されたカテーテルへの接続及び当該部分からの除去
◎3．血液浄化装置の運転条件(治療時間，血液流量，除水量等)及び監視条件の設定及び変更
◎4．血液，置換液，補液及び薬剤の投与量の設定及び変更
5．血液浄化装置の操作に必要な監視機器の監視(血液流量，回路内圧，除水速度等)
◎6．血液浄化装置の操作に必要な血液浄化装置からの採血
◎7．留置カテーテルからの採血
8．血液浄化装置の操作並びに患者及び監視に関する記録

C．治療終了後
1．血液浄化装置の消毒及び洗浄等

D．その他
○1．血液浄化装置の接続及び除去に当たっての消毒及び止血等の処置

E．特記事項
1．血液浄化装置とは，血液透析，血液濾過，血液透析濾過，血液吸着，アフェレシス，持続血液浄化の業務に使用する装置である。
2．医師の決めた血液浄化装置の操作条件及び薬剤の投与量等に従い，臨床工学技士はこれらの条件等の設定及び変更を行う。こうした指示については操作前に医師から受ける書面等による指示の他，操作中の指示についても，できる限り具体的に受けなければならない。
3．治療開始前に，血液浄化装置の操作に必要な薬剤・治療材料及び使用する機器等の操作条件(監視条件を含む)の指示を医師から受けている場合であっても，業務を遂行するに当たり機器等の操作に関して疑義のある点については治療に先立ち，改めて医師の最終確認を受けなければならない。
4．腹膜透析装置，腹水濃縮濾過装置の業務は血液浄化装置の業務に準ずる。
5．腹膜透析用のカテーテル等が必要な時は，あらかじめ医師がそれを設置する。
6．身体に直接針を穿刺して行う血管からの採血及び血管内への輸血等を，臨床工学技士は行ってはならない。
7．留置カテーテル採血は医師の具体的な指示を受けなければならない。(動脈ライン等を含む)
8．在宅医療では，血液浄化装置の操作及び日常点検等の適切な使用方法を予め，医師，その他の医療関係職種等と緊密な連携の下に，患者及び家族等に指導を行い，十分な安全の確保に努めなければならない。
9．血液浄化業務における「内シャント」は「バスキュラーアクセス」と読み替える。

(臨床工学合同委員会：臨床工学技士基本業務指針 2010．より引用)

Eの特記の6については直接輸血の禁止，7については留置カテーテル採血の指示，8については在宅透析への対応，そして9は用語の変容への対応である。

業務別業務指針「血液浄化業務指針」について[1]

「臨床工学技士基本業務指針2010」は，業務上の診療の補助行為等を中心として策定された業務指針であり，さらに具体的な業務行為や，医療行為ではない透析関連機器・装置の管理について別途に「血液浄化業務指針」を公開しているので，特に重要な点について述べる。

■透析の医師からの指示受けと確認・注意事項など
①指示書を用いて指示を受けることを原則とする。
②セントラル方式のHDモードの治療を想定したときの指示書に含まれるべき項目の例を以下に示す。

> 指示日時，患者ID，患者氏名，血液浄化方法，治療日時，パターン（指示有効期間），治療時間・回数，血液浄化器名，透析液名，血液流量，透析液流量，抗凝固薬名と投与法・投与量，除水方法（除水速度，除水量など），抗凝固薬以外の投薬（内服薬，注射薬，貼付薬）及びそれぞれの患者において想定される事態に対する一次処置など．

③指示医師は指示書に指示内容を記載し，指示サインをする．
④指示を受ける臨床工学技士は，指示書の指示内容を確認し，指示受けサインをする．臨床工学技士の業務については，臨床工学技士が必ず指示を受ける．
⑤指示内容に疑義がある場合には，指示受けサインは行わず医師に確認，協議すること．以上の条件を満たす適切な指示書を作成し用いることが望ましい．
⑥指示受けした内容を実施後，実施者が実施サインをする．

■バスキュラーアクセス（vascular access：VA）*6の日常管理

　血液浄化業務においてVAへの穿刺業務は，身体への侵襲を伴い，また透析効率に直接的に影響する重要な行為である．また，VAは継続的に1日または2日間隔で穿刺が行われ，年あるいは十年単位で管理しなければならない．
　特に近年，透析患者の高齢化や糖尿病性腎症透析患者の増加が一層進んでおり，VAの管理は極めて重要となっている
　日本臨床工学技士会から「臨床工学技士のためのバスキュラーアクセス日常管理指針」3)が公開されており，VA日常管理業務指針の項の目次を下記に示すので活用することを推奨する．

> 「臨床工学技士のためのバスキュラーアクセス日常管理指針」
> Ⅲ．VA 日常管理業務指針
>
> 　目　次
> ・VA 日常管理業務指針
> 　1．穿刺業務指針
> 　2．モニタリング・サーベイランス業務指針
> ・VA管理関連業務手順例
> 　1．血液浄化用穿刺(留置)針の選択と使用時の留意点
> 　2．通常穿刺
> 　3．エコーガイド下穿刺
> 　4．感染対策
> 　5．VA トラブルの概要
> 　6．VA に関する患者とスタッフの教育
> 　7．VA のモニタリング，サーベイランス
> 　8．モニタリング・サーベイランスに用いる機器の教育と研修
> 　9．チーム医療における他職種との連携，情報共有
> 　10．災害時に活用できるVA 管理について

（日本臨床工学技士会 バスキュラーアクセス管理委員会：臨床工学技士のためのバスキュラーアクセス日常管理指針 初版，2016．より引用）

■血液浄化関連装置の保守管理業務

　装置の操作は，製造販売業者による操作手順書や運転操作マニュアル，取扱説明書を遵守しなければならない．
　保守管理に関しては，医療安全の観点から2007（平成19）年4月に医療法が改正され，医療機器の安全管理がすべての医療機関の責務となった．
　これを受けて日本臨床工学技士会で「医療機器の保守点検に関する計画の策定及び保守点検の適切な実施に関する指針」4)を公開しているので参照し，機器の不適切使用や整備不良による事故を未然に防止するために保守点検を実施

用語アラカルト
*6　バスキュラーアクセス（vascular access：VA）
VAの種類は「自己血管シャント」「人工血管内シャント」「動脈表在化」に大別できる，血液流量を豊富にした血管．

し，保守点検記録に残しておくことが必要である。なお，記録されたデータは5年間保存することとする。

改正医療法による医療機器安全体制の義務

1. 医療機器の安全使用を確保するための責任者（医療機器安全管理責任者）の設置
2. 従事者に対する医療機器の安全使用のための研修の実施
3. 医療機器の保守点検に関する計画の策定及び保守点検の適切な実施
4. 医療機器の安全使用のために必要となる情報の収集その他医療機器の安全確保を目的とした改善のための方策の実施

（日本臨床工学技士会 医療機器管理指針策定委員会：医療機器の保守点検に関する計画の策定及び保守点検の適切な実施に関する指針 Ver 1.02, 2007. より引用）

透析液清浄化関連業務

透析器の高性能化，on-Line HDFや逆濾過応用装置などの普及により，透析液の高い清浄度が求められている。

臨床工学技士は透析用水の管理および透析液供給装置などの透析液管理全般を業務として行っており，その実務を保証する目的で日本臨床工学技士会から「透析液清浄化ガイドラインVer2.01」[5]が公開されているので，これを準拠することを推奨する。また，透析液の清浄化管理業務は臨床工学技士業務として定着し，診療報酬上で「透析液水質確保加算[*7]」として技術料が得られる。

参考のため，「透析液清浄化ガイドラインVer2.01」の目次を示すが，水道法，微生物学，細菌学的検査法などの知識も必要であり，技士会の「透析液安全管理セミナー」の受講や，Eラーニングの活用を勧める。

用語アラカルト
*7 透析液水質確保加算
学会の清浄化管理基準を満たし，透析機器安全管理委員会の設置，責任者の専任医師または専任臨床工学技士が配置されている要件で請求できる診療報酬。

透析液清浄化ガイドライン Ver. 2.01

目　次
1. はじめに
2. ガイドライン策定の目的
3. 清浄化の定義
4. 管理基準
4-1 原水
4-1-1 水道法の水質基準項目と基準値（50項目）
4-2 透析用水
4-2-1 透析用水化学物質管理基準（22項目）
4-2-2 透析用水生物学的汚染管理基準
4-2-3 A溶解装置，B溶解装置
4-2-4 個人用オンラインHDF/HF装置
4-3 透析液生物学的汚染管理基準
4-3-1 多人数用透析液供給装置
4-3-2 透析用監視装置
4-3-3 透析液応用全自動装置
4-3-4-1 オンラインHDF/HF装置（流入部）
4-3-4-2 オンラインHDF/HF装置（オンライン補充液）
5. 清浄化の実際
5-1 微生物モニタリング法
5-1-1 ET活性値
5-1-2 生菌数検査法
5-1-2-1 平板表面塗抹法
5-1-2-2 メンブランフィルタ（MF）法
5-1-2-3 迅速検出法
5-1-3 コロニー数の計測と記録

```
5－2 サンプリング方法
5－2－1 透析用水の採取
5－2－2 透析液の採取
5－2－2－1 多人数用透析液供給装置
5－2－2－2 A末，B末溶解装置
5－2－2－3 透析用監視装置
5－2－2－4 透析液応用全自動装置
5－2－2－5 オンラインHDF/HF装置
5－3 透析用水と関連装置の管理
5－3－1 水処理装置の種類と機能
5－3－2 プレフィルタ
5－3－3 硬水軟化装置(軟水装置)
5－3－4 活性炭濾過装置
5－3－5 逆浸透(Reverse Osmosis：RO)装置
5－3－5－1 回収率
5－3－5－2 透過水伝導度，総有機体炭素(TOC)
5－3－5－3 原水加温
5－3－5－4 RO膜の洗浄と交換
5－3－6 紫外線殺菌灯
5－3－7 処理水タンクと配管
5－3－8 UFフィルタ
5－3－9 個人用RO装置
5－4 透析液と関連装置の管理
5－4－1 多人数用透析液供給装置，B原液タンク，A原液タンク
5－4－2 B原液供給システム
5－4－2－1 B原液タンクが手動溶解方式(B末)の場合
5－4－2－2 B溶解装置を使用する場合
5－4－2－3 リキッドタイプを使用する場合
5－4－3 A原液供給システム
5－4－3－1 A原液タンク
5－4－3－2 A溶解装置
5－4－4 透析液配管と消毒方法
5－4－5 ET Retentive filter(ETRF)
5－4－6 カプラ
5－4－7 洗浄・消毒剤
5－4－8 透析関連装置の新規導入時と部品交換(修理)後の消毒
5－4－9 個人用透析装置
5－4－10 オンラインHDF/HF装置
6. ガイドラインの遵守，検証および更新
7. 付録
参考資料
文献
Annex
```

(日本臨床工学技士会 透析液等安全委員会：透析液清浄化ガイドライン Ver. 2.01, 2014. より引用)

おわりに

　臨床工学技士業務がチーム医療を原則として法制化された経緯，そして血液浄化療法における臨床工学技士業務について，2010年に公開された「臨床工学技士基本業務指針」に準拠して概説した。また実地業務としてのVA穿刺やVAの管理，透析関連機器の保守管理業務，透析液清浄化管理業務についても概要を示した。

　これらの指針やガイドラインは，新たな技術の導入や普及により常に更新されることを念頭に置き，各施設の実情に合わせ業務マニュアルを整備しなければならない。

まとめのチェック

☐☐	1	透析業務はチーム医療が原則であるが，その法的根拠を述べよ。	▶▶ 1	臨床工学技士法第39条（他の医療関係者との連携）。
☐☐	2	臨床工学技士の業務指針では厚生労働省検討会により医療技術の高度化等に対応して適切に業務が行えるべきであるとまとめられたが，新たな業務指針は誰が策定し管理するのか述べよ。	▶▶ 2	職能団体，関係学会。
☐☐	3	医療機器業者は透析中に透析装置を操作してはならない法的根拠を述べよ。	▶▶ 3	生命維持管理装置の操作は医療行為であり医療資格違反，または臨床工学技士有資格者であった場合は労務提供で「医療機関等における医療機器の立会いに関する基準」に抵触。
☐☐	4	血液浄化療法における医師の指示に関して，特にできる限り詳細な指示を必要とするものを2つ根拠とともに述べよ。	▶▶ 4	血液流量（身体からの血液の抜き取り），抗凝固薬の注入速度（身体への薬剤の注入），省令第32条より。

●文献
1) 臨床工学合同委員会：臨床工学技士基本業務指針2010.（http://www.ja-ces.or.jp/ce/?page_id=2024）
2) 医療機器業公正取引協議会：立ち会いに関する基準について，2010.（http://www.jftc-mdi.jp/pdf/tachiai.pdf）
3) 日本臨床工学技士会 バスキュラーアクセス管理委員会：臨床工学技士のためのバスキュラーアクセス日常管理指針 初版，2016.（http://www.ja-ces.or.jp/ce/?page_id=765）
4) 日本臨床工学技士会 医療機器管理指針策定委員会：医療機器の保守点検に関する計画の策定及び保守点検の適切な実施に関する指針 Ver 1.02, 2007.（http://www.ja-ces.or.jp/10topics/2007-2.pdf）
5) 日本臨床工学技士会 透析液等安全委員会：透析液清浄化ガイドライン Ver.2.01, 2014.（http://www.ja-ces.or.jp/ce/?page_id=765）

Chapter 3

血液浄化の対象となる各種疾患とその病態に対する浄化療法

01 腎臓

小寺宏尚

腎臓の構造

メカニズムからの視点
- 重さ約200 g，心拍出量の約20 %の血液が流入
- 最小の構成単位であるネフロンが片腎で約100万個
- 腎小体で毎分100 mLの原尿を生成

位置と大きさ（▶図1）

腎臓は左右に1個ずつあり，第11～12胸椎から第3腰椎の高さに位置している。右腎は，肝臓があるため左腎よりも下方にあり，大きさは左右とも長さ約10 cm，幅約5 cm，厚さ約3 cmで，1個の重さは約200 gある。この臓器に心拍出量の約20 %の血液が流入し尿を生成している。

↓One Point Advice
心拍出量の約20％の血液が流入し原尿を100L/分生成。

図1 腎臓の解剖学的位置

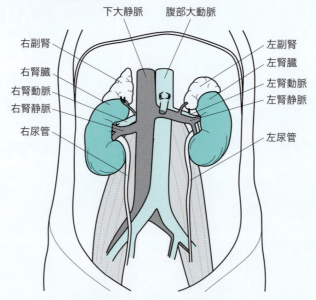

（坂井建雄 編：集中講義 解剖学，p.82，メジカルビュー社，2012.より引用）

皮質と髄質（▶図2）

腎臓は外側の皮質と内部の髄質とに分けられる。皮質には尿を産生する腎小体と，これを取り巻く尿細管がある。髄質には，直行する尿細管と尿が集まる集合管がある。髄質には 10〜20個の錐体があり，その尖端は腎乳頭を形成して腎盂に突出している。髄質からは放射状の髄放線が皮質内に，皮質からは腎柱が錐体に入り込んでいる。

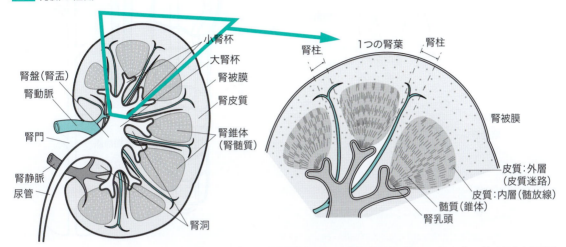

図2 腎臓の組織

（坂井建雄 編：集中講義 解剖学, p.82, メジカルビュー社, 2012.より引用）

↓ One Point Advice

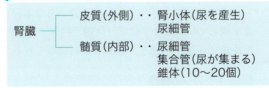

腎臓の血管系（▶図3）

腎臓を栄養するのは腹部大動脈からでている腎動脈である。腎門に入った腎動脈は葉間動脈となり，そこから弓状動脈となって横に走り，上の皮質に向かって直上する放線動脈となる。腎糸球体を流れる血管は放線動脈から分枝した血管で，腎臓を去る腎静脈の血液は腎門をでて下大静脈に直接流れる。以下に簡単に流れを示す。

> 腎動脈 → 腎錐体の間を通る葉間動脈 → 弓状動脈 → 小葉間動脈 → 糸球体への輸入細動脈 → 糸球体毛細血管網 → 輸出細動脈 → 尿細周囲の毛細血管網 → 小葉間静脈 → 弓状静脈 → 葉間静脈 → 腎静脈

図3 腎臓の血管

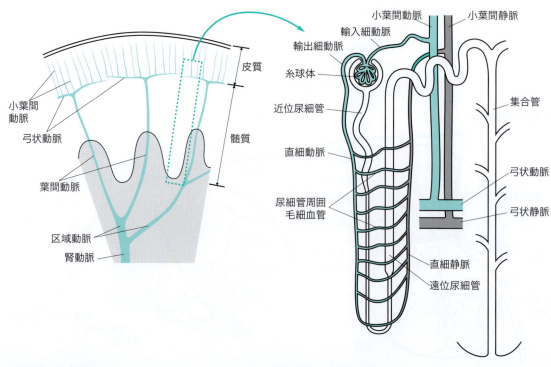

(坂井建雄 編:集中講義　解剖学, p.101, メジカルビュー社, 2012.より引用)

> **One Point Advice**
> 腎臓は腎動脈が栄養血管と機能血管を兼ねている!!

ネフロンとは（▶図4, 5）

ネフロンは，糸球体とBowman囊（ボウマン）からなる腎小体と尿細管から構成され，尿を生成している最小単位で，**片腎で約100万個ある。両腎では約200万個**あり，腎小体で原尿を生成し，尿細管で再吸収を行っている。

図4 ネフロンの構造

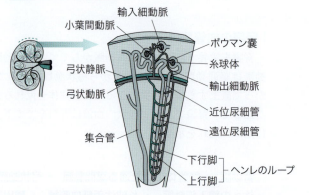

(見目恭一 編:臨床工学技士　グリーン・ノート　基礎編, p.44, メジカルビュー社, 2014.より引用)

図5 糸球体の染色像

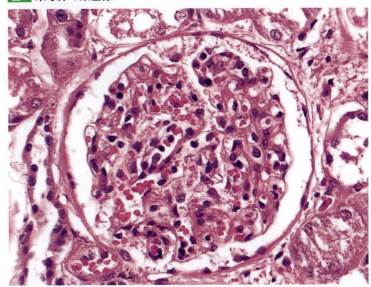

\ POINT!! /
●成人の1日当たりの糸球体濾過量(L)
●約100 mL / 分
↓
100 mL×60分×24時間
＝144 L / 日

従って、1日に約144 Lの糸球体濾過量となる。

One Point Advice
遠位尿細管が元の輸入細動脈に戻ることで情報伝達している!!

■腎小体

　腎小体を構成している糸球体は血漿を濾過するので、毛細血管ではなく動脈が5・6本に細分化され糸状に見える。このことから、**腎小体**とよばれている。また、この糸状がバラバラにならないように細胞間を埋めているのが**メサンギウム**である。

　血管の中の血漿は糸球体基底膜を通って濾過され、外側に出てボウマン嚢に注がれ、尿細管に流れ込み原尿となる。ここで毎分500 mLの血漿の20％が濾過されて、毎分100 mLの原尿がつくられている。

■尿細管

　尿細管は各部位で役割が異なるが、腎小体に近いほうから、近位尿細管、Henle係蹄、遠位尿細管、集合管と呼ばれている。近位尿細管からヘンレ係蹄、遠位尿細管へと繋がるが、ここでおもしろいのが、遠位尿細管は元の糸球体の高さまで達すると必ず輸入細動脈に接することである。この接する部分で、遠位尿細管は高密度に集合して**緻密斑**とよばれる構造となる。

■傍糸球体装置（▶図6）

　遠位尿細管の緻密斑を通過する尿の情報が、隣接するメサンギウム細胞から輸入細動脈の平滑筋細胞や顆粒細胞に伝達され、糸球体に流入する動脈血流量や顆粒細胞からのレニン分泌量の調節を行っている（詳しくは「腎臓の機能」参照）。

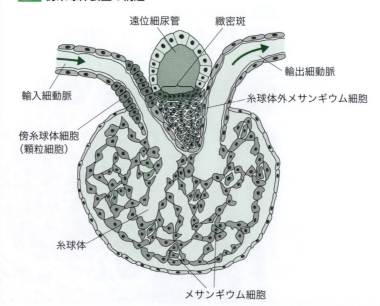

図6 傍糸球体装置の構造

(坂井建雄 編：集中講義　解剖学, p.103, メジカルビュー社, 2012.より引用)

One Point Advice
遠位尿細管が輸入細動脈に接することで，遠位尿細管に流れている尿量を伝えている!!

まとめのチェック

□□	①	腎臓の大きさと位置を述べよ。	▶▶ ①	重さ約200gで，第11～12胸椎から第3腰椎の高さに位置する。
□□	②	腎臓の組織について述べよ。	▶▶ ②	外側の皮質と内部の髄質からなる。皮質・・・腎小体，尿細管
□□	③	腎臓の血管系の流れについて述べよ。	▶▶ ③	腎動脈→腎錐体の間を通る葉間動脈→弓状動脈→小葉間動脈→糸球体への輸入細動脈→糸球体毛細血管網→輸出細動脈→尿細管周囲の毛細血管網→小葉間静脈→弓状静脈→葉間静脈→腎静脈
□□	④	ネフロンの構造とその働きについて述べよ。	▶▶ ④	糸球体とBowman（ボウマン）嚢からなる腎小体と尿細管から構成され，尿を生成する最小単位。両腎で約200万個あり，腎小体で原尿を生成し，尿細管で再吸収を行う。

腎臓の機能

腎臓の役割は大きく分けて体液量の調節を兼ねた排泄物の除去機能と内分泌機能に分かれている。

メカニズムからの視点

- ●タンパク質などの代謝産物の除去
- ●水と電解質の調節
- ●体液量と酸塩基平衡の調節
  によって体内環境の恒常性を維持

| 体液量の調節と排泄物の除去機能 |

■代謝産物の除去

食事で摂取したタンパク質は，一部は体を構成する材料として利用され，一部はエネルギーとして利用されている。ここで生じた老廃物がBUN（blood urea nitrogen：尿素窒素）である。クレアチニンは古い筋肉を壊したときにでる老廃物である。BUNもクレアチニンも腎臓から尿中に排出され，腎機能の指標として利用されている。

> BUNの正常値　　　　：男性 8〜20 mg/dL　　女性 8〜20 mg/dL
> クレアチニンの正常値：男性 0.61〜1.04 mg/dL　女性 0.47〜0.79 mg/dL

> **▼ One Point Advice**
> 代謝産物の除去はおもに腎臓で，解毒は肝臓で行われている。

■水と電解質の調節

腎臓の一番大切な機能は体液量やその中の電解質の組成を常にバランスよく維持することである。つまり，体内の水分量が過剰になれば電解質は薄くなり，また水分摂取を制限すると電解質は濃くなることから，腎臓はこのバランスを水分の再吸収を調整することでうまく保っている（▶図7）。

図7 腎臓の機能と尿細管における電解質，水分の働き

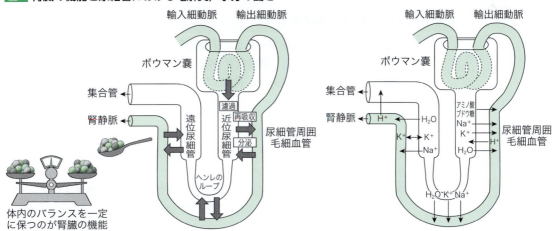

(見目恭一 編：臨床工学技士　ブルー・ノート　基礎編, p.177, メジカルビュー社, 2013.より引用)

糸球体で濾された水分は，ボウマン嚢からでて1日に約160 Lが尿細管に流れ込む。しかし，その水分とそれに含まれる電解質は腎臓内で99％ちかく再吸収され，最終的に残った水分を尿として排泄する。再吸収される物質は尿細管の部位によって異なり，近位曲尿細管では，ナトリウム（Na）ポンプの働きによ

る移動に伴い，糸球体で濾過された水，ブドウ糖などの物質の大半が再吸収される。それに続くヘンレ係蹄では，下行脚では水だけが，上行脚では塩化ナトリウム（NaCl）だけが再吸収される。Na，カリウム（K），塩素（Cl）が浸透圧勾配によって吸収され，最後に残った液体は次第に薄くなっていく。

次に遠位曲尿細管ではNaがさらに血液中へと吸収され，その代わりにKと酸が尿細管の内部に分泌される。最後に集合管に集まった尿は抗利尿ホルモン（antidiuretic hormone：ADH）によって調節され，集合管での水の透過性がよくなり間質の浸透圧勾配に従って外へと引っぱられ，最終的に濃い尿ができあがる。

■酸塩基平衡の調節によって体内環境の恒常性を維持

酸塩基平衡は肺によるものと腎臓によるものと2通りあり，腎臓による酸塩基平衡の調整を**代謝性調節**という。

腎臓は尿細管細胞中に大量の炭酸脱水酵素を含み，細胞内のCO_2とH_2OからH_2CO_3をつくり，さらにH^+とHCO_3^-を供給する。H^+については，尿細管で排泄され，重炭酸イオン（HCO_3^-）を糸球体で濾過した後，おもに近位尿細管で吸収することで血液の酸塩基平衡を保つ。また，腎臓の遠位尿細管では，尿細管の細胞内にあるグルタミナーゼで触媒され，再吸収されたグルタミンはグルタミン酸とアンモニア（NH_3）になり，このアンモニアは細胞膜を通過して尿細管に放出される。分泌されたH^+と反応してアンモニウムイオン（NH_4^+）となって，塩酸・硫酸・リン酸と結合してH^+の排泄を行うことによっても酸塩基平衡を保つ働きをしている。

> **One Point Advice**
> 腎臓が悪くなるとH_2CO_3が産生されない，つまりH^+が蓄積する。

$$CO_2 + H_2O \Leftrightarrow H_2CO_3 \Leftrightarrow H^+ + HCO_3^-$$

この平衡のバランスが崩れ，H^+の過剰な上昇となればアシドーシス，H^+の減少となればアルカローシスとなる。

内分泌機能

メカニズムからの視点

- ●血圧を維持し，尿をつくろうとする使命
- ●ビタミンDを活性化し骨破壊を予防
- ●造血刺激ホルモンを分泌し貧血予防

■血圧の維持

遠位尿細管は必ず元の腎小体へと戻り，原尿のCl^-濃度は緻密斑を通じて傍糸球体細胞へ伝えられる。そこで，原尿量の減少や濃度低下を感知すると，傍糸球体装置からレニンが分泌される。このレニンが血液中のアンジオテンシノーゲンをタンパク分解作用によりアンジオテンシンⅠに変換する。アンジオテンシンⅠは，肺からのアンジオテンシン変換酵素（angiotensin converting enzyme：ACE）によりアンジオテンシンⅡへと変換される（▶図8）。アンジオテンシンⅡは血管を収縮させ血圧上昇を促し，また，副腎皮質からのアルドステロンの産生分泌を促進し，遠位尿細管でのNa^+再吸収を増加させ血圧を上昇させる働きがある。

> **One Point Advice**
> 尿量が減少するとレニンが活性化され高血圧になる。

図8 レニン・アンジオテンシン・アルドステロン系

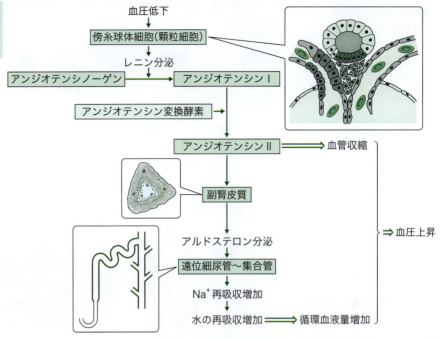

(坂井建雄 編：集中講義 解剖学, p.103, メジカルビュー社, 2012.より引用)

■ビタミンDの活性化

ビタミンDは，皮膚でビタミンDの前駆体（7-デヒドロコレステロール）から，紫外線の働きで生成された後，腎臓で活性化される（▶図9）。

食物により摂取された，または皮膚で合成されたビタミンDは，まず肝臓で水酸化されて25-ヒドロキシビタミンDになり，さらに腎臓で水酸化を受け活性型のビタミンDに変わる。この活性型ビタミンDは小腸からのカルシウムとリンの吸収を促進し，骨代謝を促進している（▶図10）。

図9 ビタミンDの活性化

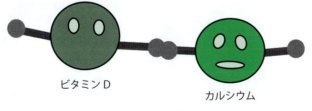

> **One Point Advice**
> 腎不全になるとカルシウムが吸収されないため，骨を溶かし血中濃度を補おうとする。

図10 活性型ビタミンDの働きによるカルシウム吸収

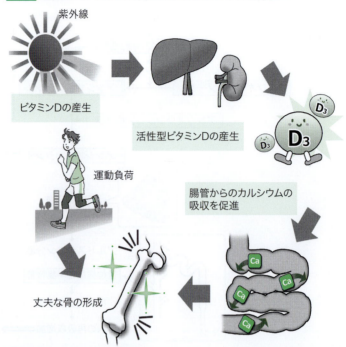

■造血刺激ホルモンの分泌

　腎臓は赤血球の造血機能に関わっており，エリスロポエチン（erythropoietin：EPO）というホルモンの分泌を行っている。EPOは骨髄中の赤血球前駆細胞に分化・増殖を促し，体内への赤血球産生を亢進し貧血を抑えている。

　エリスロポエチンは165個のアミノ酸からなる糖タンパクで，その85％は腎臓の傍尿細管細胞で15％は肝臓で産生されている。エリスロポエチン産生は低酸素やアンドロゲンなどによって増加し血液に分泌された後に骨髄の造血細胞に作用して赤血球の産生や放出を促進する効果がある（▶図11）。

図11 エリスロポエチンの働きにより赤血球ができるまで

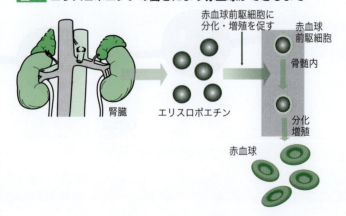

> **One Point Advice**
> 造血にはEPOが必要だが，鉄分もなければ造血不足となる。

まとめのチェック

□□	1	腎臓の働きについて述べよ。	▶▶ 1 タンパク質などの代謝産物の除去，水と電解質の調節，体液量と酸塩基平衡の調節により，体内環境の恒常性を維持している。
□□	2	腎臓による血圧調整の仕組みについて述べよ。	▶▶ 2 ・塩分（ナトリウム）を水分（尿）の調節 ・レニン-アンジオテンシン-アルドステロン系による調節
□□	3	腎臓でビタミンDが活性化される意義について述べよ。	▶▶ 3 活性型ビタミンDが小腸からのリンとカルシウムの吸収を促進し，骨代謝を促進している。

腎臓の機能が悪くなると

メカニズムからの視点

●腎臓の働きが悪くなると尿がでなくなり，老廃物や毒素が体内に溜まるだけでなく高血圧や貧血・電解質バランスの不均衡など全身に影響を及ぼすことになる（▶図12）。

図12 腎臓の機能低下に伴う各種症状

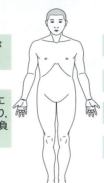

- 老廃物・有害物質が体内に蓄積する
- 尿量の減少に伴い体内に水分が溜まる。これにより，浮腫が生じたり，心臓に負担がかかる
- 高カリウム血症になる
- 骨がもろくなる
- 貧血になる
- 高血圧になる

One Point Advice
腎不全では常にアシドーシス。

One Point Advice
血管内容量は許容範囲があるので，過剰水分は血管外へ排出することになる。

①老廃物や有害物質が体内に蓄積される

クレアチニンや尿素窒素といった老廃物や有害物質が体外に排泄されなくなり，体内が酸性に傾くことで，疲労感・脱力感を感じるようになる。

②尿量が減ることで体内に水分が溜まり浮腫が生じ，心臓に負担がかかる

腎臓で体内の過剰水分を尿として排泄し調節しているが，腎臓の働きが悪くなると過剰な水分を体外に排泄できなくなるため浮腫（むくみ）が起こる。よって，血液量が増え心臓は多くの血液を送り出さなければならず，おのずと負荷がかかる。

③尿細管での電解質の調整ができなくなり，高カリウム血症になる

高カリウム血症は不整脈，心拍停止などの症状を引き起こす大変危険な状態である。

> **One Point Advice**
> 腎排泄機能低下によりP（リン）が上昇しカルシウム吸収を妨げている。

④骨がもろくなる

活性型ビタミンD_3がつくられないため小腸からのカルシウムの吸収が妨げられ，血中カルシウム濃度が低下し，副甲状腺ホルモンが上昇し，骨からカルシウムが流出することで骨がもろくなる。

⑤貧血

エリスロポエチンの分泌量が低下し，貧血を起こす。エリスロポエチンが傍糸球体細胞から分泌されなくなり，骨髄への赤血球産生の働きかけが弱くなる。

⑥高血圧

糸球体からの濾過量が減少すると傍糸球体装置から腎血流量を確保し，尿をつくろうと働くためレニンを分泌し，血圧を上げようとする。

また，尿量低下に伴い，余分な水分が蓄積されるため，結果的に高血圧になる。

腎不全へとつながる各腎臓疾患の原因と病態

メカニズムからの視点

●各腎臓疾患の原因と病態を理解すれば腎臓への影響がみえてくる。

■糸球体腎炎

血液を濾す糸球体が炎症を起こして損傷することにより，血尿やタンパク尿がでる病態のことを総称して**糸球体腎炎**とよんでいる。

> **補足**
> ●糸球体腎炎には，急速に進む**急性糸球体腎炎**と徐々に進行する**慢性糸球体腎炎**がある。

①急性糸球体腎炎
●原因と病態

溶血性連鎖球菌などの細菌に感染することにより，血液中にそれに対する抗体ができる。通常は細菌が抗原となり抗体が結合することで不溶性の抗原抗体結合体となり殺菌されるが，免疫力低下時には可溶性の結合体となり，糸球体に沈着し炎症反応を起こす（▶図13）。扁桃や喉の炎症などがきっかけとなる。

> **One Point Advice**
> 糸球体が破壊されることにより，原尿の減少だけでなく破壊された箇所からタンパク質や血液が漏れる。

図13 急性糸球体腎炎のHE染色

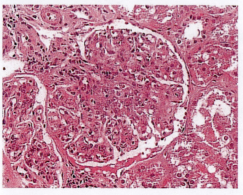

内皮細胞とメサンギウム細胞の増殖がみられ，多核白血球の浸潤と毛細血管内腔の狭小化が認められる。

> **One Point Advice**
> ゆっくりと腎不全になるため，尿量がある場合，気がつきにくい。

●症状

　腎機能の急速な低下に起因する体内への水分の蓄積による浮腫，尿量の減少，血尿やタンパク尿などが最初の1〜2週間に現れる。重症の場合は乏尿となり，水分の蓄積により肺に水が溜まり，呼吸苦が生じる。急性の場合，いかに早く治療するかが重要であり，早期に治療すれば完治する病気である。もし1年以上もこのような症状がある場合は，慢性糸球体腎炎として治療することになる。

②慢性糸球体腎炎
●原因と病態

　慢性糸球体腎炎はタンパク尿や血尿が少なくとも1年以上続く疾患であり，1つの疾患ではなく，さまざまな疾患（IgA腎症，膜性増殖性糸球体腎炎，膜性腎症）の総称である。原因はそれぞれ異なっており，最も多いのは免疫複合体が糸球体へ沈着することによる炎症といわれている。

●症状

　そのほとんどが無症状であることから見逃されがちであるため，多くの人は気づかないまま長期間が経過し，腎不全に進行してしまう人もいる。症状がでる場合はほぼ急性と同様に，高血圧や浮腫，血尿，タンパク尿，関節痛，尿毒症症状が現れる。

■糖尿病性腎症
●原因と病態

　糖尿病はそのまま放置しておくと神経や血管にダメージを与え，特に網膜，全身の神経系や腎臓に合併症を起こす。その1つが**糖尿病性腎症**である。糖尿病で血糖値の高い状態が長期間続くことにより，全身血管の動脈硬化が進行する。高血圧により糸球体の毛細血管が壊れ，結果的に老廃物や過剰な水分を濾過することができなくなる（▶図14）。最近の透析患者では，導入基礎疾患で一番多い疾患である。

図14 糖尿病性腎症の糸球体

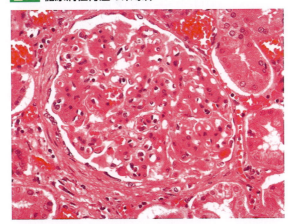

結節性病変と輸出・輸入動脈の細動脈硬化。
（日本病理学会の許諾を得て掲載）

> **One Point Advice**
> 動脈硬化により糸球体毛細血管が破裂される。

●症状

　初期には無症状である場合がほとんどで，進行するとネフローゼ症候群となり，浮腫が出現する。糸球体機能が低下し腎不全になると食欲不振，全身倦怠

感などの尿毒症症状が現れる。以下にその病態分類を示す（▶表1）。タンパク尿と腎機能が指標になっており，微量アルブミン尿のみられる第2期以降を**糖尿病性腎症**とよんでいる。

表1 糖尿病性腎症の分類：糖尿病性腎症病期分類（改訂）[注1]

病 期	尿アルブミン値（mg/gCr）あるいは尿タンパク値（g/gCr）	GFR（eGFR）（mL/分/1.73m²）
第1期（腎症前期）	正常アルブミン尿（30未満）	30以上[注2]
第2期（早期腎症期）	微量アルブミン尿（30〜299）[注3]	30以上
第3期（顕性腎症期）	顕性アルブミン尿（300以上）あるいは持続性タンパク尿（0.5以上）	30以上[注4]
第4期（腎不全期）	問わない[注5]	30未満
第5期（透析療法期）	透析療法中	

注1：糖尿病性腎症は必ずしも第1期から順次第5期まで進行するものではない。本分類は，厚労省研究班の成績に基づき予後（腎，心血管，総死亡）を勘案した分類である（URL：http://mhlw-grants.niph.go.jp/, Wada T, Haneda M, Furuichi K, et al; The Research Group of Diabetic Nephropathy, Ministry of Health, Labour, and Welfare of Japan. Clinical impact of albuminuria and glomerular filtration rate on renal and cardiovascular events, and all-cause mortality in Japanese patients with type 2 diabetes. Clin Exp Nephrol. 2013 Oct 17.[Epub ahead of print]）

注2：GFR 60 mL/分/1.73 m²未満の症例はCKDに該当し，糖尿病性腎症以外の原因が存在しうるため，他の腎臓病との鑑別診断が必要である。

注3：微量アルブミン尿を認めた症例では，糖尿病性腎症早期診断基準に従って鑑別診断を行ったうえで，早期腎症と診断する。

注4：顕性アルブミン尿の症例では，GFR 60 mL/分/1.73 m²未満からGFRの低下に伴い腎イベント（eGFRの半減，透析導入）が増加するため注意が必要である。

注5：GFR 30mL/分/1.73m²未満の症例は，尿アルブミン値あるいは尿タンパク値にかかわらず，腎不全期に分類される。しかし，特に正常アルブミン尿・微量アルブミン尿の場合は，糖尿病性腎症以外の腎臓病との鑑別診断が必要である。

【重要な注意事項】本表は糖尿病性腎症の病期分類であり，薬剤使用の目安を示した表ではない。糖尿病治療薬を含む薬剤，特に腎排泄性薬剤の使用に当たっては，GFRなどを勘案し，各薬剤の添付文書に従った使用が必要である。

■腎硬化症
●原因

高血圧が原因で腎臓の血管に動脈硬化を起こし，腎臓の障害をもたらす疾患である。良性と悪性があり，いずれも高血圧が原因となる。

①**良性**：高血圧状態が続くと，腎臓の糸球体へ血液を送る細動脈に圧力がかかるため，血管内皮細胞が反応し増殖することにより血管の内腔が狭くなる。糸球体での血流が悪くなると徐々に糸球体は硬化し，最終的に慢性腎不全に至る（▶図15）。

②**悪性**：がんではないが，褐色細胞腫や原発性アルドステロン症といった病気により血圧が急激に著明に上昇すると，腎臓は自らを守るために血管を収縮させ糸球体を流れる血液量を減らし血圧を下げようと反応する。しかし，血流減少がきっかけとなり，本来備わっている血圧を上げるホルモンであるレニンが分泌され，結果的に全身の血圧はさらに上昇し，腎機能低下となる。この場合，腎臓のみでなく多臓器にも当然のごとく影響を及ぼすことになる。

> **One Point Advice**
> 腎硬化症は高血圧が大元の原因。

図15 腎硬化症の糸球体像

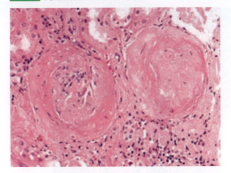

糸球体の硬化がみられる。
(日本病理学会の許諾を得て掲載)

● 症状

　腎臓に流れる血流が少ないことが影響して腎臓が萎縮する。他の腎疾患と異なりタンパク尿が少ないことが特徴である。

　自覚症状は，肩こりや動悸，眩暈などがあり，症状がみられないまま進行することもある。進行すると腎機能が低下して最終的に腎不全を起こし，浮腫(むくみ)，倦怠感，食思不振，貧血，息切れなどの尿毒症の症状が現れる。透析導入が必要な疾患のなかで3番目に多い疾患である。

　また，悪性腎硬化症は腎機能が急速に悪化して尿毒症を引き起こし，激しい頭痛，嘔吐が現れる。血圧(高血圧)の変化に耐えられず全身にわたる臓器症状が現れ，死に至ることもある。

■ 多発性嚢胞腎
● 原因と病態

　両方の腎臓に多発性の嚢胞ができ，それが徐々に大きくなることで進行性に腎機能が低下する(▶図16)。常染色体優性遺伝の遺伝性腎疾患であり，50％の確率で子供に遺伝する。

　多発性嚢胞腎の原因遺伝子は尿量を感知する役割をするPKD1(第16染色体短腕上の疾患遺伝子)とCaチャンネルのPKD2(第4染色体長腕上の疾患遺伝子)であり，その割合はPKD1遺伝子の異常が約85％，PKD2遺伝子の異常が約15％認められている。正常な尿細管細胞では，PKD1からPKD2に信号が伝わると，細胞の中にカルシウムが入り，尿細管の太さが調節されていることから，異常によりその遺伝子の機能がなくなると，嚢胞が形成されることになる。

One Point Advice

尿量を感知する役割をするPKD1の遺伝子異常により尿量が感知されずPKD2に信号が伝わらない。

図16 多発性嚢胞腎

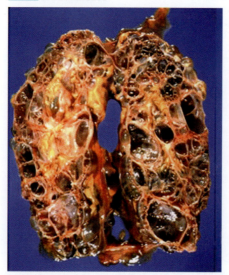

多数の嚢胞を伴って腫大している。
（日本病理学会の許諾を得て掲載）

● 症状

　遺伝性疾患だが，進行が遅く40歳代までは無症状が多く，徐々に腎臓の嚢胞が増えて腎臓全体が大きくなり腹部膨満感を感じるようになる。嚢胞の増加により腎機能が悪くなり，血尿，食欲低下，疲れやすい，だるいといった全身倦怠感が現れる。また，腎臓以外にも肝臓に嚢胞ができ，高血圧を合併することが多く，脳出血も高い頻度で起こる。60歳頃までに約50％の人が腎不全になり透析療法が必要となる。

まとめのチェック

☐☐ 1	腎機能が悪くなるとどのような状態となるか述べよ。	▶▶ 1 ①老廃物や有害物質が体内に蓄積，②尿量低下により全身に浮腫，③高カリウム血症，④貧血，⑤高血圧，⑥骨代謝異常が生じる。
☐☐ 2	透析導入の原疾患1位である糖尿病性腎症の症状について述べよ。	▶▶ 2 アルブミン尿と糸球体濾過量が低下し，浮腫が出現し全身倦怠感が生じる。

血液浄化が必要な腎臓疾患

メカニズムからの視点
- ●急性と慢性の違いをよく理解する。
- ●腎不全によりどのような病態へと変化するか理解する。
- ●腎不全から腎代替療法への展望を理解する。

| 急性腎不全 |

■原因
　急性腎不全は，数日間から数週間で急激に腎機能が低下する状態で，窒素生成物が血液中に蓄積する**高窒素血症**を生じることをいう。腎機能低下により尿量が減少または無尿になり，電解質バランスの不均衡や尿毒症物質が蓄積することにより，食欲不振，悪心・嘔吐が認められ，未治療の場合はけいれんおよび昏睡へと進行する死亡率の高い疾患である。

■病態
　急性腎不全は発生する原因部位により，①腎前性，②腎性，③腎後性に分かれる（▶図17）。いずれの場合も血中クレアチニンと尿素が蓄積し，水分および電解質の異常が発生する。以下に詳細を示す。

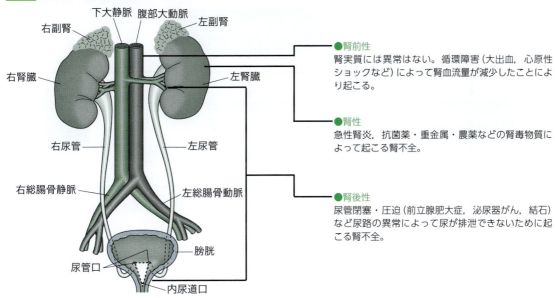

図17 急性腎不全の発生箇所

●腎前性
腎実質には異常はない。循環障害（大出血，心原性ショックなど）によって腎血流量が減少したことにより起こる。

●腎性
急性腎炎，抗菌薬・重金属・農薬などの腎毒物質によって起こる腎不全。

●腎後性
尿管閉塞・圧迫（前立腺肥大症，泌尿器がん，結石）など尿路の異常によって尿が排泄できないために起こる腎不全。

> **One Point Advice**
> 急性腎不全はいかに早く原因に対する治療を行うかで予後が異なる。

①腎前性
　腎血流量低下をきたすすべての疾患が原因となり，おもに心筋梗塞や心タンポナーデによる心臓のポンプ機能の低下や循環血漿量の減少，アンジオテンシン変換酵素阻害薬などの薬物による血圧低下などによって腎血流量が減少することにより，腎臓での尿生成や排出機能が低下する。

②腎性

腎性急性腎不全は腎実質の障害によるもので，

> ①急性腎炎や急性進行性糸球体腎炎といった糸球体実質の障害によるもの
> ②βラクタム系の抗生物質やアミノグリコシドの薬剤により直接的に尿細管細胞壊死となる急性間質性腎炎
> ③ショックによる虚血や造影剤などの腎毒性物質に起因する尿細管壊死によるもの

の3つがある。特に尿細管は酸素不足に弱く，腎臓への急激な血流減少により尿細管細胞が死滅する。治療により血流がもとの状態に回復した状態であっても新尿細管細胞ができるまで腎機能が低下した状態が持続する。

③腎後性

腎後性急性腎不全の原因としては，後腹膜線維症や後腹膜への悪性腫瘍の浸潤，前立腺肥大や前立腺がんなどがある。このような疾患により，尿の通り道が閉塞することで尿がでなくなり滞留し，それが原因で腎臓の尿生成機能がストップし，急性腎不全となる（▶図18）。しかしながら，閉塞を除去することにより再び完治する。比較的早急に治療をすれば治りやすいのが腎後性である。

急性腎不全にみられる所見例を以下の▶表2に示す。

図18 急性腎不全の原因

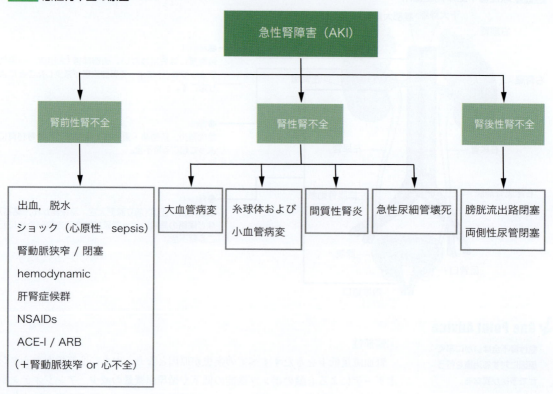

表2 急性腎不全にみられる所見例

腎前性を示唆する所見	脱水(下痢, 嘔吐, 食欲低下など)や心機能低下(急性心筋梗塞)をきたす明らかな病歴
	体重減少, 血圧低下, 起立性低血圧, 頻脈, 皮膚乾燥など脱水, 心機能低下を示唆する身体所見
	尿量は減少(400 mL/日), 尿の浸透圧は高い(>500 mOsm/L), 尿ナトリウム濃度は低い(<20 mEq/L)
	尿タンパク所見や尿沈渣所見はほぼ正常
腎後性腎不全を示唆する所見	前立腺肥大症, 骨盤内手術, 繰り返す膀胱炎などの既往
	乏尿・多尿を繰り返す
	尿タンパク所見や尿沈渣所見はほぼ正常
	エコーによる腎盂・尿管の拡大
急性間質性腎炎を示唆する所見	薬剤投与中の発症
	尿 α_1-ミクログロブリンや β_2-ミクログロブリンの著増
	尿や血液中の好酸球増加
	ガリウムシンチグラフィでの腎への取り込み増加
	腎生検
狭義の急性腎不全を示唆する所見	血圧低下, 手術や尿細管壊死を起こす薬剤の投与歴
	尿浸透圧は300 mOsm/L前後, 尿ナトリウム濃度は20 mEq/L以上
	腎生検
急速進行性糸球体腎炎を示唆する所見	尿タンパク, 血尿, 尿沈渣の異常所見
	他の原因の除外
	抗基底膜抗体やANCA(抗好中球細胞質抗体)が陽性
	膠原病の経過中に発症
	腎生検

■ **症状**

おもな症状は最初に体重増加と末梢の浮腫(むくみ)がみられ, 腎機能低下により窒素生成物が蓄積されていくにつれ, 食欲不振, 悪心・嘔吐, 脱力感, けいれん, 昏睡といった尿毒症の症状が発現する。

おもに以下の5徴候が生じる。

①老廃物の蓄積としての血清尿素窒素値の上昇(高窒素血症)。
②高窒素血症による悪心・嘔吐, 食欲不振, 中枢神経症状(意欲の低下, 全身倦怠感, 意識障害)などの尿毒症症状。
③水分の貯留による心不全, 高血圧。
④高カリウム血症による不整脈。
⑤代謝性アシドーシス

■診断

急激な高窒素血症(血清尿素窒素値や血清クレアチニン値の上昇)が認められれば急性腎不全と診断される。

急性腎障害についてKDIGO分類では以下の3つのいずれかにより定義される。

> ①48時間以内に血清クレアチニン値が≧0.3 mg/dL 上昇した場合。
> ②血清クレアチニン値がそれ以前7日以内にわかっていたか予想される基礎値より≧1.5倍の増加があった場合。
> ③尿量が6時間にわたって<0.5 mL/kg/時に減少した場合。

急激な血圧の低下や手術による大きな侵襲、薬剤投与により、尿細管壊死が原因で急性腎不全を起こすことがある。この場合に腎前性との鑑別が問題となるが、明らかに尿浸透圧、尿Na濃度が異なり、腎前性では尿浸透圧は500 mOsm/L 以上、尿Na濃度は15 mEq/L 以下であるのに対し、侵襲による急性腎不全では尿浸透圧 300 mOsm/L 前後、尿Na濃度 20 mEq/L 以上となり見分けがつく。

■急性と慢性の違い

急性腎不全と慢性腎不全との違いは、腎機能の低下速度が急激か、ゆっくりかで、原因となる疾患も異なる。よって、急性と慢性では治療の方針が異なる。急性腎不全の場合、原因に対する治療を行わない限り腎機能の回復は期待できず、慢性腎不全となる。

以下にその詳細を示す。

> ①腎機能低下の速度。
> ②原因が異なる(急性腎不全は脱水、ショック、薬物、手術、急速進行性糸球体腎炎、急性間質性腎炎などによるが、慢性腎不全では糖尿病性腎症、慢性糸球体腎炎、腎硬化症などが原因となる)。
> ③急性腎不全は尿細管細胞が新生されると腎機能回復が見込める。しかし、慢性腎不全は非可逆性である。
> ④急性腎不全では腎機能の回復を目標とし、慢性腎不全では腎機能のそれ以上の悪化を防ぐ。

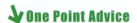

One Point Advice
急性は比較的治りやすいが慢性は治らない。

■腎不全に対する治療法

急性腎不全となった原因に対し治療を行っている間に腎不全による尿毒症や水分の貯留による心不全や高血圧、高カリウム血症による不整脈などより生じる生命の危険を回避するための治療が必要となる。それには、食事療法・薬物療法・血液浄化療法があるが、食事療法や薬物療法によっても効果がみられにくい高窒素血症や高カリウム血症、アシドーシス、さらには肺水腫、消化器症状、神経症状などが出現した場合には血液浄化療法を開始する。

以下に導入基準を示す。

> **↓One Point Advice**
> 原因に対する治療を行いながらも腎機能の回復が遅い場合は，一時的に血液浄化を行う。

■血液浄化療法導入の基準

急性腎不全単独の場合
1. 脳症，出血傾向，肺水腫の出現
2. 乏尿，無尿期間3日
3. 1日2 kg 以上の体重増加
4. 血清K値 6 mEq/L 以上
5. HCO_3 15 mEq/L 以下
6. 血清クレアチニン値 7 mg/dL以上
7. BUN 80 mg/dl 以上

急性腎不全における血液浄化療法はさまざまあるが，患者の血圧や循環動態，ほかの臓器障害を考慮して行わなければならない。特に血圧が低く不安定な患者は間欠的血液透析では全身の管理が難しく十分な除水や透析ができないことから，持続的血液透析（continuous hemodialysis：CHD）や持続的血液透析ろ過（continuous hemodiafiltration：CHDF）を選択する。

慢性腎不全

■慢性腎不全の定義は

①尿検査，画像診断，血液検査，病理などで腎障害の存在が明らかであり，タンパク尿が0.15 g/gCr以上ある。
②糸球体ろ過量（GFR）<60 mL/分/1.73 m^2に低下している。
①，②のいずれか，または両方が3カ月以上持続することをいう。

■原因

> **↓One Point Advice**
> 新規透析導入疾患
> 1位：糖尿病性腎症
> 2位：慢性糸球体腎炎
> 3位：腎硬化症

慢性腎不全になる原因にはさまざまな腎疾患や全身疾患があり，おもに糸球体を傷害する慢性糸球体腎炎や糖尿病性腎症，間質を傷害する間質性腎炎，高血圧などがある。原因疾患が長年続くことにより腎不全に至ったことから，急性腎不全と異なり治ることは期待できない。末期に至るまでほとんど症状がないのが特徴である。慢性腎不全に至る疾患では糖尿病性腎症が最も多く（約41％），次いで慢性糸球体腎炎，腎硬化症，多発性囊胞腎，慢性腎盂腎炎などが多い。

■病態と症状

慢性腎不全では糸球体濾過圧が上昇していることから，原疾患によりネフロン数が減少していたとしても糸球体濾過量は保たれ尿がでる。しかしながら，糸球体の高血圧により，いずれは糸球体毛細血管の動脈硬化が進行し糸球体自体が死滅し無尿となる。

よって，無尿となり完全な慢性腎不全に陥った場合には，腎臓の生理的な機能が失われ恒常性の維持ができなくなり，全身に影響を及ぼすことになる。以下にその影響を示す。

> **One Point Advice**
> 腎臓の正常機能を今一度理解するとよくわかる。

① 代謝性老廃物の排泄 → 食欲低下，腹部不快感，悪心・嘔吐などの消化器症状。
② 細胞外液組成の調節 → 水・ナトリウムの貯留により浮腫，呼吸困難や高血圧が出現。
③ 血圧の調節 → レニン活性によりアンジオテンシン−アルドステロン系が活性化し高血圧となる。
④ 骨代謝調節 → 活性型ビタミンD_3が減少することでカルシウムの再吸収がされず，リンの蓄積などにより腎性骨症が引き起こされる。
⑤ 造血調節 → エリスロポエチンの産生が障害され貧血となる。

慢性腎臓病は腎臓を病気別にみるのではない。腎機能を以下の▶表3のような5段階のステージ（病期）に分けてとらえ，そのステージに応じた診療計画を立てていく。

表3 腎機能の5段階ステージ（病期）

原疾患	尿タンパク区分		A1	A2	A3
糖尿病	尿アルブミン定量(mg/日) 尿アルブミン/Cr比(mg/gCr)		正常 30未満	微量アルブミン尿 30〜299	顕性アルブミン尿 300以上
高血圧 腎炎 多発性嚢胞腎 移植腎 不明 その他	尿タンパク定量(g/日) 尿タンパク/Cr比(g/gCr)		正常 0.15未満	軽度タンパク尿 0.15〜0.49	高度タンパク尿 0.50以上
GFR区分 (mL/分/1.73m^2)	G1	正常または高値	>90		
	G2	正常または軽度低下	60〜89		
	G3a	軽度〜中等度低下	45〜59		
	G3b	中等度〜高度低下	30〜44		
	G4	高度低下	15〜29		
	G5	末期腎不全(ESRD)	<15		

重症度のステージはGFR区分と尿タンパク区分をあわせて評価する。
重症度は原疾患・GFR区分・尿タンパク区分をあわせたステージにより評価する。CKDの重症度は死亡，末期腎不全，心血管死亡発症のリスクを緑 ■ のステージを基準に，黄 □・オレンジ ■・赤 ■ の順にステージが上昇するほどリスクは上昇する。

（日本腎臓学会 編：CKD診療ガイド2012，東京医学社，2012より引用）

治療の目安として，G2が生活改善，G3には生活改善に食事療法・薬物療法が加わり，G4となるとG3に血液透析や腎移植を検討，さらにG5では血液透析を実施しながら腎移植も検討することとなる。G2からG4までを保存期腎不全とし，可能な限りG5への進行を防ぐことを目的としている。

保存期腎不全の間に腎不全の進行を止めて透析に至らないよう少しでも先に延ばせるようにすることが大切であり，そのために食事療法と薬物療法を行う。この大原則として，自己規制管理を徹底しなければ腎機能の悪化を早めることになる。

■食事療法（▶図19）

食事をすることでたくさんの代謝産物ができるので，その老廃物を制御することで腎臓の負担を軽減させる。保存期腎不全の早い段階から食事療法を行う

ことで，腎不全の進行を遅らせることが可能である。腎不全の食事療法の基本は，タンパク質と塩分を控えながら，エネルギー不足がないようにすることである。

> ### One Point Advice
>
> ①**タンパク制限**
> 腎不全になるとタンパク質などの代謝産物が溜まり，排泄が追いつかずに腎臓に負担がかかってしまう。
>
> ②**塩分制限**
> 腎不全でナトリウムの排泄能が低下している状態で，塩分の過剰摂取があるとより高血圧となり腎不全が進行する。
> 推奨：1日7g以下　浮腫(むくみ)が強い場合1日5g以下
>
> ③**エネルギー不足**
> タンパク質を抑えた食事制限をしている場合，エネルギー不足となる可能性があるため，考えた食事を!!

図19 食事療法のポイント

食事療法の3つのポイント

①**蛋白制限**
　（腎臓への思いやり）

②**塩分制限**
　（血圧を上げないように）

③**エネルギー**
　（必要カロリーは十分に）

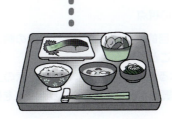
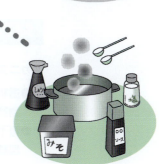

> ### One Point Advice
>
> 血圧の異常や尿毒素に対して少しでも腎臓の機能を保護することが大切。

■**薬物療法**

腎不全により腎機能が低下していることから貧血や高血圧，カルシウムの再吸収不足などが生じる。それを少しでも改善するために薬物療法を行う。

・**高血圧に対する降圧薬**
①アンジオテンシン変換酵素阻害薬：末梢血管を拡張させて血圧を下げる。
②β-遮断薬：交感神経を制御して血圧を下げる。
③カルシウム拮抗薬：血管筋へのカルシウム流入を抑えることで，血管の収縮を抑制する。
④アンジオテンシン受容体拮抗薬：アンジオテンシンⅡが受容体に結合するのを阻害して，血管を拡張させる。

・**利尿剤**
尿中へのナトリウム・水分の排泄を増やす作用があり，尿量が増加することで浮腫(むくみ)や高血圧などを軽減させる。

・**貧血改善薬**
腎不全になると，造血ホルモンであるエリスロポエチンが分泌されず貧血になる。貧血を補うためにエリスロポエチン製剤を使用する。また，造血には鉄分も必要なことから鉄剤も使用する。

・**経口吸着剤**
①**尿毒素吸着剤**：尿毒症毒素を活性炭で吸着し，腎機能の低下を抑える働きをする。
②**リン吸着剤**：腎機能低下によりリンの排泄も低下し高リン血症となる。それにより，低カルシウム血症，副甲状腺ホルモンが過剰分泌され，副甲状

腺機能亢進症になる可能性がある。そこで，食事摂取時にリンが吸収されないように吸着する。

- ③**カリウム吸着剤**：腎臓からのカリウムの排泄低下により，高カリウム血症となりやすい。基本的に食事に気を配り，可能な限りカリウム値を抑えなければならない。カリウム値が5.5 mEq/L 以上となる場合には，カリウムを腸の中で吸着し，便に排泄する薬が必要となる。カリウム吸着薬（ケイキサレート®，カリメート®）は便秘などの副作用がある。

・**活性型ビタミンD製剤**

通常の腎臓ではビタミンDを活性型にし，腸管からカルシウムを吸収しているが，腎不全では活性化されず低カルシウムとなり，それを補うため骨からカルシウムを溶出させる。それを防止するため，活性型ビタミンD製剤を投与し腸管からのカルシウム吸収を促す。

腎不全における透析療法

メカニズムからの視点

- ●透析療法の目的：老廃物や余分な水分の除去と，体内に不足している物質を補うことである。
- ●腎不全になるとそれまで正常であった尿の生成や代謝産物の除去，酸塩基平衡の調整などができなくなり，それを補うために透析療法を行う。

\ POINT!! /
生体内の活性酸素は除去できない。

- ①**タンパク代謝最終産物の除去**：体の中に溜まった老廃物（尿素窒素，クレアチニンなど）を除去する。
- ②**血清電解質の正常化**：血液中にある電解質（Na，K，Ca，Pなど）のバランスを制御する。
- ③**酸塩基平衡の是正**：酸性側に傾いた血液を弱アルカリ性にする。
- ④**体内余剰水分の除去**：尿として排泄する過剰な水分を除去する。

透析療法の導入基準

腎不全が進行すると食事療法と薬物療法だけでは尿毒症状態がコントロールできなくなる。この頃には多くの場合，腎機能が10％以下になっていることから，腎臓に代わって人工的な方法により排泄物の除去や体液量の調節を行うことが必要になる。それが透析療法である。透析療法には大きく分けて**腹膜透析**と**血液透析**の2つがある。

透析導入基準については1991年に厚生科学研究班が示したものが使用されており，①症状・所見，②腎機能，③日常生活の障害の程度の3つの項目を評価して点数化し，60点以上が透析導入の目安となっている（▶表4）。

表4 透析導入基準の算出法

①症状・所見	②腎機能
水の貯留（むくみ・胸に水が溜まる）	持続的に血清Cr 8 mg/dL 以上
酸塩基電解質異常（高カリウム血症，酸の貯留）	（あるいはクレアチニンクリアランスCcr 10 mL/分 以下）=30点
消化管の症状（悪心・嘔吐・食欲不振）	血清Cr 5〜8 mg/dL（Ccr 10〜20 mL/分 未満）=20点
心臓の症状（呼吸困難・息切れ・心不全・著明な高血圧）	血清Cr 3〜5 mg/dL 未満（Ccr 20〜30 mL/分 未満）=10点
神経の症状（意識混濁・けいれん・しびれ）	
血液の異常（貧血・出血が止まりにくい）	③日常生活の障害の程度
目の症状（目がかすむ）	起床できない 高度＝30点
※このうち3つ以上の症状＝30点，2つの症状＝20点，1つの症状＝10点	著しい制限 中等度＝20点
	運動・労働ができない 軽度＝10点
	※10歳以下または65歳以上の高齢者または糖尿病，膠原病，動脈硬化疾患など全身性血管合併症の存在する場合は10点を加算する。

用語アラカルト

*1 腹膜透析（peritoneal dialysis：PD）
腹腔内に透析液を貯留し，腹膜を介して体の過剰な水分や老廃物を除去する透析療法である。

*2 血液透析（hemodialysis：HD）
体外循環によって人工腎臓となる透析膜（ダイアライザ）を通して体の余分な水分や老廃物を除去する方法。

One Point Advice
腹膜透析は，いずれ腹膜の劣化により透析効率が落ちることから血液透析に移行しなければならない。残腎機能がある場合には，腎保護作用がある腹膜透析を行う。

｜腹膜透析か血液透析か｜

基本的に**腹膜透析（PD）***1は自宅や職場で可能な透析療法であり，**血液透析（HD）***2は医療機関で行うことから患者の病態と生活スタイルに合った治療選択を行うことが推奨される。特に残腎機能がある場合，PDは残っている腎臓の機能を保護する作用が血液透析と比較して高いと考えられている。よって，残腎機能を生かすため，まずはHDよりもPDから透析の導入を行う**PDファースト**という考え方がある（▶図20）。

図20 腹膜透析への考え方

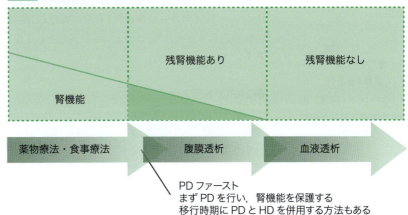

PDファースト
まずPDを行い，腎機能を保護する
移行時期にPDとHDを併用する方法もある

しかし，完全に残腎機能が消失した場合は，腹膜透析だけでは透析が不十分となり，1〜2週に1回の血液透析を併用して行わなければならない。

■腹膜透析（▶図21）
①原理
腹膜は腹部の臓器を覆っている膜で，毛細血管が表面に網の目のように分布しており，この膜を透析膜として使用する。腹腔内に留置しているカテーテルから透析液を一定時間入れることにより，腹膜を介して血液中の老廃物や過剰な水分が透析液側に移動し，その廃液を身体の外に取り出して血液を浄化する。

\POINT!!/
・腹膜カテーテルは，腹腔内のダグラス窩に留置する。
・腹膜炎の危険性を伴う。

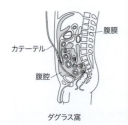

②特徴
・体に優しく残腎機能を保つことができる。
・カテーテル留置が必要。
・24時間連続した透析で，体に負担が少ない。
・家庭や職場など，社会生活のなかで患者自身が行う。

図21 腹膜透析のしくみ

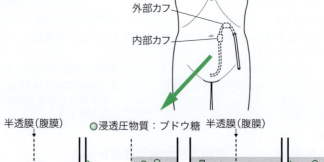

（秋葉　隆 監，金子岩和 編：臨床工学技士のための血液浄化療法フルスペック，p.91，メジカルビュー社，2014.より引用）

③方法
　自分自身で透析液を交換するCAPD（continuous ambulatory peritoneal dialysis：持続携帯式腹膜透析）と夜に機械（自動腹膜透析装置）を使って自動的に腹膜透析を行うAPD（automated peritoneal dialysis：自動腹膜灌流装置）がある。

●CAPD（▶図22）
　CAPDの方法は透析液1.5～2 Lを日中帯に4～5時間ごとに交換し，夜間の睡眠時は8時間くらい貯留し，1日4回程度（朝，昼，夕方，寝る前）の交換をする。自宅や職場で交換ができるが，バッグ交換には30分くらい時間を要する。

\POINT!!/
CAPDでは，腰痛，被嚢性腹膜硬化症などの特徴的な合併症を伴う。

図22 CAPDの生活例

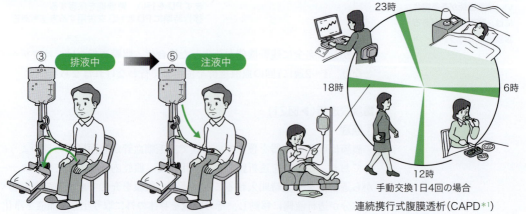

（秋葉　隆 監，金子岩和 編：臨床工学技士のための血液浄化療法フルスペック，p.97-98，メジカルビュー社，2014.より改変引用）

●APD（▶図23）

　自動で透析液を出し入れしてくれる自動腹膜灌流装置（APD）を用いて透析液交換を行う方法である。透析液の注排液量や注排液スケジュールはあらかじめ任意に，かつ詳細に設定しておくことができ，日中の自由時間を多く確保するために開発された治療法で，毎日の通学や通勤が必要な児童，学生，社会人などを中心に腹膜透析患者の約40％がこの方法で治療を行っている。ただし，APD装置のシステムにつながれている間は，患者は装置から離れることができない。

図23　APDの生活例

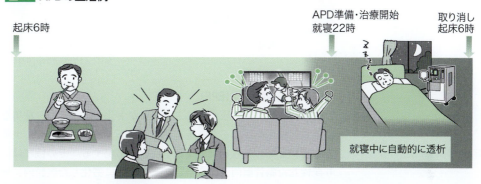

> **One Point Advice**
> カテーテルの感染と腹膜劣化をいかに予防するかが大切。
>
> ＼POINT!!／
> 体液過剰が続くと，心不全の発生頻度が高くなる。

④合併症

　腹膜透析に特有な合併症として腹膜炎，カテーテル出口部・トンネル感染，被嚢性腹膜硬化症（encapsulating peritoneal sclerosis：EPS）などがある。

●腹膜炎

　透析液バッグ交換時に清潔が保たれていない状態や，カテーテルの出口部の感染により腹腔内に細菌が侵入することで発症する。透析液の廃液が白く濁るのが特徴で，発熱，腹痛，悪心・嘔吐，下痢，便秘などの症状がでる。感染している腹腔内を透析液で洗浄し，抗生物質を透析液に混ぜて細菌感染を治療する。また，抗生物質の点滴や内服投与なども行う。それでも難しい場合は，カテーテルを抜去し完全に腹膜を休ませて，その間，血液透析を行わなければならない。

●カテーテル出口部・トンネル感染

　カテーテルに付着した細菌がカテーテルの腹部出口部に感染し，カテーテルを通して皮下まで感染してしまうことをいう（▶図24）。細菌感染が腹腔内まで入ると腹膜炎になることもあり，出口部をいかに清潔に保つかが大切である。

　症状としては，出口部やトンネル部の皮膚が赤くなる，腫れる，押すと痛む，熱をもつ，滲出液や膿が出る。感染した場合は出口部を安静に保つとともに，洗浄や消毒による出口部ケアを頻回に行い，感染の程度によっては抗菌薬投与を併用することもある。

図24 カテーテル出口部

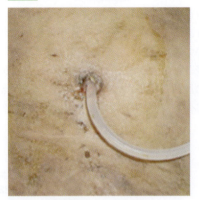
a　感染を起こしている出口

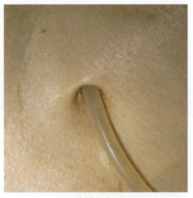
b　良好な出口
（バクスター株式会社より許諾を得て掲載）

●被嚢性腹膜硬化症（EPS）

　長期間にわたる腹膜透析により腹膜が劣化することや，重篤な腹膜炎の発症により腹膜全体が厚くなり透析効果が低下するだけでなく，被膜が厚くかつ短縮し腸管を締め付けるため腸閉塞症状が出現する。その機序は，腹膜劣化により変性した腸管壁同士が癒着し，その表面に劣化した腹膜内に増生した毛細血管から滲み出たフィブリン成分の強固な被膜ができる（▶図25）。この被膜が時間とともに厚くなり，また短縮することで腸管を締め付けるため腸閉塞症状が出現する。

　治療としては，ステロイド投与，開腹癒着剥離術になる。EPSを防ぐには「いかに腹膜劣化を抑えるか」が重要であり，生体適合性のよい透析液の使用，ブドウ糖負荷量の減少，さらに重症腹膜炎の防止が大切である。

図25 EPSのフィブリン膜

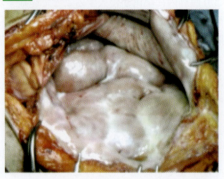
（あかね会土屋総合病院のご厚意により掲載）

■血液透析

　血液透析とは，血液をポンプにより体外に取りだし，ダイアライザとよばれる透析膜に通すことによって血液を浄化する方法をいう。

　腎不全により体内に溜まった尿毒症物質や老廃物の排泄，血液中のNa・K・Caといった電解質と酸性・アルカリ性のバランスの維持，体液量の調節を腎臓に代わって行う治療法である。

①原理

血液透析の原理は，血液と逆行性に流れる透析液が透析膜を介して代謝産物の除去を行い，過剰水分を取り除いている（▶図26）。その原理を**拡散**と**限外濾過**という（▶図27）。

● 拡散とは

水溶液中の物質が濃いほうから薄いほうへ移動し，均一な濃度になる性質をいう（▶図26）。血液透析においては，血液中にクレアチニンや尿素窒素といった物質があり，逆行性に流れている新鮮な透析液にはこれらの物質はないので，血液側から透析液側へ移動する。逆に透析液に含まれているナトリウムやグルコース，重炭酸は血液中に移動する。

> **One Point Advice**
> 拡散はクレアチニンやBUNといった小分子の除去が主になる。

図26 透析ファイバー内の除去図

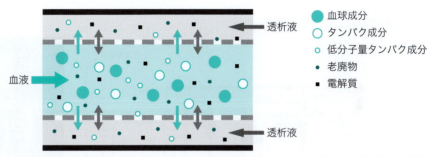

（秋葉　隆 監，金子岩和 編：臨床工学技士のための血液浄化療法フルスペック，p.7，メジカルビュー社，2014.より引用）

● 限外濾過とは

半透膜によって隔てられた2つの液体（血液と透析液）に機械的な圧力差をつくりだして，溶媒の移動を促進させることを**限外濾過**という（▶図27）。ダイアライザの血液側に陽圧をかけるか透析液側に陰圧をかけることにより，血液中の水分が圧力によって透析液側にでてくる。この現象を利用して腎不全による身体の過剰な水分を除去する。

図27 拡散と限外濾過

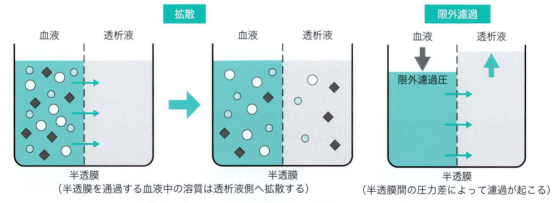

（秋葉　隆 監，金子岩和 編：臨床工学技士のための血液浄化療法フルスペック，p.6-7，メジカルビュー社，2014.より引用）

\\POINT!!/
●**血液透析中に体内に空気が流入した際の対処法**
・血液ポンプを停止し，これ以上空気が入らないようにする。
・酸素吸入を行い，高気圧酸素治療法で血液内の空気を除去する。
・左側臥位にして頭を低くし，気泡が頭部の血管に行かないようにする。

②回路構成

透析回路はコンソールとよばれる透析監視装置にセットする。血液は血液ポンプにより，バスキュラーアクセスとよばれる血液を取り出す部位を通して動脈側回路へ取り出され，体外に出た血液が固まらないように抗凝固剤が持続注入ポンプで注入される（▶図28）。凝固しない一定量の血液はダイアライザに送られ，人工の半透膜でつくられたストロー状の細い管の中を通り，この膜を介して血液がきれいになる。きれいになった血液は，静脈側回路を通って体内に戻される。

図28 透析回路の流れと透析装置

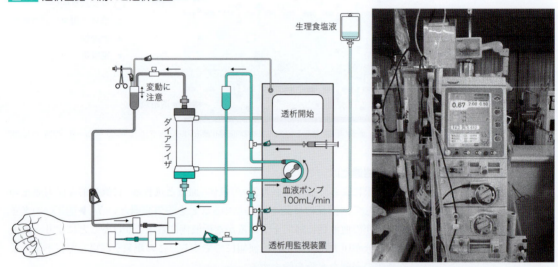

(川崎忠行 編：臨床工学プラクティカル・フルコース，p.112，メジカルビュー社，2015.より引用)

③**バスキュラーアクセス（vascular access：VA）とは**

バスキュラー（vascular）は血管を意味し，それへのアクセス（access），つまり血液透析を行ううえで血液を血管から取り出すために必要なアプローチのことをいう。これには，

①内シャント（自己血管使用動静脈瘻）
②人工血管（人工血管動静脈瘻）
③動脈表在化
④留置カテーテル（静脈へのアプローチ）

があり，患者の血管の走行状態や太さを考慮し選択する。

●**内シャント**

内シャントは，透析治療のバスキュラーアクセスのなかで最も一般的な方法（全体の90％くらい）である。内シャントの特徴は，感染が抑えられ，容易に血

> **One Point Advice**
> シャントは利き手と反対側に造設する場合が多い。

液を取り出すことができることである。
　血液透析を効率よく行うには1分間当たり150～200 cc程度の血液が必要であるため、手術により動脈と静脈の間にバイパスをつくり、動脈血の一部を静脈へ直接流して静脈流量を増やす（▶図29）。内シャントは、一般的に手首部位につくられるが、最近では糖尿病や動脈硬化で血管の状態が良好でない場合は肘部位でつくることもある。

図29 内シャントの造設と吻合法

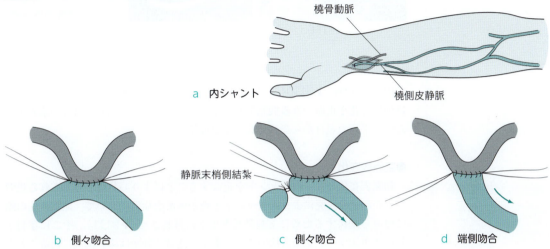

a　内シャント
b　側々吻合
c　側々吻合
d　端側吻合

（前波輝彦 監，山家敏彦 編：穿刺技術向上に役立つ 透析スタッフのためのバスキュラーアクセスガイドブック，p.2，メジカルビュー社，2014.）

> **補足**
>
> **外シャント**
> ● チューブを動脈と静脈に置き，皮膚の外でつなぐため感染などが起こりやすい。
>
>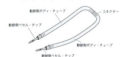
>
> （前波輝彦 監，山家敏彦 編：穿刺技術向上に役立つ 透析スタッフのためのバスキュラーアクセスガイドブック，p.2，メジカルビュー社，2014.）

●人工血管

　静脈の細い方では十分な血流を静脈に確保できないため、内シャントの作製が困難となる。そのような場合には深い位置を走行している太い静脈と動脈を人工血管で結び、バイパスし、血液透析用に血流を確保する。現在用いられている人工血管には、材質の違いにより以下のような3種類がある。

①ePTFE（ポリテトラフルオロエチレン）
②PU（ポリウレタン）
③PEP（ポリエステル・エラストーマ・ポリオレフィン）

　ePTFE人工血管はテフロンに熱を加えて伸展加工したもので、しなやかで屈曲しにくく、耐久性がよい（▶図30a）。ただし、穿刺した孔が自然に塞がらないため、移植後2週間以上経過し、周囲の組織と人工血管が十分癒着してから穿刺しなくてはならない。

図30 ePTFEとPUおよび内部構造

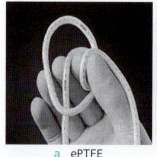
a ePTFE

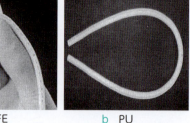
b PU

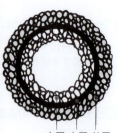
内層 中層 外層
c 内部構造

（ゲティンゲグループ・ジャパンより許諾を得て掲載）

PU人工血管（▶図30b），PEP人工血管は3層構造（▶図30c）になっていて，自分で針孔を止血できる機能を有している。そのため，周囲組織との癒着を待たず，手術の翌日から穿刺することが可能となる。

●動脈表在化

動脈表在化とは，内シャントを造設することにより心負荷が考えられる患者や表在静脈の荒廃により内シャント手術が困難な症例において，血液浄化の際に血流を確保するために上腕動脈を皮下に移動させ（▶図31），そこに穿刺するバスキュラーアクセス法のことである。通常，動脈は深い位置にあることから，筋肉よりも浅い位置に上腕動脈を移動することにより，上腕動脈は脱血のみに使用し，皮下の静脈に返血する。上腕動脈表在化の利点は，直接動脈に穿刺するので非生理的血流がないことであるが，毎回動脈自体に繰り返し穿刺することから穿刺部が瘤状に変化したり，壁在血栓を形成しやすく，感染を引き起こす可能性がある。

図31 表在化された上腕動脈

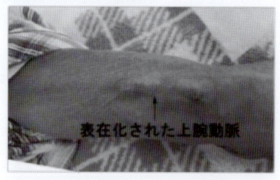

（おおぞねメディカルクリニックのご厚意により掲載）

●留置カテーテル（▶図32）

留置カテーテルには**短期留置型**と**長期留置型**がある。一般的に挿入する箇所は右内頸静脈である。鎖骨下静脈からの留置は中心静脈狭窄あるいは閉塞，また血胸，上大静脈穿孔などの危険が生じるため避けることになっている。

・**短期留置型**：急性腎不全やシャント閉塞時に留置するカテーテルで，あくまでも一時的なものになる。透析医学会の指針では留置期間は3週間を目処としているが，留置期間と発熱あるいは感染との相関はないともいわれ

ていることから，発熱あるいは感染の徴候がなければ3週以上の留置も可能であり，一般的に1カ月程度としている。
- **長期留置型**：心臓の機能が悪くシャントも人工血管もつくれない患者に用いるカテーテルである。引き抜き防止のためカフを有しているタイプがあり，皮下トンネルを形成することで長期間の留置でも感染の危険性がない。

いずれにしろ短期留置型も長期留置型もカテーテル留置においては，血栓や感染リスクが課題となる。

> **▼ One Point Advice**
> 血栓防止のためウロキナーゼコーティングされたカテーテルもある。透析終了後はヘパリンをカテーテル内に注入する。

図32　ダブルルーメンカテーテル

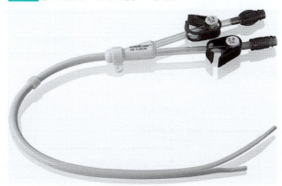

（林寺メディノールより許諾を得て掲載）

抗凝固剤

メカニズムからの視点

- 血液は体外に出ると空気や人体と異なる物質に接することで固まりやすくなる。
- 血液透析では回路やダイアライザに血液を通すことから，血液を固める因子が活性化される。それを防止するために抗凝固剤を使用する。
- 血液透析では，おもに4種類の抗凝固剤が使用されており，手術後や出血傾向のある患者など患者状態に合わせて選択する。

■ 凝固系とは

凝固する過程は2つあり，血管内に存在する因子によって起こる凝固反応の**内因系凝固**と血管外に存在する組織トロンボプラスチンに由来する凝固反応の**外因系凝固**である。

①内因系凝固

おもに血液透析のような体外に血液を取り出す治療時に活性化される反応であり，その機序は回路のような人体と違う異物に接触することで起こる。凝固第XII因子から始まり，XI，IX，VIII，X，V，II，I因子が関与している。この凝固機能をみる検査が活性化部分トロンボプラスチン時間（activated partial thromboplastin time：APTT）である。基準値は25.5〜39.8秒。

②外因系凝固

おもに外傷により活性化される反応で，その機序は血管が損傷して出血が起こると，血管外の組織液中の組織トロンボプラスチンが血液中に入り，第VII因子と結合して活性化（VIIa）する。VIIaは，Ca^{2+}の存在下で直接，第X因子を活性

化する。その後は，内因系凝固と同様にフィブリンの形成に至る（▶図33）。この凝固機能をみる検査がプロトロンビン時間（prothrombin time：PT）である。基準値は11.5〜15.0秒。

図33 凝固活性の順序

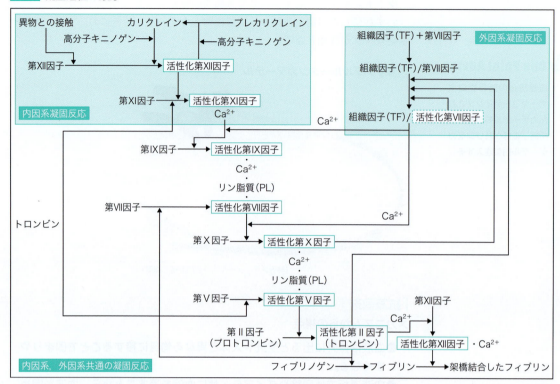

(岡田隆夫 編：集中講義 生理学，p.94，メジカルビュー社，2014．より引用)

■抗凝固剤の種類
①未分画ヘパリン

　ヘパリンは，最も一般的に使用される薬剤であり，豚の腸より摘出される物質である。分子量は，10,000〜20,000で，血液中のATⅢ（アンチトロンビンⅢ）と結合することにより，Xa因子，Ⅱa因子（トロンビン）に作用し血液凝固を防ぐ。つまり，ATⅢの存在下でなければ抗凝固作用を示さない。半減期は，約1時間である。

　ヘパリンの使用時に注意すべき点は，アレルギー反応を起こし，ヘパリンに対する抗体が産生される場合があることである。これを**HIT抗体**という。おもに透析導入期にみられ，まれに慢性期にも発症する。HIT抗体ができるとHIT抗体は，血中で抗原である血小板第4因子（PF4）・ヘパリン複合体と結合して免疫複合体を形成し，そのFc部分が血小板膜上のFcレセプターと結合して血小板を活性化させ血小板の凝集が起こり，結果的に血小板減少が生じる。また，抗凝固作用も効かず凝固する。

②低分子ヘパリン

　未分画ヘパリンを低分子化したもので，分子量4,000〜6,000程度の抗凝固剤である。ヘパリンと同様に血中のATⅢと結合して，おもにXa因子に作用するほか，Ⅱa因子（トロンビン）にも作用する。Xa因子の作用がほとんどで，Ⅱa

> **One Point Advice**
> ヘパリンはATⅢ欠乏症では効果を示さない。

> **One Point Advice**
> ヘパリンより半減期が長いにもかかわらず出血傾向の患者に使用できるのは薬の効力がヘパリンより低めであるため。

因子の作用は弱いことから少量の出血傾向のある患者に使用する。半減期はヘパリンの約2倍の2～4時間である。

③メシル酸ナファモスタット

メシル酸ナファモスタットは，分子量540程度の物質で，タンパク質分解酵素阻害作用により抗急性膵炎薬として開発され，凝固因子にも阻止的に働くため抗凝固剤として使用されている。半減期は5～8分と短く，出血を増強させない点から手術後の患者さんなどに対して現在，最も優れた抗凝固剤である。凝固系では凝固因子活性化を幅広く阻害することにより血液の凝固を防ぐ。半減期が5～8分と短いことから，体外循環中には血液凝固を防止して，体内ではすぐに不活性化することにより，出血病変をもつ患者の出血を増悪させずに血液透析を行うことができる。価格はヘパリンよりも非常に高いことから手術後や出血病変をもつ患者にのみ保険適応となる。

④抗トロンビン薬

選択的にトロンビンと結合し，抗トロンビン作用を発揮する抗凝固剤である。分子量は約500程度で，ヘパリンや低分子ヘパリンのようにATⅢを介さずに抗凝固作用を発現する。つまり，ヘパリンはATⅢ存在下でなければ抗凝固作用を示さないが，アルガトロバン（抗トロンビン薬）は，欠乏症（ATⅢを生まれつきもっていない人）にも抗凝固作用がある。よって，その適応はATⅢ欠乏症，またはヘパリン起因性血小板減少症（heparin-induced thrombocytopenia：HIT）Ⅱ型のみとなる。

ダイアライザ

ダイアライザは，一般的に使用されるストロー状の中空糸型という形状と特殊な積層型の2種類がある（▶図34）。また，材質の違いによりセルロース系膜と合成高分子系膜があり，さまざまな種類が用意されている。

中空糸型は内径200μm前後，膜厚10～50μm，有効長10～30cm程度のストロー状の膜を約1万本束ねて内側に血液，外側に透析液が流れることで血液を浄化する。中空糸型は，積層型と比較して血液充填量が少ないだけでなく，プライミングがしやすいというメリットがある。

積層型は平板状の膜を何重にも重ねて，その間を血液と透析液が流れることで血液を浄化する。優れた吸着特性を有しており，尿毒症状を呈する物質を効率よく吸着除去する。また，陰性荷電の特性から，炎症性サイトカインをイオン結合により効率よく除去できる。膜の表面が強い陰性荷電を有していることから，ACE阻害薬の使用は禁忌である。

> **▼ One Point Advice**
> 抗凝固剤の投与にはシリンジポンプを使うが，そのシリンジに血液が逆流すると効果は薄れる。

> **▼ One Point Advice**
> ほかにも効果として血小板凝集抑制，フィブリン形成抑制がある。

図34 中空糸型と積層型の構造

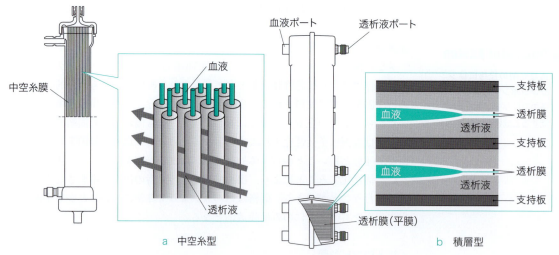

a 中空糸型　　　b 積層型

(秋葉 隆 監, 金子岩和 編：臨床工学技士のための血液浄化療法フルスペック, p.113, メジカルビュー社, 2014.より引用)

■材質の違い

セルロース系膜にはほとんど使用されていないRC（regenerated cellulose：再生セルロース）膜とそれを改良したCTA（cellulose triacetate：セルローストリアセテート），合成高分子系膜にはPMMA（polymethylmethacrylate：ポリメチルメタクリレート）膜，PS（polysulfone：ポリスルホン）膜，EVAL（ethylene-vinylalcohol：エチレンビニルアルコール共重合体）膜，PAN（polyacrylonitrile：ポリアクリロニトリル共重合体）膜などがある。透析膜は材質の違いにより，溶質透過性に優れるものや生体適合性に優れたものなど各種特徴があるので，患者の病態に合わせて使い分けることが重要となる。
　その特徴を以下の▶表5に示す。

表5 材質による特徴

	材　質（略語）	特　徴
セルロース系膜	再生セルロース（RC）	小分子量物質の除去には優れるが，低分子量タンパクの除去に劣る。現在ではほとんど使用されていない
	表面改質再生セルロースc	再生セルロース膜の生体適合性を改善するために膜表面の改質が施されている
	セルロースアセテート系（CTA）	再生セルロース膜の生体適合性を改善するため，水酸基3つをアセチル基に置換
合成高分子系膜	ポリスルホン（PS）	広範囲の物質除去，生体適合性に優れているが疎水性が高いことからポリビニルピロリドン（PVP）を塗布している
	ポリエーテルスルホン（PES）	PS膜とほぼ同等の性能。α_1-MG領域の除去性がよい。ポリビニルピロリドン（PVP）を塗布している
	ポリエステル系ポリマーアロイ（PEPA）	広範囲の物質除去，生体適合性に優れる。エンドトキシン阻止能も高い
	エチレンビニルアルコール共重合体（EVAL）	抗血栓性，広範囲の物質除去，生体適合性に優れる。導入患者に使用しやすい
	ポリメチルメタクリレート（PMMA）	β_2-MGの除去，生体適合性に優れる。サイトカイン吸着特性をもっている
	ポリアクリロニトリル共重合体（PAN）	ACE阻害薬内服患者には禁忌。生体適合性に優れる。おもに積層型に使用

診療報酬上での分類法としてβ_2-MGの除去能力の違いによりⅠ～Ⅴ型に分かれている。Ⅰ型 10 mL/分 未満，Ⅱ型 10以上30 mL/分 未満，Ⅲ型 30以上50 mL/分，Ⅳ型 50以上70 mL/分，Ⅴ型 70 mL/分 以上となっている。新たに2013年に日本透析医学会より中空糸型の透析膜の分類が提示されている。これではHD膜，HDF膜，HF膜の基準が明記された（▶表6）。

表6 血液浄化器（中空糸型）の機能分類2013

治療法		HD					HDF		HF
血液浄化器		血液透析器[1]					血液透析濾過器[2]		血液濾過器
		Ⅰ型		Ⅱ型		S型（特別な機能をもつもの）	(後希釈用)	(前希釈用)	
		Ⅰ-a型（タンパク非透過/低透過型）	Ⅰ-b型（タンパク透過型）	Ⅱ-a型（タンパク非透過/低透過型）	Ⅱ-b型（タンパク透過型）				
測定条件	膜面積 A（m²）	1.5					2.0		2.0
	血流量 Q_B（mL/分）	200±4					250±5	250±5	250±5
	希釈後 Q_B（mL/分）							490±10	
	透析液流量 Q_D（mL/分）	500±15					500±15	600±18	
	流入 Q_D（mL/分）							360±11	
	ろ液流量 Q_F/補充液流量 Q_S（mL/分）	15±1（10±1 mL/分/m²）					60±2（30±1 mL/分/m²）	240±4（120±2 mL/分/m²）	60±2（30±1 mL/分/m²）
性能基準[*1]	尿素クリアランス（mL/分）	125≦		185≦		125≦	200≦	180≦[*2]	55≦
	$β_2$-MG クリアランス（mL/分）	<70		70≦		0≦	70≦	70≦[*2]	35≦
	アルブミンふるい係数 SC	<0.03	0.03≦	<0.03	0.03≦				
透析液または補充液水質基準		超純粋透析液水質基準					濾過型人工腎臓用補充液またはオンライン透析液水質基準		濾過型人工腎臓用補充液またはオンライン透析液水質基準
特徴[*3]		小分子から中分子（含む$β_2$-MG）溶質の除去を主目的とする	小分子から大分子までブロードな溶質の除去を主目的とする	小分子から中分子（含む$β_2$-MG）溶質の積極的除去を主目的とする	大分子（含む$α_1$-MG）溶質の除去を主目的とする	特別な機能[*4]：生体適合性に優れる，吸着によって溶質除去できる，抗炎症性，抗酸化性を有する，など	拡散と濾過を積極的に利用し，小分子から大分子まで広範囲にわたる溶質の除去を目的とする[*5]		濾過を積極的に利用し，中・大分子溶質の除去を主目的とする

1) それぞれの血液透析器はⅠ型/Ⅱ型/S型のいずれか1つの型として使用されなければならない。
2) それぞれの血液透析濾過器は，後希釈用もしくは前希釈用のどちらかの性能基準を満たさなければならない。基準を満たしたものは，膜を介して濾過・補充を断続的に行う「間欠補充用」にも使用可能である。
*1 性能基準値については，表中膜面積の値とする。他の膜面積では勘案して読み替えるものとする（その際，測定条件も適宜変更する）。
*2 希釈補正後の値。
*3 特徴については，あくまでも1つの目安を示すもので厳格に分類されるものではない。
*4 特別な機能については，別途それぞれ評価するものとする。
*5 内部濾過促進型は含めない（血液透析器に含める）。
治療当たりのアルブミン喪失量の設定は，低アルブミン血症をきたさぬよう十分配慮すべきである。

(川西秀樹ほか：血液浄化器（中空糸型）の機能分類2013. 透析会誌, 46(5): 502, 2013. より引用)

■ダイアライザの選択法

透析に使用するダイアライザの選択には，年齢，体重，透析量，透水性（除水量），生体適合性，大分子量物質の除去性能などを考慮し，透析患者にとってどの材質がよいのかその特徴を理解したうえで膜面積も含めて決定する。

一般的に，血液透析導入時は小さな膜面積のダイアライザを選択し，血液透析の効率や体格に応じて徐々に膜面積の大きなダイアライザに変更する。透析導入時や合併症のない患者には小分子量毒素（BUNやクレアチニン）の除去に適したものを使用する。また，慢性期になると$β_2$-MGなどが蓄積することから中分子・高分子を除去するハイフラックス膜やハイパフォーマンス膜（high performance membrane：HPM）とよばれる高性能膜を積極的に使用する。しかし，高性能膜は有用なアルブミンも若干すり抜けることから，食事摂取状態や年齢を考慮する必要がある。

> **One Point Advice**
> 臨床では月1回程度透析前・後に採血し，透析効率を求めてからダイアライザの検討をする。

透析液

透析液には酢酸透析液，重炭酸透析液，無酢酸透析液と3種類あるが，酢酸透析液は酢酸濃度が35 mEq/Lと高く，血圧低下や悪心などの症状がでる酢酸不耐症が問題となり，現在では使用されていない。

透析液は水道水から水処理装置により純水を作成し，透析液の素となる粉末（A粉末・B粉末）もしくは濃厚液（A液・B液）を純水で1：1.26：32.74（A：B：水）の比率で薄めて使用している。透析液に含まれている成分はNa（ナトリウム），K（カリウム），Ca（カルシウム），Mg（マグネシウム），Cl（クロール），HCO_3（重炭酸），ブドウ糖などで，溶解装置や個人用透析装置にて必ず使用する直前に作成する。その透析液濃度は，腎不全の影響により必然的に高値となるKやCaは低くし，濃度勾配で血液側から移動しやすく，またアシドーシスの是正のため重炭酸は透析液から血液中に移動しやすい濃度となっている。

標準的な透析液の濃度を以下の▶表7に示す。

表7 透析液濃度

組　成	血清濃度（正常値）	透析液濃度
Na [mEq/L]	136〜147	135〜140
K　 [mEq/L]	3.5〜5.0	2
Ca [mEq/L]	4.5〜5.5	2.5〜3.5
Mg [mEq/L]	1.8〜2.6	1.0〜1.5
Cl　[mEq/L]	98〜108	105〜114
HCO_3^-（重炭酸）[mEq/L]	24±2	25〜30
CH_3COO^-（アセテート）[mEq/L]	—	7〜8（重曹透析液）
		35（酢酸透析液）
$C_6H_{12}O_6$（ブドウ糖）[mg/dL]	60〜110	100〜150
浸透圧 [mOsm/L]	270〜295	280〜300

また，現在でも重炭酸透析液に酢酸8 mEq/LがpH安定剤として含まれており，酢酸不耐症がみられることから，2006年よりpH安定剤として酢酸の代わりにクエン酸を用いた無酢酸透析液も使用されている。

血液濾過（HF）（▶図35）

透析液と類似した成分からなる補充液を回路より血液内に注入し，血液濾過器（ヘモフィルター）という濾過膜に限外濾過圧をかけ，注入した水分と老廃物を濾過として除去する。中分子から大分子の除去効率に優れているが，血液透析とは違い小分子の除去性が劣る。補充液は，濾過量に相当する量（12〜20 L/回 程度）が必要となる。

除水量は，濾過量と補充液量との差で設定する。HFは補充液を入れることから血漿浸透圧の低下が起きにくく，組織間液，細胞内液との浸透圧差が小さいので，その結果，血管内から組織間液，細胞内液への水分の移動が少なく，循環血液量低下も小さいため循環動態が安定する。

> **One Point Advice**
> 浸透圧変化を緩やかにしたい場合の第一選択となる。

図35 HFの回路図

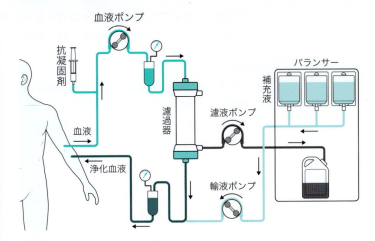

■適応疾患

血圧不安定の透析困難症，透析アミロイド症，緑内障，心包炎，心不全。

血液透析濾過（HDF）

HDFとは，血液透析に濾過を加えた治療法で，具体的には透析液とほぼ同等濃度の補充液を血液回路から大量に注入し，HDF用透析膜から入れた補充液を同量除去する。HDFには，**オフラインHDF**と**オンラインHDF**があり，置換液を注入する場所により**前希釈法**と**後希釈法**がある。

通常の血液透析では拡散による尿素窒素（BUN）・クレアチニン（Cr）・尿酸（UA）といった小分子の除去が主となるが，血液透析のみでは低分子タンパク質領域に大きめの毒素である代表的な β_2-ミクログロブリン（β_2-MG：分子量11,800ダルトン）は効率よく除去されない。そこでHDFは，分子量の大きい低分子タンパク質を効率よく除去するために，補充液を加えそれと同等の水分を除去することで濾過効率を向上させている。補充液同等の水分を除去するため透水性がよく，かつ除去効率のよい膜を使用する。

①オフラインHDF

オフラインHDFは，補充液に補液パックに入った透析液とほぼ同等成分の薬剤を置換液に使用し，その補充量は8～12 Lと少ないことから後希釈法での治療が主となる。

②オンラインHDF

オンラインHDFは，補充液として専用装置を使用して透析液の一部を回路内に注入することにより最大60 Lの大量置換を行う。置換液量が多いほど，大分子の除去効果が高いといわれている。しかし，徹底した透析液の水質管理が必要であり，ウルトラピュアといわれる超純水を作成する装置が必要となる。

> **One Point Advice**
> 透析液がそのまま補充されるので，水質管理が徹底されていなければならない。

■HDFの適応症例

透析アミロイドーシス，皮膚掻痒，いらいら感，不眠，食欲不振，末梢神経障害，エリスロポエチン不応性腎性貧血，透析時低血圧，多臓器不全など。

■ 希釈法による違い（▶図36）

> ①前希釈法：ダイアライザ前のチャンバーから入れる。
> ②後希釈法：ダイアライザ後のチャンバーから入れる。

①前希釈法

ダイアライザ前に希釈されることから血液濃縮が起こりにくく，血液流量によらず実施できる。しかし，ダイアライザ前で血液を希釈しているので血液内の尿毒素濃度が低下し，濃度勾配による拡散能が下がることによって小分子物質の除去効率が低下する。

②後希釈法

ダイアライザ後に血液を希釈するので，置換液量が多い場合や除水が多い場合には血液流量が低い患者では血液濃縮が起こる場合があり，ダイアライザ内に凝固が起こる可能性がある。しかし，同じ置換液量では前希釈法よりも小分子〜大分子物質の除去効率がよい。

図36 前希釈法と後希釈法

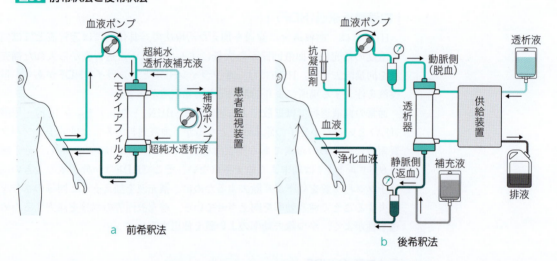

a 前希釈法　　　　　　　　　　b 後希釈法

ECUM法（体外限外濾過法）（▶図37）

ECUM法（extracorporeal ultrafiltration method）はダイアライザに透析液を流さず，血液から除水のみを行う方法で，BUNやクレアチニンといった尿毒症物質の除去は期待できない。しかし，目的が**除水であり，血液透析中に除水を行うのに比べて比較的大量の除水を行っても血圧低下，下肢の筋肉けいれんなどの不均衡症候群の出現することが少ない治療法**である。溢水[*3]時の肺うっ血症状があるときや，心不全，透析終了後にも除水が必要なときに除水を目的として行う。

> **One Point Advice**
> 前希釈法と後希釈法では目的が異なる点を理解しよう。

> **用語アラカルト**
> *3 溢水（いっすい）
> 体内の水分が過剰な状態のこと。

図37 ECUMの回路構成

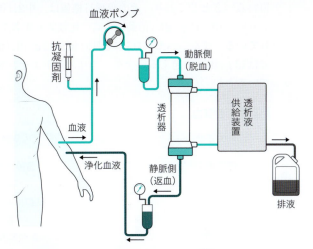

> **One Point Advice**
> HFとの違いは補充液を使用しないこと。

血液透析での合併症

メカニズムからの視点

- 透析療法を続けていると，さまざまな原因で合併症が起こることがある。
- 透析を始めてすぐの時期に体が透析に慣れないために起こる合併症（短期的合併症）と透析を長く続けているために起こる合併症（長期的合併症）がある。

■短期的合併症

①不均衡症候群

透析の導入時や初期に発症しやすいもので，透析治療により血液中の老廃物や水分が急激に減少し，血管と細胞の間に水分や成分濃度の大きな差（不均衡）が生じる。特に脳の中の老廃物は除去されにくく，体と脳との間に濃度差が生じる。脳の中の老廃物を薄めようとして脳は水分を吸収するため，脳内圧が亢進されて引き起こされる症状である。おもな症状として，低血圧，頭痛・だるさ，四肢のふるえ，悪心・嘔吐，意識障害，筋肉のけいれんなどが出現する。

予防は，第一に急激ではなく血流量を下げゆっくりとした透析から始め，徐々に身体を慣らすことが大切である。

■長期的合併症

①腎性貧血（▶図38）

腎臓は，赤血球産生を促進させ成熟させる働きのあるホルモンとして，エリスロポエチンを傍尿細管細胞から分泌している。腎機能が低下するとエリスロポエチンが産生されなくなり，造血能力が低下する。そのため慢性腎不全になると，ほぼ腎性貧血になる。

腎性貧血の症状としては，疲れやすい・息切れ・眩暈（めまい）・食欲不振・動悸・頻脈・顔色が悪い・爪色が悪い・浮腫などが出現する。定期的に血液検査で，ヘモグロビン（血色素量）・ヘマトクリット・赤血球数・鉄・トランスフェリン飽和度（TSAT＜％＞）・フェリチン（体内貯蔵鉄とよく相関）・MCV（平均赤血球容積）を測定し貧血具合を把握し，貧血が認められる場合にはエリスロポエチン製剤を投与する。

> **POINT!!**
> エリスロポエチンの産生を促すことはできないので，エリスロポエチン製剤を投与する。

日本透析医学会では，透析患者において貧血の診断はヘモグロビン（Hb）を用いるべきとしており，その管理目標値は，中2日後の透析前の仰臥位採血による値で10〜11 g/dL（活動性の高い比較的若年者では11〜12 g/dL）が推奨されている。また，ヘモグロビン（Hb）値が12 g/dL（活動性の高い比較的若年者では13 g/dL）を超える場合を，エリスロポエチン製剤の減量・休薬基準としている。

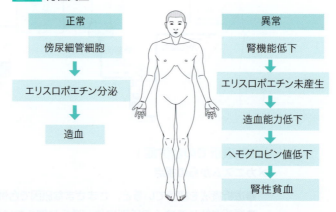

図38 腎性貧血

②高カリウム血症

　腎不全ではカリウムの排泄ができないため，カリウムを多く含む食品の過剰摂取で容易に高カリウム血症となりやすい。高カリウム血症となると手足のしびれ，口のしびれ，脱力感，知覚異常，味覚異常，違和感などが出現する。さらに，7 mEq以上となると非常に危険な状態となり，不整脈や場合によっては心停止となる危険性がある。

　予防には食事療法が大切である。カリウムを多く含む野菜や果物，いも類，海藻，豆類の摂取量を控え，水でさらして含まれるカリウムを除去するなどの努力が必要である。しかし，食事療法でも高値の場合，薬剤により便中へカリウムが排泄されるようにする。

③二次性副甲状腺機能亢進症（▶図39）

　慢性腎不全になるとリンが腎臓から排泄されず，高リン血症になる。リンの濃度が上昇すると腸でのカルシウムの吸収が悪くなり，血中のカルシウムの濃度が低下する。それに伴いカルシウム濃度を上げようとして副甲状腺から副甲状腺ホルモン（parathyroid hormone：PTH）が積極的に分泌される。また，その機序だけではなく腎不全によりビタミンDが腎臓で活性化されなくなり，食物中のカルシウムを腸から吸収できなくなる。

　この2つの原因により，副甲状腺の機能が亢進し，副甲状腺ホルモンが過剰に分泌されると人体の中でカルシウムの一番多い骨を溶かし，血液中の不足したカルシウムを補うように働く。骨からカルシウムが溶出すると骨そのものがもろくなり，線維性骨炎になる。副甲状腺ホルモン（intact-PTH：基準値10〜65 pg/mL）は定期的に血液検査で調べ，高値ならばリン吸着剤や活性型ビタミンD製剤を投与する。

　日本透析医学会のガイドラインでは，血清リン，血清カルシウム濃度の目標値は，リンが3.5〜6.0 mg/dL，カルシウムが8.4〜10.0 mg/dLで設定されている。

図39 二次性副甲状腺機能亢進症

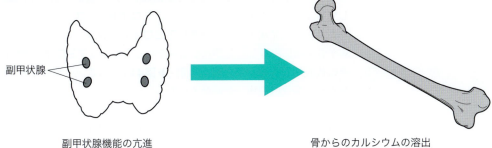

副甲状腺

副甲状腺機能の亢進
副甲状腺ホルモンの過剰な分泌

骨からのカルシウムの溶出
骨がもろくなる

④異所性石灰化（▶図40）

　二次性副甲状腺機能亢進症が進行すると骨からのカルシウム溶出により血中のカルシウム濃度が必要以上に高くなり，高カルシウム血症となる。これが排泄されていない血中のリンと結合しリン酸カルシウムとなり，血管壁，軟部組織，関節周囲などに沈着し石灰化を起こす。特に透析患者は心臓血管への沈着により弁膜症や心筋梗塞に注意を要する。
　予防方法は，以下のとおりである。

①高カルシウム血症：活性型ビタミンD製剤の減量調整や透析液選択の際に低カルシウム濃度のものを用いるなどの検討を行う。
②高リン血症：食事によるリン摂取の制限，透析効率を上げる，リン吸着剤の投与などの検討を行う。

図40 血管の石灰化

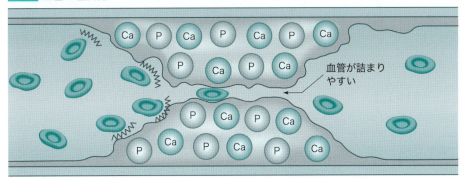

Ca：カルシウム　　P：リン

⑤アミロイド骨関節症

アミロイドとよばれる特殊な線維状のタンパク質が，細胞や組織の間に沈着してさまざまな障害を起こす病気を**アミロイドーシス**という。これが長期透析患者において発症することを**透析アミロイドーシス**といい，特にアミロイド繊維が骨関節に沈着し，しびれや痛みを生じる場合は**アミロイド骨関節症**であり，その代表的なものが**手根管症候群**（▶図41）である。手根管症候群以外にも弾発指や多発性関節痛，骨囊腫も含む。

アミロイドの元となるのがβ_2-ミクログロブリン（β_2-MG）であり，通常では腎臓で排泄されるが，腎不全では蓄積し血清β_2-MGの数値（β_2-MG基準値：0.7～2.0 mg/L）が透析患者では普通の人に比べ40倍近くになることもある。

予防はβ_2-MGの除去であり，PMMA膜を使用した長時間透析やHDFが有効である。また，β_2-MGを吸着するカラム（リクセル：ヘキサデシル基）もあるが，保険適応が限定されており，予防としての使用はできない。

図41 手根管症候群

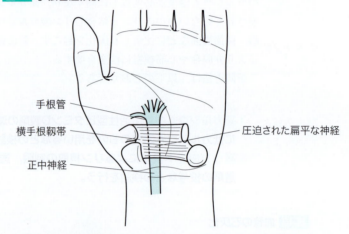

・リクセルの保険適応
（①～③に当てはまる透析患者がリクセル療法の保険適応）
①手術または生検により，β_2-MGによるアミロイド沈着が確認されている。
②透析歴が10年以上であり，以前に手根管開放術を受けている。
③画像診断により骨囊胞像が認められる。

⑥高血圧（▶図42）

腎不全の段階で高血圧となっていることが多いが，特に無尿の透析患者は透析間での体重増加が大きく影響している。水分や塩分の摂りすぎにより体液量が増加することで起こることから，日頃の節制が大切である。

高血圧が持続すると将来的に動脈硬化や心臓病，脳出血，眼底出血などの原因にもなるため，血圧コントロールは重要である。体重増加はドライウェイトの3～5％の範囲を超えないようにしよう。

⑦痒み

透析患者の痒みの訴えは非常に多い（▶図43）。これは皮膚表面の汗腺が萎縮することによって汗の量が低下することから，皮脂が皮膚に行き渡らずに乾燥肌となるためである。それだけでなく，血液透析という体外循環で異物に接することによるアレルギー反応や尿毒素の蓄積も考えられる。また，カルシウ

\ POINT!! /

血液透析中に血圧が低下し，十分な除水ができない患者に対する対策
- 高ナトリウム透析液を使用する：血漿浸透圧が上がるので，血圧を維持できる。
- 透析液温を低下させる（低温透析）：末梢血管の収縮により血圧が上がる。

【注】血液流量を増加させたり，使用している透析器の膜面積を拡大させると血圧が低下してしまうので避ける。

ムやリンが高値になるとこれらが皮膚に沈着し，それによって頑固な痒みが起きることがよくある。予防は，保湿をしっかりとして生体適合性のよい膜を使用し，かつ効率のよい透析を行うことである。

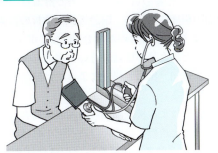

図42 高血圧

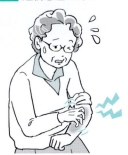

図43 透析患者の痒み

まとめのチェック

☐☐	① 腎不全に対する透析療法の目的について述べよ。	▶▶① ①タンパク代謝産物の除去，②電解質の補正，③酸塩基平衡の是正，④体内の過剰水分の除去が目的となる。
☐☐	② 腹膜透析の原理について述べよ。	▶▶② 身体の電解質濃度より薄い透析液を腹腔内に入れることで，拡散により不要な物質が透析液側に移動する。また透析液の浸透圧濃度が高いことから体内の余分な水分が透析液側へ移動する。
☐☐	③ 血液透析の原理について述べよ。	▶▶③ クレアチニンや尿素窒素といった小分子は拡散により除去され，体内の余分な水分は機械的に圧力をかけることにより血液中から透析液側へ水分移動させる限外濾過である。
☐☐	④ 抗凝固剤の種類について述べよ。	▶▶④ 未分画ヘパリン，低分子ヘパリン，メシル酸ナファモスタット，抗トロンビン薬の4種類が主に使用されている。
☐☐	⑤ HDとHDFの違いについて述べよ。	▶▶⑤ HDでは小分子物質の除去が主になるが，HDFでは補充液を入れそれを除去することで濾過効率が上がり中分子・大分子が除去しやすくなる。
☐☐	⑥ 血液透析の合併症について述べよ。	▶▶⑥ 短期的には急激な老廃物の除去により発生する不均衡症候群があり，長期的には腎性貧血，高カリウム血症，二次性副甲状腺機能亢進症や異所性石灰化，高血圧，手根管症候群などが挙げられる。

血液浄化中における主なトラブルと対処法

透析中の抜針や血液回路の逸脱

不慮に針が抜けてしまった場合，直ちにポンプを停止して針穴の消毒・止血を行い，同時に患者のvitalチェックと出血量の確認を行い医師へ報告する。vital，出血の程度によって，緊急処置・透析の再開・輸血を検討する。回路の接続不良により出血を認めた場合直ちにポンプを停止して，同時に患者のvitalチェックと出血量の確認を行い，出血部位の確認・原因を調べ直ちに医師へ報告する。vital，出血の程度によって，緊急処置・透析の再開・輸血・抗生剤投与を検討する。

回路内圧上昇による接続部からの漏血の場合は，回路に歪み・捻れ・破裂がないか確認のうえ透析を再開。回路内圧上昇による回路破裂の場合は回路の全取替えを行い，介助者が血液を浴びた場合はすぐに水洗し，患者が感染症をもっていた場合は感染対策マニュアルに則って対処する。

透析中の低血圧

原因は体重増加が多く，HDによる過剰な除水や透析による血漿浸透圧の低下に伴う循環血液量の減少である。あくび，倦怠など脳貧血状態から，意識消失，失禁，ショックを呈することもある。急激な低血圧の対処法は，まず除水量設定を0にし，生理食塩水を100～200 mLを急速注入し血管内のボリュームを増やす。また50％ブドウ糖液や10％NaCl液を20 mL程度投与することで血管内の浸透圧上昇を図り，血管外からの水を血管内に引き込むことが可能である。また透析液温度を下げ血管抵抗を上昇させる方法もある。下肢挙上し脳血流を確保する方法もあるが，心負荷が懸念される。

透析中のこむらがえり

主な原因は急速かつ過剰な除水により，過度の脱水状態で筋肉が異常に収縮する。その他にも酸塩基平衡の急激な変化，カルシウム・イオンの不足，低ナトリウム血症などが挙げられる。対処法として2％塩化カルシウム，10％NaCl，生理食塩水などを注入すると回復する。また内服薬としてツムラ芍薬甘草湯エキス顆粒があり，最近ではカルニチン製剤も有効とされている。

ダイアライザ・血液回路の凝血塊

静脈チャンバー内のメッシュ部に凝血魂が付着することにより，静脈圧異常として検知される。その場合には，プライミングラインより生食を50 mL程度流し凝血魂を確認することができる。確認できた際には，血液回収をし回路内およびダイアライザ内を生食で置き換えた後に静脈側回路を交換し，再度生食でプライミングをし，再開する。また抗凝固剤の投与量を再考するためACT測定する。

ダイアライザのバースト

漏血センサーの警報がなった場合直ちに透析液の供給を停止，血液ポンプを停止する。静脈ラインをクランプし溶血した血液の体内への流入を避ける。透析液を採取し溶血の有無をヒトヘマステープで確認する。ヒトヘマステープで反応がない場合，透析を再開する。

少量の血液リークの場合，短時間にダイアライザを交換し透析を再開する。

最後に抗生剤の投与を検討する。事故を起こしたダイアライザは原因検索のため保存する。大量のリーク，または溶血の場合は患者側の静脈ラインは確保し生理食塩水の輸液をゆっくり行う。出血量はできる範囲でカウントしておく。短時間に新しい機械，透析液，ダイアライザ，回路に変更して透析を再開する。

　また，溶血が高度の場合にはヘモグロビンの除去目的でタンパク漏出型の透析膜の使用，あるいは血液濾過透析に変更することが望ましい。抗凝固剤はフサン®とする。血液・透析液を採取して遠心分離し（3000 rpm，10 min），溶血の有無，程度を確認する。緊急検査として浸透圧・Na・K・Htの測定を行う。事故を起こしたダイアライザは原因検索のため保存する。溶血に伴う症状として，頭痛，悪心，嘔吐，筋痙攣，意識障害，血液低下性ショック，背部痛，腹痛，胸痛が認められた場合には速やかに対処する。透析再開後は必要に応じて酸素吸入や輸血を行う。Htの低下が4〜5％あればMAP 1-2単位を目安にする。また，ショックの場合は昇圧剤，強心薬の投与を開始する。感染症を合併することがあり，抗生剤の投与も検討する。溶血の程度がひどいときはハプトグロビン注を1回4,000 U（200 mL）点滴静注する。

透析中トイレに行くための離脱

　何らかの事情によりシャントと回路を一時離脱しなければならない状況時は，回路内の血液を生食にて半返血し，ブラッドアクセスから回路を離脱し三方活栓で動脈側および静脈側をつなげ，循環回路を形成し血流100 mL程度にて循環する。その際，透析液はバイパスしておく。また，ブラッドアクセス部はヘパリン生食などで充填し，穿刺部が感染しないように注意する。

停電時の対応

　透析液中，バッテリ運転スイッチが自動側になっていて，停電（商用電源が供給されない），または動力電源がダウンしているとき，自動的にバッテリ運転に切り替わる。充電は主電源スイッチをONにしておけば自動的に行うことができる（満充電：約48時間）。

　バッテリ運転で，血液ポンプ，注入ポンプ，気泡検出器を運転することが可能である。バッテリ運転が不可能な場合は，手動で血液ポンプを動かし返血する。

02 肝臓

滝川康裕, 柿坂啓介, 鈴木悠地, 井上義博, 阿部貴弥

肝臓の構造

メカニズムからの視点

- 重さは体重の2.0〜2.5%（1,200〜1,500 g），心拍出量の20〜25%が流入
- 肝臓は肝動脈と門脈の二重の血管支配
- 類洞は血液と肝細胞の間での物質交換の場

肝臓とは

肝臓は，胃腸（消化管）と心肺（呼吸循環器）の中間に位置しており，消化管で吸収された物質は，肝臓でいったん処理された後に心臓に渡されて全身に行きわたる。すなわち，栄養素は肝臓でヒトの栄養素につくり替えられ全身に供給される。また，腸から吸収されたアルコールなどの有害物質は肝臓で解毒された後に心臓から腎臓を経て尿に，あるいは肝臓から直接胆管，腸を経て便に排泄される（▶図1）。

このように肝臓は全身の栄養や代謝の中心的な役割を果たしており，その障害は全身の臓器に影響を与えることになる。従って，肝臓の障害が強い場合には，血液浄化の助けを借りてその働きを肩代わりし，全身への影響を避ける必要がある。

図1 肝臓の解剖学的位置と生理機能の概観

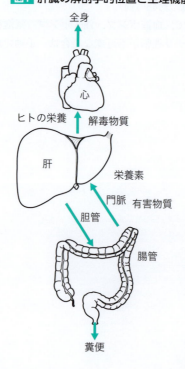

肉眼的構造

■位置と大きさ

肝臓は人体で最大の臓器で，成人では1,200〜1,500gの重さがあり，成人体重の約1/50（2.0〜2.5％）を占めている。肝血流量は心拍出量の20〜25％で，全肝血流量の70％を門脈血，30％を肝動脈血が流入している。

肝臓は横隔膜に接し，右肋骨弓に隠れるように上腹部に位置する臓器である（▶図2）。肝右葉の上縁は，第5肋間の位置にある。肝左葉の上縁は，第6肋骨上縁に位置する。肝臓の下縁は，右第9から左第8肋軟骨にかけて斜めに上がっている。

■肝臓内の区域（▶図3）

肝臓は，解剖学的には肝鎌状間膜で右葉と左葉に分けられている（▶図3a）。右葉の下部には尾状葉と方形葉がある（▶図3b）。解剖学的分類に対し，肝臓は機能的にはCantlie線[*1]により分けられる（▶図3c）。カントリー線で分けられた肝臓は，肉眼的な解剖学的右葉と左葉とは異なり，血管および胆管の供給に従って区分され，カントリー線は肝臓切除などの外科治療時に重要な指標となる（▶図3d）。

> **One Point Advice**
> 体重の2.0〜2.5％の肝臓に，心拍出量の20〜25％の血流。

> **用語 アラカルト**
> *1 カントリー線
> 下大静脈と胆嚢窩を結び，肝鎌状間膜より3〜4cm右側にある線。

> **One Point Advice**
> カントリー線は肝臓を機能的に左葉と右葉に分ける。

図2 肝臓の解剖学的位置

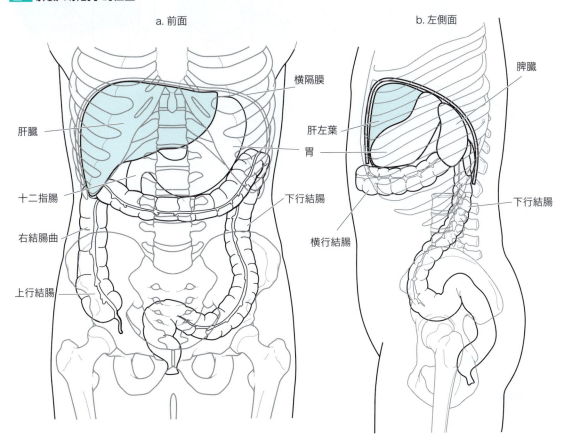

a. 前面　　　　　　　　　　b. 左側面

（坂井建雄　編：集中講義　解剖学, p.44, メジカルビュー社, 2012. より引用）

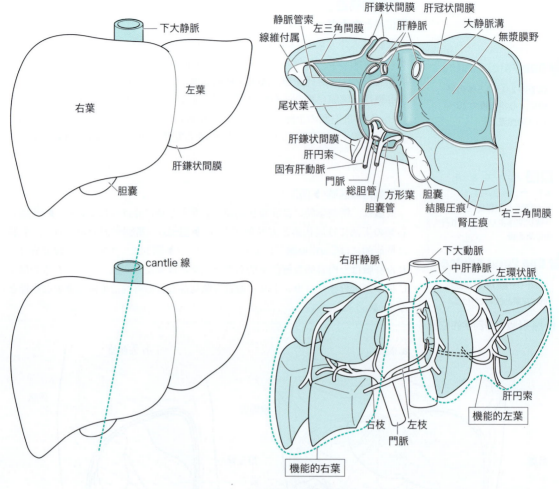

（坂井建雄　編：集中講義　解剖学, p.45,52, メジカルビュー社, 2012. より引用）

\ POINT!! /
● 栄養血管
　臓器を栄養する血管
　→肝動脈
● 機能血管
　臓器の機能に関与する
　血管→門脈

↓ One Point Advice
肝臓の血流は肝動脈と門脈の二重支配。

■肝臓の血管系
　肝臓は肝動脈と門脈の二重の血管支配を受ける。肝動脈（栄養血管）からは，腹腔動脈に由来する酸素分圧の高い血液が流入する。門脈（機能血管）からは，消化管からの栄養に富んだ血液が脾臓や膵臓からの血流とともに肝臓に流入する。肝臓から流出する血管は肝静脈の1つであり，肝静脈は下大静脈に注ぐ。
▶図4に肝動脈と門脈から，肝静脈までの流れを簡単に示す。

図4 肝臓の血管構築

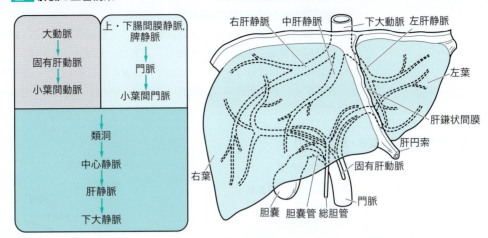

(坂井建雄 編:集中講義 解剖学, p.51, メジカルビュー社, 2012. より引用)

> **One Point Advice**
> 胆汁の流れが障害されると閉塞性黄疸になる。

> **POINT!!**
> 胆嚢は肝臓でつくられた胆汁を一時的に貯める役割をもつ。

■胆管の走行と胆汁の流れ

　肝細胞で産生された胆汁は，肝細胞間の毛細胆管に排出され，門脈域にある小葉間胆管に続く。その後，左右の肝管に流れ肝門部で合流し，総肝管へと続く。総肝管は，胆嚢からの胆嚢管と合流し総胆管を形成する。胆嚢は胆汁を一時的に貯める役割を担う。総胆管は十二指腸乳頭を介して，十二指腸に開口する(▶図5)。

図5 肝管胆管の走行・胆汁の流れ

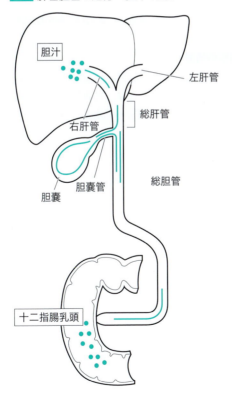

肝臓の組織学的構造

■肝臓の最小単位である肝小葉

肝臓は肝小葉とよばれる構造物が集まって構成されている（▶図6）。肝小葉は肝臓の構造上の最小単位であり，六角柱の形状をしている。1つの肝小葉の直径と高さはそれぞれ約1〜2mmで，肝臓内には約100万〜150万個の肝小葉が存在する。肝小葉内では，血液は外側から中心へ，胆汁は中心から外側へと流れている。

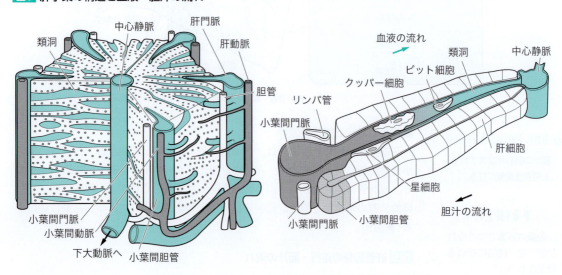

図6 肝小葉の構造と血液・胆汁の流れ

（坂井建雄　編：集中講義　解剖学, p.54,55 メジカルビュー社, 2012. より引用）

■肝細胞の特徴

肝細胞は中心静脈から放射状に規則的に配列し，肝細胞索を形成する。肝細胞は肝臓が担うタンパク合成，代謝機能，解毒機能の中心的役割を担う。肝細胞は多角形で直径は約30μmである。肝細胞は肝重量の約80％を占める。

■類洞の特殊性

類洞は体循環の毛細血管に相当し，肝細胞索を挟むように規則的に配列する。類洞は，類洞内皮細胞，星細胞（伊東細胞），Kupffer細胞（マクロファージ），ピット細胞（ナチュラルキラー細胞）などから構成される（▶図7）。類洞内皮細胞は，通常の毛細血管の内皮細胞とは異なり，基底膜をもたない。また，内皮には径0.15μmほどの小孔が広がり有窓構造を呈する。類洞と肝細胞の間にはディッセ腔とよばれる間隙がある。ディッセ腔にはリンパ液が流れ，類洞を流れてきた血液と肝細胞との間で種々の物質交換が行われる。肝硬変になると基底膜が形成され，類洞内皮細胞の小孔が減少する。

> **One Point Advice**
> 肝細胞の障害は，アルブミンをはじめとした血漿タンパクの減少をもたらす。

> **One Point Advice**
> ディッセ腔を介して類洞血と肝細胞とが活発な物質交換をしている。

図7 肝類洞の構造

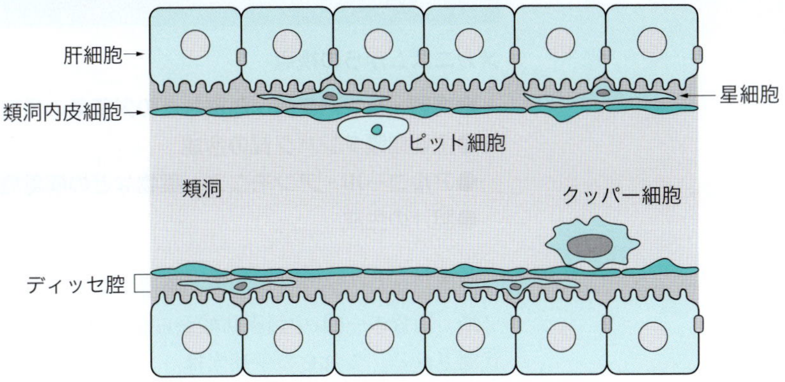

肝細胞
類洞内皮細胞
ピット細胞
類洞
クッパー細胞
星細胞
ディッセ腔

まとめのチェック

□□ ① 肝臓の位置と大きさを述べよ。	▶▶ ①	肝臓は横隔膜に接し，右肋骨弓に隠れるように上腹部に位置する。肝右葉の上縁は第5肋間，肝左葉の上縁は第6肋骨上縁にかかる。肝臓の下縁は，右第9から左第8肋軟骨にかけて斜めに上がっている。重さ1,200〜1,500 g。
□□ ② 肝臓に流入する血管を2つ，肝臓から流出する血管を1つ述べよ。	▶▶ ②	流入血管は肝動脈と門脈，流出血管は肝静脈。
□□ ③ 胆汁の流れについて述べよ。	▶▶ ③	肝細胞で産生された胆汁は，小葉間胆管から左右の肝管に流れる。左右の肝管は肝門部で合流し，総肝管へと続き，胆嚢管と合流し総胆管となり十二指腸に開口し，胆汁が流出する。
□□ ④ 類洞の構造と機能について述べよ。	▶▶ ④	類洞は肝細胞索を挟むように規則的に配列する。類洞は，類洞内皮細胞，星細胞，Kupffer細胞，ピット細胞などから構成される。類洞は血液と肝細胞との間での物質交換に関与している。

肝臓

肝臓の役割

メカニズムからの視点

- 糖質・タンパク質・脂質などの栄養素の代謝
- 主要血漿タンパク質の合成
- アルコール・アンモニア・薬物などの解毒機能
- 胆汁の生成

肝臓は全身の栄養代謝の中心臓器である。消化管から吸収された糖質，アミノ酸，脂質の一部（中鎖脂肪酸からなる中性脂肪）は門脈を介して肝臓に運ばれ，代謝される。これらの栄養素は，

① 肝自身のエネルギー（adenosine triphosphate：ATP）や構成成分（膜や酵素）として使われる
② 血中の機能タンパク（アルブミンや凝固因子など）（▶表1）
③ 末梢組織のエネルギーや構成成分の要素〔グルコース，VLDL（very low density lipoprotein），アミノ酸など〕として合成・分泌され，全身に供給されている

一方，腸管から吸収されるのは栄養素だけではなく，アルコールや薬物などの有害物質も含まれる。肝臓はこれらの有害物質を代謝・解毒・排泄している。さらに，一種の老廃物であるビリルビンは主に脾臓で生成されるが，脾静脈から門脈を介して肝臓に運ばれ，グルクロン酸抱合[*2]処理の後，胆汁を介して便に排泄される。同様にステロイドホルモンも肝臓で抱合され，胆汁に排泄される。

胆汁は単に排泄経路ではなく，重要な消化液でもある。胆汁の主成分は胆汁酸であり，脂質の吸収に欠かせない物質である。肝臓はコレステロールを元に胆汁酸を合成し胆汁中に分泌している。

用語アラカルト

*2 グルクロン酸抱合
間接ビリルビンは脂溶性でそのままでは胆汁に溶けない。グルクロン酸抱合を受けることで，水溶性の直接ビリルビンとして胆汁中に排出される。

POINT!!
肝臓で合成されるタンパクの代表，アルブミン，凝固因子。

表1 肝で合成・分泌される主なタンパク

輸送・結合タンパク		アルブミン トランスフェリン，ハプトグロビン，セルロプラスミンなど サイロキシン結合グロブリンなど
酵素，酵素阻害物質	酵素	コリンエステラーゼなど
	酵素阻害物質	α1アンチトリプシン，α2マクログロブリンなど
凝固因子，抗凝固因子	ビタミンK依存性凝固因子	凝固第II，VII，IX，X因子
	ビタミンK非依存性凝固因子	フィブリノーゲン，凝固第V因子
	抗凝固因子	アンチトロンビン，プロテインCなど
炎症反応タンパク		C反応性タンパク（CRP）など
その他		アンジオテンシノーゲンなど

CRP：C-reactive protein

タンパク代謝

タンパク質やアミノ酸は，肝臓に運ばれ代謝される。肝臓は必須アミノ酸から非必須アミノ酸を合成する。生合成されたアミノ酸は全身の細胞で各組織を構成するタンパク質を合成するための原料となる。肝臓は，アルブミン，フィブリノーゲンのような主要血漿タンパク質の合成を行う。過剰なアミノ酸はグリコーゲンや脂肪に変換され，生体のエネルギー源として活用される。また，アミノ酸はDNA（deoxyribonucleic acid）を構成するプリン塩基の元となるが，

プリン体の生合成と代謝は主に肝臓で行われる(▶図8)。

図8 肝臓を中心としたタンパク代謝

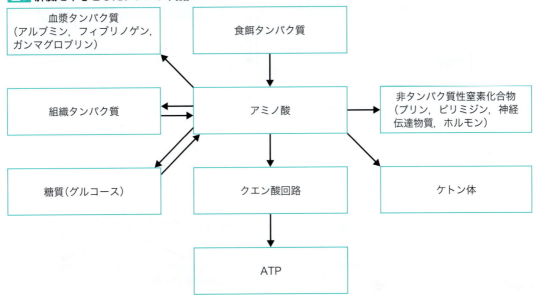

糖質代謝

糖質(グルコース,ガラクトース,フルクトース)の代表であるグルコースは全身の細胞の代表的なエネルギー源であり,その血中濃度(血糖値)は,空腹時でも食後でもほぼ一定(100 mg/dL前後)に維持されている。血糖値の維持に最も重要な役割を果たすのが肝臓である(▶図9)。

消化管から吸収されたグルコースは門脈を介して肝臓に運ばれ,肝細胞に取り込まれる。肝細胞内でグルコースは,

①エネルギーとしてATP産生に利用〔解糖系,トリカルボン酸(tricarboxylic acid:TCA)サイクル〕される
②貯蔵糖としてグリコーゲンに合成される
③脂肪酸として蓄えられる
④核酸などの構成成分に用いられる
⑤血糖維持のため血中に放出される

などさまざまな形で利用される。このグルコースの挙動をコントロールしているのが,インスリンとグルカゴンである。

インスリン,グルカゴンともに膵臓から分泌されるホルモンであり,分泌後は脾静脈を介して門脈に流入し,肝臓に直接到達して作用する。

> **One Point Advice**
> 肝臓は血糖維持に重要な役割を果たす。

図9 グルコースの吸収と肝臓での代謝，血糖維持

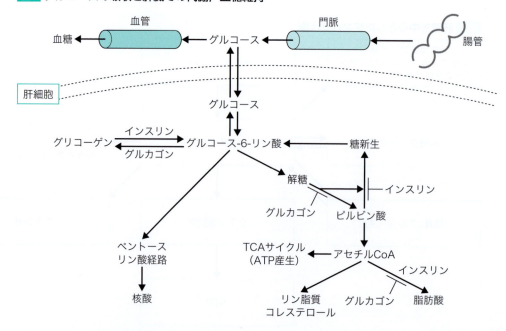

脂質代謝

■生体内での脂質の移動

脂質は，重要なエネルギー源であるだけでなく，ホルモン前駆体や細胞膜構成成分としても重要な物質である．肝臓は，それら脂質の合成・代謝の中心的な臓器である．生体内に存在する脂質はリン脂質，コレステロール，遊離脂肪酸，中性脂肪，コレステロールエステルが挙げられる．コレステロールや中性脂肪の一部は，アポタンパクと結合しリポタンパクとなり，血中を移動し各臓器に輸送される．

リポタンパクは，脂質構成で比重や粒子の大きさが異なり，大きく5つに分類される（▶表2）．リポタンパク代謝経路には，食事由来の外因性の脂質（主に中性脂肪とコレステロール）を肝臓へ運搬するもの，肝臓などが合成したコレステロールを組み込んで末梢組織へ運搬するものと，組織由来の内因性コレステロールを肝臓へ運搬するものに大別される（▶図10）．

食事由来の中性脂肪は，小腸で**カイロミクロン**[*3]を形成した後，リンパ管へ分泌され鎖骨下静脈角から血管内に流入する．血中のリポタンパクリパーゼによりカイロミクロンレムナントとなり肝臓へ取り込まれる．

肝臓で合成されたコレステロールや中性脂肪を組み込んだ超低比重リポタンパク（VLDL）は，分泌後，血中の酵素で中間比重リポタンパク（intermediate density lipoprotein：IDL）や低比重リポタンパク（low density lipoprotein：LDL）へ代謝され，末梢組織にLDL受容体を介して取り込まれ，そこへコレステロールを供給する．

肝臓および小腸から分泌されたアポタンパク（アポA-I）は末梢に存在する余剰なコレステロールを引き抜き，高比重リポタンパク（high density lipoprotein：HDL）を形成する．HDL中のコレステロールは，IDLやLDLに取り込まれたり，受容体を介して肝臓に取り込まれる．

用語 アラカルト

[*3] カイロミクロン
カイロミクロンとは，食事由来の脂質が小腸に流れるリンパ液中で存在するために形成されるリポタンパク質である．

表2 リポタンパクの特徴

リポタンパク	カイロミクロン	超低比重リポタンパク	中間比重リポタンパク	低比重リポタンパク	比重リポタンパク
略称	CM	VLDL	IDL	LDL	HDL
密度(g/mL)		<0.95〜1.006	1.006〜1.019	1.019〜1.063	1.063〜1.210
直径(nm)	100〜1,000	30〜75	25〜30	20〜25	5〜12
構成アポタンパク	A-Ⅰ				A-Ⅰ
	A-Ⅱ				A-Ⅱ
	B-48				
		B-100	B-100	B-100	
	C-Ⅰ	C-Ⅰ			C-Ⅰ
	C-Ⅱ	C-Ⅱ			C-Ⅱ
	C-Ⅲ	C-Ⅲ			C-Ⅲ
	E	E	E		E

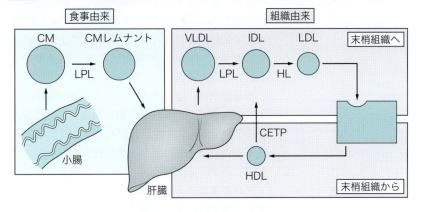

図10 リポタンパクの流れ

CETP：cholesteryl ester transfer protein（コレステロールエステル転送タンパク）
CM：chylomicron（カイロミクロン），HL：hepatic lipase（肝性リパーゼ）
IDL：intermediate density lipoprotein（中間比重リポタンパク）
LDL：low density lipoprotein（低比重リポタンパク）
LPL：lipoprotein lipase（リポタンパクリパーゼ）

用語アラカルト
*4 β酸化
β酸化とは，脂肪酸であるアシルCoAを分解してアセチルCoAを生成する細胞内の脂肪代謝経路の1つである。

■脂質の合成と代謝

生体内での脂肪酸合成は細胞質で行われる。アセチルCoAから生成されたマロニルCoAは7分子が順次アセチルCoAに結合していくことにより，炭素鎖が2分子ずつ伸長し，炭素鎖16のパルミチン酸が合成される（▶図11 a）。

細胞質中の脂肪酸はCoAと結合してアシルCoAとしてミトコンドリアに運ばれ，β酸化[*4]によりアセチルCoAとして切り出され，TCAサイクルでエネルギー（ATP）を生成する（▶図11 b）。

脂質の合成・代謝ともに起点となるのはアセチルCoAである。

図11 脂肪酸の合成と代謝

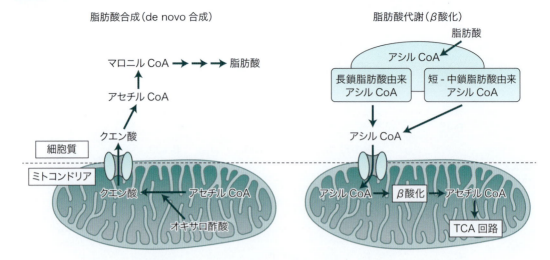

肝臓における栄養素の貯蔵と代謝

肝臓における栄養素の貯蔵形態は，短期的にはグリコーゲン，長期的には中性脂肪である（▶図12）。グリコーゲンはグルコースが線維状に一部枝分かれして多数結合した巨大分子である。グリコーゲンから切り取られるように分離したグルコースは，解糖系に次いでTCAサイクルで代謝され，エネルギー（ATP）を産生する。

中性脂肪は，グリセロールに脂肪酸が3分子エステル結合した形の分子で，トリグリセリドとよばれ，脂肪組織や肝臓における脂肪酸の貯蔵形態である。脂肪肝は肝細胞に中性脂肪が過剰に貯留した状態である。脂肪酸はリパーゼにより中性脂肪から分離し，β酸化を経てTCAサイクルに基質を供給し，ATP産生にあずかる。

タンパクはアミノ酸のペプチド結合の形態をとるが，加水分解されてアミノ酸が遊離する。アミノ酸は，アミノ基やイオウがはずされると炭素鎖として解糖系に入り，同様にエネルギー源にもなる。

図12 アミノ酸，ブドウ糖，脂肪酸とその貯蔵形態

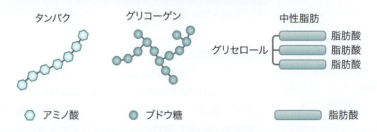

解糖系，TCAサイクルともにその中間産物であるアセチルCoAは，グルコースの合成過程である糖新生経路，脂肪酸合成経路の起点ともなっており，エネルギー過剰の状態ではそれぞれの合成経路が活性化して，グリコーゲンや脂肪酸，中性脂肪が合成され貯蔵される（▶図13）。

> **One Point Advice**
> どの栄養素もTCAサイクルでエネルギーになりうる。

図13 アミノ酸，ブドウ糖，脂肪酸の代謝とアセチルCoA

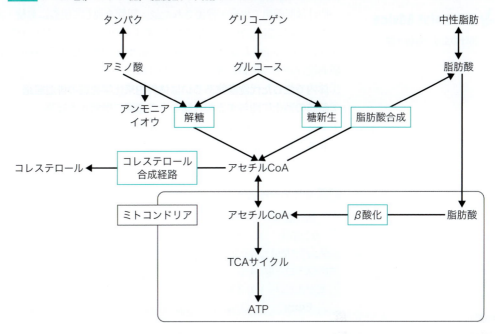

ビリルビン代謝

ビリルビンは血色素ヘモグロビンのなかで，酸素結合を担うヘム分子の分解最終産物である。老化した赤血球が主に脾臓で貪食された後，ヘムがビリルビン（非抱合）に代謝される。非抱合ビリルビンはアルブミンに結合して，脾静脈，門脈を経由して肝臓に運ばれ，肝細胞に取り込まれる。肝細胞内でグルクロン酸の抱合を受けることで水溶性になり，単独で胆汁中に排泄される（▶図14）。ビリルビンは褐色の色素で，1日0.2〜0.3ｇ生成され便に排泄されるため，便の褐色調の元になる。また，肝疾患の代表的な身体所見である黄疸（後述）の原因となる色素である。

\ POINT!! /

ビリルビンは血色素の代謝産物。

図14 ビリルビン代謝

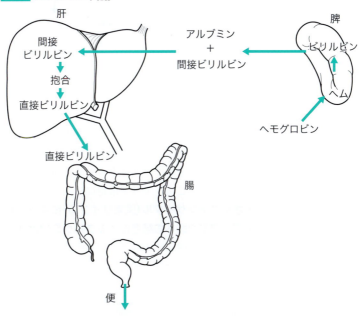

> **One Point Advice**
> 胆汁の主成分は胆汁酸。

胆汁の生成

　胆汁は肝細胞で生成・分泌された後，胆管を通じて胆嚢に蓄積・濃縮される。食物，特に脂肪が十二指腸に到達すると，十二指腸のI細胞からCCK（cholecystokinin）が分泌され胆嚢の収縮と十二指腸乳頭括約筋の弛緩が起こり，胆嚢胆汁が十二指腸に流出する。胆汁は，

①体内で生じた代謝産物あるいは体外由来化学物質の排泄経路
②脂肪の消化に関与する胆汁酸を十二指腸に供給する経路

である。胆汁中の溶質の約2/3を胆汁酸が占め，次いでリン脂質，タンパク，コレステロールが含まれている。ビリルビンの占める割合は0.3%である（▶表3）。

表3 胆汁の溶質成分

胆汁酸	67%
リン脂質	22%
タンパク成分	4.5%
コレステロール	4%
ビリルビン	0.3%
その他	<1%

解毒機能

■エタノール代謝

　エタノールの大半は，アルコール脱水素酵素（alcohol dehydrogenase：ADH）によりアセトアルデヒドに代謝され，さらに，アルデヒド脱水素酵素（aldehyde dehydrogenase：ALDH）により酢酸に代謝される（▶図15）。この反応はミトコンドリアのβ酸化を抑制し脂肪肝を引き起こす。

図15 肝細胞におけるエタノールの代謝

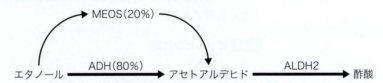

ADH：Alcohol dehydrogenase（アルコール脱水素酵素）
ALDH2：Aldehyde dehydrogenase 2（アルデヒド脱水素酵素）
MEOS：microsomal ethanol oxidizing system（ミクロゾームエタノール酸化酵素）

■アンモニア代謝

> **One Point Advice**
> アンモニアは肝臓の重要な解毒標的物質。

　アンモニアは，アミノ酸異化や尿素の分解により主に腸管で生成される。過剰なアンモニアは脳の神経機能を障害したり，脳浮腫の原因となる。腸管内で生成したアンモニアは門脈を介して肝臓に運ばれ解毒される（▶図16）。
　肝臓におけるアンモニア解毒には次の2つの経路がある。

・オルニチンサイクル（尿素サイクル）による尿素合成
・グルタミン酸への結合によるグルタミン合成

である。先天的にオルニチン回路の酵素を欠損したオルニチントランスカルバミラーゼ欠損症では，尿素生成が行われず血中アンモニアが上昇する。

図16 腸管でのアンモニア生成と肝での解毒機構

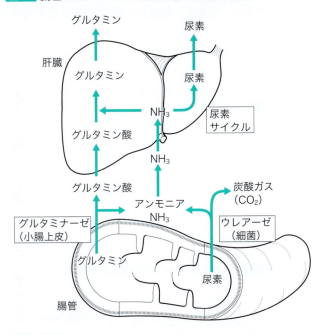

One Point Advice
薬物の多くは肝臓で解毒される。

■薬物代謝

　肝臓は多くの薬物の代謝，分解，抱合・排泄を行っており，薬物はビリルビンやアンモニア，アルコールと並んで肝臓の解毒対象物質である。薬物の多くは脂溶性であり，水溶性にして排泄するために通常2段階の代謝を行う（▶図17）。

第1相：チトクロームP450と総称される肝細胞内の酵素による酸化あるいは還元反応で，抱合のための準備反応である。
第2相：グルクロン酸，グルタチオンなどによる抱合反応で，これにより安定した水溶性物質に解毒される。

　第1相では反応性の高い反応基が付与されることが多く，これにより抱合物質以外の肝細胞内のタンパクなどと結合することもある。そのために肝臓の重要な機能を傷害したり，あるいは抗原性を獲得して肝障害を惹起することもある。このような機序で起こる薬物肝障害は薬物の副作用のなかで最も多い事象といわれている。

図17 薬物代謝と薬物性肝障害の機序

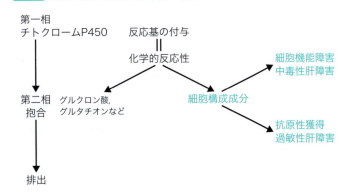

肝臓の薬物解毒機能を利用して，肝機能を評価する検査が行われている。すなわち，肝細胞に特異的に取り込まれ，胆管に排泄される化学物質であるインドシアニングリーン（indocyanine green：ICG）を注射し，その単位時間当たりの排泄能力を調べることにより肝臓の解毒能を測定する手法で，鋭敏な肝予備能検査として広く用いられている。

■エンドトキシン

　腸内細菌により産生されるエンドトキシンは，腸管粘膜から門脈へ流入する。エンドトキシンが，全身を循環すると**血管透過性**[*5]の亢進を惹起し，血圧低下を引き起こす（エンドトキシンショック）。通常は，門脈血中のエンドトキシンは類洞内に存在するKupffer細胞により処理され，全身へ循環することはない。しかし，異物やエンドトキシンなどを貪食し処理したKupffer細胞は活性化し，化学物質を放出する。その結果，化学物質は肝星細胞を活性化し，活性化した肝星細胞は過剰なコラーゲン産生を行い，肝臓の線維化を引き起こす（▶図18）。

> **用語アラカルト**
> *5　血管透過性
> 毛細血管の壁を介して行われる物質移動のこと。正常血管では，水分や低分子物質は血管壁を透過するが，高分子タンパクは通過しない。血管透過性が亢進すると，アルブミンなどの高分子タンパクが血管外に漏出する。

図18　エンドトキシンの処理と肝線維化

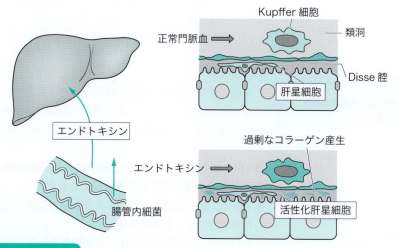

まとめのチェック

□□ ①	肝で合成される代表的タンパク質を挙げよ	▶▶ ① アルブミン，凝固因子，CRPなど。
□□ ②	肝細胞に貯蔵されるエネルギーの貯蔵形態を挙げよ。	▶▶ ② グリコーゲン，中性脂肪。
□□ ③	胆汁の溶質で最も多い物質は何か。	▶▶ ③ 胆汁酸。
□□ ④	肝細胞におけるアンモニア解毒機構を2つ挙げよ。	▶▶ ④ 尿素サイクル，グルタミン合成。

肝臓の機能が悪くなると

メカニズムからの視点

- 肝臓の代表的な機能は，合成・分泌能と解毒・排泄能。
- 合成・分泌能の低下は，全身の栄養障害や凝固因子低下，浮腫などを引き起こす。
- 解毒・排泄能の低下は黄疸や肝性脳症を引き起こす。

肝臓の機能は多彩であるが，代表的な機能は①合成・分泌能，②解毒・排泄能である。すなわち，肝自身も含めて全身の臓器が必要とする栄養素，機能物質などを合成・分泌し，全身に供給している。また，体内で生じた代謝産物や老廃物，有毒物質，および外来の有害物質などを解毒し胆汁へ，あるいは血液を介して尿へ排泄している。

従って，肝臓が障害されると，これらの機能が低下し，①必要な物質の不足と②有害な物質の蓄積が起こる。前者①の代表的所見は，

- 筋萎縮などの低栄養状態
- アルブミン不足による浮腫，腹水
- 凝固因子低下による出血傾向[*6]あるいは凝固異常

である。後者②の代表的所見は，

- ビリルビンの蓄積による黄疸，褐色尿
- アンモニアの蓄積による肝性脳症（「補足」参照）

である。

肝が突然機能を失う疾患の代表は劇症肝炎であるが，その診断基準は上述の2つの機能の廃絶の確認を中心に据えている（後述）。すなわち，

① 合成・分泌能廃絶を意味するプロトロンビン時間40％以下
② 解毒・排泄能廃絶を意味する肝性脳症

である。

肝機能検査

「肝機能検査」という名称は，一般に血液中のAST（aspartate aminotransferase），ALT（alanine aminotransferase）活性の検査を示すことがある。しかし，これらはいずれも肝細胞のなかで作用する酵素であり，血液中のAST，ALT値が上昇することは，肝細胞が崩壊して細胞内のAST，ALTが血液中に漏出したことを意味する（▶図19）。従って，AST，ALTの上昇は，肝細胞障害を示す所見であり，これらを「肝機能検査」とよぶのは正確ではない。

真の肝機能検査とは，前述の血液中のアルブミン値や凝固因子の測定あるいはICG色素排泄試験をいうべきである。

図19 AST，ALTは肝細胞障害の指標

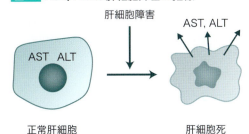

正常肝細胞　　　　　　　肝細胞死

用語アラカルト

＊6 出血傾向
血管内皮，血小板，凝固因子によって機能している止血機構が破綻することによって，容易に出血を起こすこと。また，一度出血すると止血が起こりにくい状態となること。

補足

肝性脳症の主たる原因物質はアンモニアであるが，偽性神経伝達物質の生成亢進，炎症性サイトカインによる神経細胞の障害，γ-アミノ酪酸受容体に作用する神経ステロイドの生成亢進，酸化ストレス産生など種々の要因が病態形成に寄与していると考えられている。

　肝性脳症を引き起こすアンモニア上昇の要因は，肝不全によりアンモニア代謝能が低下すること以外に，消化管出血，循環血液量減少性ショック，ウレアーゼ産生細菌感染症，抗痙攣薬（バルプロ酸ナトリウム）内服などがある

▼ One Point Advice

AST，ALTは肝細胞障害の指標で，肝機能障害の指標ではない。

> **One Point Advice**
> 肝障害は低栄養を引き起こす。

低栄養

慢性的に肝臓の機能が低下（肝硬変）すると，肝臓からの栄養素の供給不足から，全身の臓器のエネルギー不足（エネルギー低栄養）あるいはタンパク不足（タンパク低栄養）などの低栄養状態となる。前者は肝臓の萎縮に伴うグリコーゲン貯蔵不足などが原因で，後者は肝臓のアルブミン合成低下が主因である。

また，肝硬変では，血中のアミノ酸バランスに異常が生じることが知られている。本来肝臓で代謝されるべきメチオニンや芳香族アミノ酸〔aromatic amino acid：AAA（チロシン，フェニルアラニンなど）〕は代謝低下のため血中に増加する一方，分岐鎖アミノ酸〔branched chain amino acids：BCAA（バリン，ロイシン，イソロイシン）〕が低下するため，BCAA/AAA比が低下する。BCAAの低下の原因は，肝臓からのエネルギー供給の低下を補うために脂肪組織や筋でエネルギー源としてのアミノ酸の利用が亢進することのほかに，蓄積したアンモニアを代謝するために，筋でのBCAAの分解が亢進するためと考えられている。

黄疸

メカニズムからの視点

- 黄疸は溶血性，体質性肝細胞性，肝内胆汁うっ滞性，閉塞性などに分類。
- 肝機能の障害によって生じる黄疸は肝細胞性黄疸と肝内胆汁うっ滞性黄疸で，直接（抱合型）ビリルビンが増加。

血清総ビリルビン値が2.0 mg/dL以上の病態を黄疸という。老化した赤血球が脾臓などの網内系で破壊されると，ヘモグロビンから間接（非抱合型）ビリルビンが生成される。間接ビリルビンは血漿中でアルブミンと結合して運搬される。肝臓に運ばれた間接ビリルビンはグルクロン酸抱合を受け，水溶性の直接（抱合型）ビリルビンとなり，胆汁中に排出される。以上の経路が障害されると黄疸が出現する（▶図20）。

①溶血性黄疸

赤血球が破壊される溶血性貧血や，敗血症，巨赤芽球性貧血など種々の病態で生じる。溶血性黄疸では間接ビリルビン優位の黄疸となる。

> **POINT!!**
> 体質性黄疸はビリルビンの抱合・排泄の先天性異常。

②体質性黄疸

肝細胞のビリルビン代謝機構の先天的欠損による黄疸で，抱合酵素の異常のため間接ビリルビンが上昇するCrigler-Najjar症候群，Gilbert症候群，抱合後の胆管への排泄障害のため直接ビリルビンが上昇するRotor症候群，Dubin-Johnson症候群がある。

③肝細胞性黄疸

肝細胞による胆汁中への直接ビリルビンの排泄障害によって生じる黄疸。急性肝炎，肝硬変，肝細胞障害型薬物性肝障害などで生じ，直接ビリルビン優位の黄疸となる。

④肝内胆汁うっ滞性黄疸

小葉内での胆汁の排泄障害により生じる黄疸。薬物，輸送タンパクの異常，胆管障害などが原因となる。原発性胆汁性胆管炎，胆汁うっ滞型薬物性肝障害

などで生じ，直接ビリルビン優位の黄疸となる。

⑤閉塞性黄疸

　肝外胆管の閉塞により胆汁が十二指腸に流出できないことによって起こる。胆石症や膵臓がんなど肝外病変が誘因となって生じる。肝外胆管の閉塞を引き起こしうる疾患であれば，閉塞性黄疸となる可能性があり，閉塞性黄疸の原因は多岐にわたる。閉塞性黄疸では直接ビリルビン優位の黄疸となる。

　肝内胆汁うっ滞性黄疸と閉塞性黄疸を合わせて胆汁うっ滞という。溶血性黄疸，体質性黄疸との決定的な違いは，溶血性黄疸，体質性黄疸ではビリルビンのみが上昇するのに対し，胆汁うっ滞では胆汁の全成分が血中に増加する点で，特に胆汁酸の上昇による病態が重要となる。肝細胞は障害を受けてもビリルビン抱合能が保たれることが多いので，通常肝細胞性黄疸でも直接ビリルビンが優位に上昇する。

図20 黄疸の機序

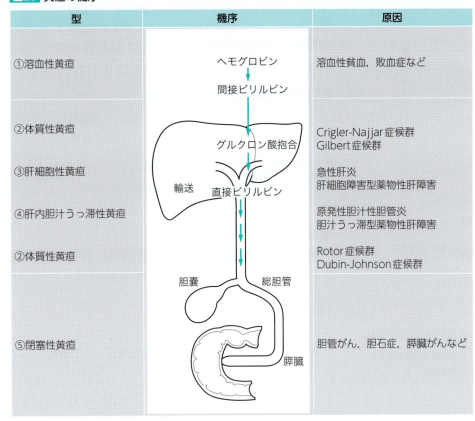

(Sherlock S ほか著，小俣政男 翻訳：シャーロック肝臓病学 第11版，西村書店，p.180, 2004. より一部改変引用)

　新生児黄疸ではビリルビンのみの上昇がみられるが，新生児では間接ビリルビンが脳に移行しやすく，ビリルビン脳症(核黄疸)をきたすことがあるので血液浄化の対象となりうる。成人ではビリルビン自体の毒性が問題となることは少なく，ビリルビンのみの上昇では通常血液浄化の対象とはならない。閉塞性黄疸では，胆道ドレナージによる黄疸解消が可能なので，血液浄化の対象にはならない。成人で血液浄化の対象となる黄疸は**肝内胆汁うっ滞**の場合で，ビリルビンの浄化というよりも同時に上昇している**毒性胆汁酸**[*7]の浄化の意味合い

用語アラカルト
*7 **毒性胆汁酸**
胆汁酸に含まれるデオキシコール酸とリトコール酸。一定以上に増加すると肝細胞障害作用を示す。

が大きい。

腹水

腹腔内に生理的範囲を超えて貯留した水分を腹水という。病態から，
①門脈圧亢進症
②低アルブミン血症
③腹腔内病変
④その他の要因
の4つに分類される。腹水の原因の80％が肝硬変によるものであるといわれている。

■門脈圧亢進症

肝硬変，急性肝不全，肝静脈閉塞症（Budd-Chiari症候群），うっ血肝などに起因する。門脈圧亢進症が存在する場合，血清と腹水のアルブミン濃度差（serum-ascites albumin gradient：SAAG）が1.1 g/dL以上となることが知られており，成因の鑑別に有用である（▶表4）。また正常肝の類洞内皮細胞は有窓構造を有しているが，肝硬変では有窓構造が消失する（毛細血管化）。そのため肝硬変による腹水では総タンパク濃度が2.5 g/dLに低下する。これらの所見は，門脈圧亢進症性腹水の成因を鑑別するのに有用である。

表4 血清と腹水のアルブミン濃度差

		血清腹水アルブミン較差	
		> 1.1 g/dL	< 1.1 g/dL
腹水中総タンパク濃度	> 2.5 g/dL	心不全 Budd-Chiari症候群	がん性 結核性
	< 2.5 g/dL	肝硬変	-

■低アルブミン血症

ネフローゼ症候群，タンパク漏出性胃腸症，重症の栄養失調などに起因する。原疾患の治療を行いながら，Na摂取制限や利尿剤投与により加療する。

肝性脳症

メカニズムからの視点

●肝性脳症は，腸管由来の昏睡起因物質が肝で解毒されないために起こる代謝性脳症である。

肝性脳症とは，中枢神経に毒性をもつ物質が肝臓で処理されないために発現する精神神経症状である。肝臓の解毒機能低下が主因の場合と，門脈が肝臓を経ずに大循環に流れる（門脈-大循環短絡）場合の2つがある。

精神神経症状は多彩で，意識障害が出現することがある。意識障害はごく軽度のものから深昏睡に至るものまで幅広い（▶表5）。また，脳波検査では全般性の高振幅徐波となり，特徴的な三相波がみられる（▶図21）。

原因疾患は急性および慢性の肝障害（肝不全），門脈-大循環短絡と先天性尿素サイクル異常症などの代謝異常に大別される。いずれにしろ，アンモニアに代表される腸管由来の昏睡起因物質が肝臓で代謝されずに，全身に循環することにより起こる。従って，昏睡起因物質除去の目的で，血液浄化療法のよい適

> **One Point Advice**
> 肝性脳症の昏睡起因物質は腸管由来。

応となる。

表5 肝性脳症の昏睡度分類

昏睡度	精神症状	参考事項
I	●睡眠-覚醒リズムの逆転 ●多幸気分，ときに抑うつ状態 ●だらしなく，気にとめない状態	●retrospectiveにしか判定できない場合が多い
II	●指南力（時，場所）障害，物を取り違える（confusion） ●異常行動（例：お金をまく，化粧品をゴミ箱に捨てるなど） ●ときに傾眠状態（普通の呼びかけで開眼し会話ができる） ●無礼な言動があったりするが，医師の指示に従う態度をみせる	●興奮状態がない ●尿便失禁がない ●羽ばたき振戦あり
III	●しばしば興奮状態またはせん妄状態を伴い，反抗的態度をみせる。傾眠傾向（ほとんど眠っている） ●外的刺激で開眼しうるが，医師の指示に従わない，または従えない（簡単な命令には応じる）	●羽ばたき振戦あり ●指南力は高度に障害
IV	●昏睡（完全な意識の消失） ●痛み刺激に反応する	●刺激に対して払いのける動作，顔をしかめるなどがみられる
V	●深昏睡 ●痛み刺激にもまったく反応しない	

（第12回犬山シンポジウム．1982）

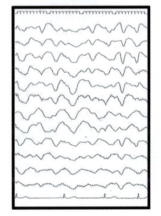

図21 肝性脳症の脳波

昏睡発症前　　　昏睡発症後

まとめのチェック

☐☐ [1] 肝臓の解毒・排泄能低下による臨床症状を2つ挙げよ。

▶▶ **1** アンモニア解毒能低下による肝性脳症，ビリルビン排泄低下による黄疸。

☐☐ [2] 肝臓のタンパク合成能低下による臨床所見を述べよ。

▶▶ **2** アルブミン低下による浮腫・腹水，凝固因子低下によるプロトロンビン時間延長あるいは出血傾向。

血液浄化が必要な疾患

メカニズムからの視点
- 血液浄化の対象となる肝疾患を理解する。
- 肝臓の機能のうち，血液浄化療法が代替できる機能を理解する。

急性肝不全

急性肝不全とは急激かつ高度な肝細胞障害に基づいた肝不全症状をきたす疾患群である。

プロトロンビン時間（prothrombin time：PT）40％以下もしくはPT-INR（international normalized ratio of prothrombin time）1.5以上を示す急性肝障害を急性肝不全と定め，肝性脳症Ⅱ度以上の意識障害を合併したものを昏睡型急性肝不全としている。さらに，初発症状から意識障害が発症するまでの期間で急性型（10日以内）と亜急性型（11日以降から8週以内）に細分類している。8週以降から24週以内に意識障害を発症した急性肝不全は，遅発性肝不全（late onset hepatic failure：LOHF）として類縁疾患としている。

成因はウイルス性，自己免疫性，薬物性，非肝炎成因，成因不明に大別される。ウイルス性は，A型肝炎，B型肝炎，C型肝炎，E型肝炎，その他のウイルスに分けられる。非肝炎では，循環障害，代謝性（Wilson病，急性妊娠脂肪肝，Reye症候群など），悪性腫瘍の肝浸潤，肝切除または肝移植後肝不全，その他に細分類される。

内科的救命率は非昏睡型急性肝不全では90％以上と良好で，血液浄化療法の治療対象になることは少ない。一方，昏睡型急性肝不全では血液浄化療法をはじめとした集中治療を行うが，内科的救命率は急性型で約30％，亜急性型で約20％，LOHFでは10％以下ときわめて予後不良である。

■血液浄化療法との関連

急性肝不全の基本的な病態は急激な肝機能の廃絶と全身炎症症候群である。すなわち肝臓の合成能低下と解毒能低下，高サイトカイン血症であるので，これらの機能の代償と抗炎症治療を行う。合成能の代償は新鮮凍結血漿の補充あるいは血漿交換によって，凝固因子やアルブミンなど肝臓で生成・分泌される物質を補う。解毒能の代償および抗炎症治療として血液浄化を行う。

血液浄化の対象物質は主に**昏睡起因物質と炎症性サイトカイン**である。昏睡起因物質の代表はアンモニアで小分子物質であるが，ほかに中分子物質の関与も想定されていることから，サイトカイン除去も併せて血液透析濾過を行う。血漿交換は大量の新鮮凍結血漿が輸血されるので，ナトリウム負荷が大きいこともあり，補正のため血液透析濾過を組み合わせて行うことが多く，合わせて**人工肝補助療法**とよぶ。

肝内胆汁うっ滞

肝細胞から胆管へ分泌される胆汁の流れが滞るために起こる病態で，急性薬物性肝障害や原発性胆汁性胆管炎などが原因となる。胆汁の流出障害のため黄疸（高ビリルビン血症），胆汁酸上昇，高脂血症などが起こる。搔痒感を伴うことが多く，その原因として胆汁酸やオピオイド物質の関与が考えられている。基本的には，胆汁うっ滞の原因疾患の治療を第一に行う。

> **↓One Point Advice**
> 昏睡型急性肝不全の浄化対象物質は低分子から高分子まで幅広い。
>
> ＼POINT!!／
> 昏睡起因物質の代表，アンモニア。

用語アラカルト

*8 陰イオン交換樹脂
多孔性の樹脂に陽性に帯電した官能基を導入して，陰イオン交換能をもたせたもの．胆汁酸およびビリルビンは陰性に荷電しているため，陰イオン交換樹脂によって吸着除去される．

\POINT!!/
中毒型薬物性肝障害の代表，アセトアミノフェン．

■血液浄化療法との関連

黄疸の項でも述べたように成人ではビリルビンが臓器障害を引き起こすことは少ないので，黄疸のみでは血液浄化の対象とならないが，高度かつ遷延する胆汁うっ滞の場合には肝障害，腎障害などが認められることから血漿交換やビリルビン吸着を行う．ビリルビン吸着では，陰イオン交換樹脂[*8]（スチレン・ジビニルベンゼン）を用いて，その静電相互作用によりビリルビンおよび胆汁酸を吸着除去する．

| 薬物中毒 |

薬物代謝の項で述べたように，肝臓はさまざまな物質の代謝，解毒を担っているため，薬物や毒物あるいはその代謝産物によって肝障害をきたしやすい．

薬物性肝障害は障害形態から，肝細胞直接障害型，胆汁うっ滞型，蓄積型などに分類され，障害機序から中毒性と特異体質性に分類される．中毒性とは，薬物自体またはその代謝産物が肝毒性をもち，用量依存的に肝障害がすべての人に発生し悪化するもので，予測可能であり動物実験で再現できる．抗がん剤の一部，アセトアミノフェン，パラコート，四塩化炭素，キノコ中毒などがある．

■血液浄化療法との関連

薬物中毒に対する血液浄化療法は，薬物性肝障害による急性肝不全の治療の場合（前述）と薬物除去自体が目的の場合に分けられる．

血液浄化が有効な薬剤・毒物を▶表6に示す．また，表には血液透析（hemodialysis：HD）と直接血液灌流（direct hemoperfusion：DHP）のどちらがより有効かを示した．一般的にDHPのほうが除去できる薬剤の範囲が広いといわれているが，電解質異常や腎不全，アシドーシスに対してはDHPとHDとを直列に接続して同時に施行することもある．さらにhigh performance membraneの開発，血液透析濾過（hemodiafiltration：HDF）や特殊な血液浄化法の導入などにより，DHPに匹敵あるいはそれを凌ぐ血液浄化法が開発され，循環動態が不安定な症例には持続血液透析濾過（continuous hemodiafiltration：CHDF）などの導入も行われている．

表6 血液浄化が適応となる，あるいは考慮する中毒物質と推奨血液浄化法

	薬物	推奨される血液浄化法
血液浄化が適応となる中毒物質	バルビツレート	DHP，高透析性膜によるHD
	リチウム	HD
	サリチル酸	DHP（アシドーシス補正にはHD）
	テオフィリン	DHP
	アルコール類 メタノール，エチレングリコール，イソプロパノール	HD
	バルプロ酸	DHP（アシドーシス補正にはHD）
血液浄化が考慮される中毒物質	カルバマゼピン	DHP，高効率HD，アルブミン透析
	ジルチアゼム	アルブミン透析
	フェニトイン	アルブミン透析
	アマトキシン	DHP（早期）
	パラコート	DHP（早期）

まとめのチェック

□□ ① 昏睡型急性肝不全に対して行われる人工肝補助療法に用いられる血液浄化方法を2つ挙げよ。

▶▶ ① 血漿交換，血液透析濾過。

□□ ② ビリルビン吸着療法の標的物質を2つ挙げよ。

▶▶ ② ビリルビン，胆汁酸。

血液浄化の主なトラブルと対処法

血漿交換（plasma exchange：PE）

PEでは補充液に新鮮凍結血漿（fresh frozen plasma：FFP）を用いるため，トラブルとしてFFPに起因するアレルギー反応，感染症，含有するクエン酸による電解質異常（低カルシウム血症，代謝性アルカローシス，高ナトリウム血症）などが挙げられる。アレルギー反応ではアナフィラキシーを起こすことがあり，症状やバイタルサインの監視を厳重に行うとともに，抗アレルギー治療を速やかに行う。

また，FFPのアルブミン濃度と患者の血清アルブミン濃度に大きな差がある場合，PEの施行により膠質浸透圧[*9]が急激に変動することで，循環血漿量の急激な変動や肺水腫などを引き起こすことがあり，循環血液量監視装置の併用など注意深い観察が必要である。

膠質浸透圧の変動やクエン酸に起因する電解質異常の是正の目的で，PEでは原則としてHD（またはHDF）を併用して，水分出納の調節，電解質補正を行う。また，アルブミン製剤の輸液などを検討する。

血液透析濾過（HDF）

現在，HDFに用いられる透析液や補充液は腎不全用に開発されているため，無リン，低カリウム（2.0 mEq/L）で，重炭酸濃度は高く（25〜30 mEq/L）設定されている。そのため腎機能が正常な肝不全患者に使用した場合，低カリウム血症，低リン血症，代謝性アルカローシスを呈する危険性がある。またpH調整のため，クエン酸や酢酸などの有機酸が混入されているため，肝不全症例ではこれらの蓄積による電解質異常などにも注意が必要である。これらの電解質異常は，心電図や呼吸状態の変化，筋肉症状などを引き起こすため心電図の変化や呼吸状態などバイタルサインの監視が重要である。

対策として，点滴剤にカリウムやリンを混合して回路外からの補充を行う。またカリウム製剤による透析液および補充液の調整が行われる。リン製剤による透析液および補充液のリン調整は，リン酸塩[*10]の析出をきたすため行ってはならない。今後，肝不全用の透析液や補充液の開発が待たれる。

用語アラカルト

＊9 膠質浸透圧（の変動）
膠質浸透圧とは，アルブミンを主とした血漿タンパク質によって規定される浸透圧のこと。血清アルブミン値の低下した患者に血漿交換を施行することで，アルブミン濃度の高いFFPに患者血液が置換され，膠質浸透圧の上昇が生じる。

用語アラカルト

＊10 リン酸塩
透析液には塩化カルシウム（$CaCl_2$）と塩化マグネシウム（$MgCl_2$）が含まれている。リン製剤を透析液に混合するとリン酸塩（PO_4^{3-}）との化学反応により，リン酸カルシウム，リン酸マグネシウムの結晶が生じる。

ビリルビン吸着（bilirubin absorption）

　ビリルビン吸着の原理は，陰イオン交換樹脂を用いて，陰性に荷電しているビリルビンおよび胆汁酸を選択的に吸着除去するというものである．そのため抗凝固剤としてヘパリンを使用した場合，陰性荷電を帯びているヘパリンも吸着してしまうため，回路内凝固に注意が必要である．その対策として，活性化全血凝固時間（activated clotting time：ACT）を正常値の1.5～2倍とするのを目標にプライミング時のヘパリン加生理食塩水や抗凝固剤としてのヘパリンの増量を行う．

直接血液灌流（DHP）

　薬物中毒治療として行われるDHPは，石油ピッチ系活性炭が用いられる．活性炭を用いたDHPは，非選択的に吸着するため，ブドウ糖の吸着による低血糖や抗凝固剤の吸着による回路内凝固に注意が必要である．また抗凝固剤としてメシル酸ナファモスタット（nafamostat mesylate：NM）を用いると，NMが吸着されるに伴い，先に吸着された物質が脱着される特性があるので注意が必要である．

まとめのチェック

□□ 1　新鮮凍結血漿による副作用を挙げよ．	▶▶ 1　アレルギー反応，感染症，クエン酸による電解質異常．
□□ 2　腎不全用の透析液の成分濃度が，正常血漿濃度と大きく異なるものを挙げよ．	▶▶ 2　リン，カリウム，重炭酸．

● 文献

1) Sherlock S, ほか著, 小俣政男, 監訳："シャーロック"肝臓病学　第11版, 西村書店, 2004.
2) Arias IM, Wolkoff A, Boyer J, eds：The liver: biology and pathobiology, Fifth Edition. Wiley-Blackwell, New Jersey, 2009.
3) Murray RK, ほか著, 上代淑人, 監訳：ハーパー・生化学　原書25版. 丸善, 2001.
4) 秋澤忠男, 秋葉　隆, 浅井康文, ほか著, 日本急性血液浄化学会 編：急性中毒に対する血液浄化法. 日本急性血液浄化学会標準マニュアル. p.224-229, 医学図書出版, 2013.
5) 山根慎滋, 志賀英敏, 平澤博之：単純血漿交換法（PE）. 日本アフェレシス学会雑誌, 20: 180-188, 2001.

03 血液

小野淳一

\POINT!!/
血液は血球成分と血漿成分に分かれる。

血液成分の種類

血液に抗凝固剤を投与した後に遠心分離すると，血球成分（赤血球，白血球，血小板）と血漿成分に分離される（▶図1）。全血液に対する血球成分の割合をヘマトクリットとよび，その正常値は男性 40〜50％ 女性 35〜45％である。また，抗凝固剤を入れずに血液を遠心分離することで，血餅（血球成分とフィブリンの凝血塊）と血清（血漿から凝固因子が除かれた成分）に分離できる。

図1 血液成分について

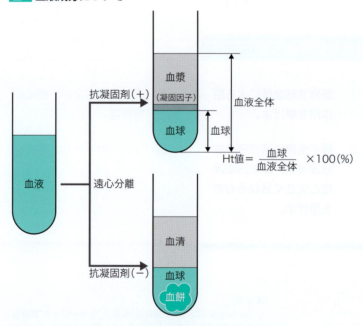

血液成分の役割

メカニズムからの視点

血液成分（赤血球，白血球，血小板）の役割として，
- 赤血球は，肺から酸素を取り込み組織に酸素を送り届け，組織で産生されたCO_2を取り込み肺で排出する。
- 白血球は，主に細菌やウイルスなどの異物を体外に排除する。
- 血小板は，血管壁が損傷し出血した際に凝集し止血する。

赤血球

赤血球は酸素と二酸化炭素の運搬を担っている。赤血球は直径が7〜8μm，厚さが2μm程度，核がなく中央がへこんだ形状である。赤血球数の正常値は，男性：450〜550/μL，女性：350〜500万/μLである。赤血球は骨髄内で造血

POINT!!
赤血球は酸素と二酸化炭素の運搬を担っている。

幹細胞から前駆細胞，赤芽球などの段階を経て分化し，赤血球に成熟していく（▶図2）。造血幹細胞から赤血球へ分化するために，腎臓から分泌されるエリスロポエチンが大きくかかわっている。特に貧血や慢性呼吸不全，高地における低酸素環境など，慢性的な低酸素状態が続くと，腎臓におけるエリスロポエチンの分泌量が増加し赤血球数は増加する。低酸素状態が改善するとエリスロポエチンの分泌は正常化する。赤血球の寿命は約120日であり，古くなると肝臓や脾臓に存在するマクロファージで捕食，分解される。分解された赤血球内部の鉄は回収されて再利用されるが，ヘムの分解代謝物であるビリルビンは，胆汁や尿として体外に排出される。赤血球は，その内部に多くのヘモグロビンを有しており，体内において酸素と二酸化炭素の運搬の役割を担っている。ヘモグロビンには鉄を有するヘムが存在し，1 gのヘモグロビンは1.39 mLの酸素と結合できる。赤血球内部のヘモグロビンと酸素の結合率を示す酸素飽和度（SaO_2）と血漿中の酸素分圧（PaO_2）の関係を表したものとして酸素解離曲線（▶図3）がある。酸素解離曲線では，PaO_2が高いときの環境下ではヘモグロビンに酸素が結合しているためSaO_2も高いのに対し，毛細血管や末梢組織などの低酸素分圧環境では，ヘモグロビンは酸素を積極的に放出しSaO_2は低下する。この特性は，組織における酸素消費量が亢進する状態（運動や体温上昇，アシドーシス存在下）において，組織への酸素供給を高める効果があることを示している（▶図4）。

図2 赤血球の分化，産生

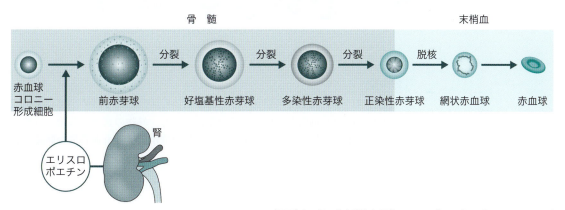

（岡田隆夫 編：集中講義 生理学．p.77, メジカルビュー社，2014.より引用）

図3 酸素解離曲線

図4 酸素解離曲線の変化

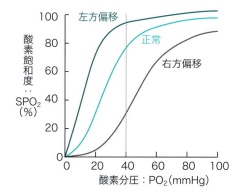

\POINT!!/
白血球は免疫機能を担っている。

白血球

　白血球は，体内に侵入してきた細菌やウイルスなどの異物の排除を行う免疫機能を担っている。白血球の大きさは6〜20μm，白血球数に男女差はなく正常値は3,500〜9,500/μLである。また，白血球はその形態から，顆粒球である好中球，好酸球，好塩基球と，リンパ球，単球の5種類に分類される。骨髄内で造血幹細胞からリンパ球，造血幹細胞から前駆細胞を経て単球，造血幹細胞から骨髄芽球，前骨芽球を経て分化する好中球，造血幹細胞，前駆細胞，骨髄芽球を経て好酸球，好塩基球に分化する（▶図5）。

図5 白血球の分化，産生

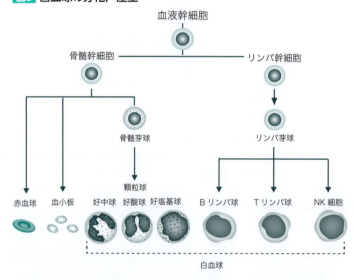

①好中球

　好中球は，末梢血液中に存在する白血球全体の50〜70％を占め，主に生体内に侵入した細菌や真菌などに対して遊走性を示し，異物の貪食，殺菌，分解をすることにより感染を防ぐ役割を担う。末梢血液中以外にも血管壁や脾臓，肝臓，骨髄に存在し，細菌感染時にはこれらの貯留プールから末梢血液中に移動し，末梢血液中の好中球数は速やかに増加する。血液中の好中球の寿命は1日以内，組織内では数日とされている。

②好酸球

　好酸球は末梢血液中に存在する白血球の2〜5％を占め，寄生虫や寄生虫卵の傷害あるいはアレルギー反応の制御を行う。アレルギー，寄生虫の感染などで増加し，ストレスや副腎皮質ホルモン分泌時に減少する。

③好塩基球

　好塩基球は末梢血液中に存在する白血球の1％未満であり，細胞表面にIgEに対するレセプターを有し，抗原刺激によって脱顆粒反応を引き起こす。ヒスタミンを遊離し，凝固阻止因子であるヘパリンを分泌することにより血管内凝固を防止している。

④リンパ球

　リンパ球は末梢血液中に存在する白血球の20〜40％を占め，抗体を使ってあ

らゆる異物に対して攻撃する役割を担っている。リンパ球には，液性免疫を担当するB細胞（抗体産生）やヘルパーT細胞や，腫瘍細胞，ウイルス細胞の破壊など細胞性免疫を担当するキラーT細胞やNK細胞に分類される。寿命は数日から数カ月，ときには年単位である。

⑤単球

単球は末梢血液中に存在する白血球の3～6％を占めるとともに，血管外組織に遊走し，マクロファージ，樹状細胞，破骨細胞に分化する。細菌などの異物を貪食し，液性免疫細胞への抗原提示，各種サイトカイン放出などの役割を果たす。寿命は，血液中では1日から数日，組織中では数日から数カ月，ときには数年である。

血小板

> **POINT!!**
> 血小板は血液凝固に関係する。

血小板は，血管壁が損傷した際に集合しその傷口を塞ぎ止血する（一次止血）役割を担っている。血小板の大きさは約2μm，血小板数の正常値は15万～40万個/μLである。血小板は，造血幹細胞から前巨核球を経て，1個の巨核球から何千個もの血小板が産生される（▶図6）。平均寿命は7～10日であり，老化した血小板は主に脾臓で破壊される。血小板は不活性状態では円板形をしているが，活性化すると球状に形を変え，偽足（突起）を出す。

図6 血小板の分化，産生

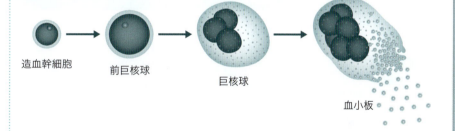

造血幹細胞 → 前巨核球 → 巨核球 → 血小板

凝固・線溶系

メカニズムからの視点

- 凝固線溶系とは，出血した際に血栓を形成し止血する凝固系と，止血が終わった後に血栓を溶解する線溶系のバランスを示す。
- 血管壁損傷時には，血小板の凝集による血栓形成（一次止血）とフィブリン形成によるさらに強固な血餅を形成する（二次止血）。
- 血管壁が修復されるとプラスミンの作用を受けフィブリンが分解し，血栓は溶解される。

> **POINT!!**
> 血液は凝固・線溶系により，凝血や血栓溶解を行っている。

凝固とは，出血を止めるために血液を凝血させる作用，線溶とは形成された凝血塊を溶かして分解する作用であり，両者は密接に関連している。血管内皮細胞に障害が生じると露出したコラーゲン組織と血小板がフォン・ウィルブランド因子（von Willebrand factor：vWF）を介して結合，活性化し，血小板凝集促進物質を放出することにより，傷口に血小板同士が凝集し，血栓を形成する（一次止血）。その後，凝集した血小板から各種凝固因子が放出されることにより血液中に存在するフィブリノーゲンが結合しフィブリンが形成され，さらに

血小板や赤血球が凝集することで強固な凝固塊（血餅）が形成される（二次止血）。損傷した血管壁が修復され止血していた血餅（血栓）が不要になると、プラスミンの作用を受けフィブリンが分解し血栓は溶解される（▶図7）。

図7 凝固，線溶系

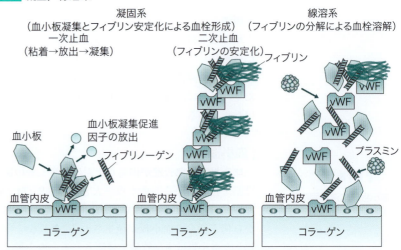

（医療情報科学研究所　編：病気がみえる Vol.5 血液，2008．より改変引用）

血液の役割が悪くなると

貧血

赤血球が少ない状態を貧血とよび、ヘモグロビン濃度が正常値を下回った状態を意味する。貧血の原因は、赤血球の産生能が低下した場合と赤血球の破壊、喪失が亢進する場合に分かれる。赤血球の産生能が低下する原因として、鉄欠乏によりヘモグロビン合成障害が原因である鉄欠乏性貧血、ビタミンB_{12}や葉酸の欠乏、造血幹細胞の異常により、正常な赤血球がつくられなくなる骨髄異形成症候群などの無効造血やエリスロポエチンの分泌低下、低栄養などが挙げられる。これに対して、赤血球の破壊、喪失の原因としては出血や溶血が挙げられる。なお、慢性腎不全時にはエリスロポエチン分泌低下に伴う赤血球の産生低下と血液中に蓄積した尿毒素[*1]の影響により赤血球寿命の短縮が同時に生じるため高度な貧血状態になる（腎性貧血）。貧血になると血液の酸素運搬能が低下するため、心拍出量や脈拍数が増加し、易疲労、動悸、息切れ、めまいなどの症状が出現する。

血小板減少による止血困難

血小板数が3万/μL以下に減少すると、血管内皮細胞に血小板同士が凝集し、血栓を形成する一次止血が行われにくくなる。このため、皮下出血や皮膚の点状出血、斑状出血、口腔内の出血、鼻血、黒便、血尿などが認められる。

白血球機能異常

白血球の働きである、粘着能、遊走能、貪食能、殺菌能などに障害が生じ、白血球の機能が低下した状態である。慢性肉芽腫症は、好中球などの食細胞が活性酸素を産生できず殺菌能が低下することにより、重度感染症を繰り返す。その他にも、好中球の運動能と脱顆粒に障害をきたすChediak-Higashi症候群や、

用語アラカルト

＊1 尿毒素

尿毒素とは、腎臓の機能が低下することにより蓄積し、生体に悪影響を及ぼす物質の総称である。代表的な尿毒素として、低分子領域に尿素（分子量:60）、クレアチニン（分子量：118）、尿酸（分子量:168）や中分子領域に存在するβ_2-ミクログロブリン（分子量：11,800）などが挙げられる。また、副甲状腺ホルモン（parathyroid hormone：PTH）や水分についても腎機能が低下することにより、血液中に蓄積し生体に悪影響を及ぼすため、広義の意味で尿毒素と考えられている。

粘着能，遊走能，貪食能の障害をきたす白血球粘着異常症などが挙げられる。

血液疾患に対する血漿交換療法

血液疾患に対する血液浄化法の目的は，①病因物質の除去を行うことと②欠乏物質の補充がある。血液疾患に対する血液浄化法として，基本的には以下の3つの治療法が選択される。

①単純血漿交換（plasma exchange：PE）
②二重膜濾過血漿交換（double filtration plasmapheresis：DFPP）
③クライオフィルトレーション（cryofiltration）

単純血漿交換（PE）

メカニズムからの視点

● 血液疾患に対する血漿交換療法の役割として，血液中に存在する病因物質（抗体など）を除去することと血液中に欠乏している物質の補充（凝固因子など）の2つの目的があり，病態によって適応する血漿交換療法の種類と目的が異なる。

■概要

単純血漿交換（PE）は，体外循環された血液を，血漿分離膜を通じて血液中から血漿成分を分離することにより，病因物質を含んだ患者血漿を廃棄し，代わりに健常者の血漿である新鮮凍結血漿（fresh frozen plasma：FFP）を補充することで，①病因物質の除去，②欠乏物質の補充の両方の目的を果たすことができる。PEの体外循環回路について▶図8に示す。PEは血漿全部を除去する血液浄化法であるため，血漿成分に病因物質が存在する疾患であればおおむね適応することが可能である。しかし，必要な血漿成分も同時に廃棄するため，FFPの補充が必要不可欠である。FFPは感染やアレルギー，膠質浸透圧の急激な変化に伴う溢水，FFPに含まれるクエン酸を急速負荷によるテタニー症状などのリスクがあるため，PEの適応は十分に検討したうえで行うべきであり，また，治療中には厳重な患者観察が必要となる。

図8 単純血漿交換（plasma exchange：PE）

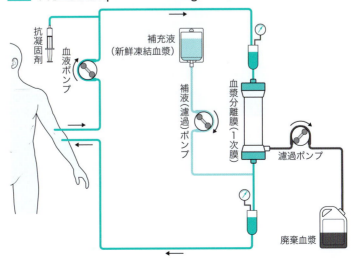

用語アラカルト
*2 出血傾向

出血傾向とは，血管壁が損傷した際に生じる止血が働きにくく，思い当たる原因がないのに出血したり，出血すると止まりにくくなる状況をさす。血管壁，血小板，凝固因子の3つのいずれかの働きが異常になることが原因である。

■治療条件の設定（▶図9）

PEを施行する場合，バスキュラーアクセスには主に短期留置型カテーテルを用い，血流量は100〜150 mL/min，血漿交換（分離）速度は，血流量の30%程度を最大流量とする。短期留置型カテーテルの留置部位は，内頸静脈，鎖骨下静脈，大腿静脈があるが，脱血状態や感染予防のため，内頸静脈が第一選択である。PEで使用する血漿分離膜の細孔径は0.3μmである。抗凝固剤は出血傾向[*2]がない場合にはヘパリン（初回2,000 IU，持続1,000 IU/hr），出血傾向のある場合はメシル酸ナファモスタット（30〜50 mg/hr）を使用する。FFPの使用量は患者の体格や重症度によって決定するが，一般的には30〜40単位を使用することが多い。FFPで除去すべき病因物質は血漿中に存在するため，FFP使用量/患者の全血漿量によりその除去効果が規定される。理論的にはFFP使用量を患者血漿量の1.0〜1.5倍に設定することにより，約60〜70%程度の除去率を得ることができる。また，FFPを大量に投与するため，急激な膠質浸透圧の上昇から溢水をきたしやすく（▶図10），腎不全を併発している場合には透析療法と併用して施行することもある（▶図11）。PE施行中の循環血液量の変化をモニタリングするために，blood volume計による循環血液量の相対的変化（▶図12）や酸素飽和度をモニタリングすることが望ましい。

図9 単純血漿交換の治療条件

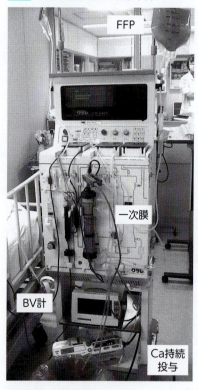

施行条件
　血流量：100〜150 mL/min
　置換液：新鮮凍結血漿（FFP）
　目標処理量：FFP 30〜40 単位
　血漿処理速度：血流量の30%程度
　抗凝固剤：
　　出血リスクがない場合
　　　ヘパリン　初回：2,000 IU
　　　　　　　　持続：1,000 IU/hr
　　出血リスクがある場合
　　　メシル酸ナファモスタット
　　　　　　　持続：30〜50 mg/hr

FFP中のクエン酸投与による低Ca血症防止
カルシウム製剤を持続注入

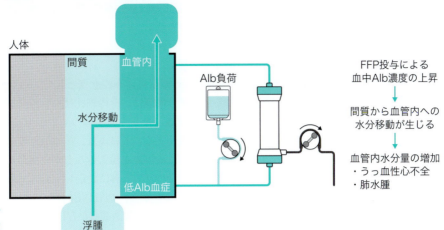

図10 PEによる溢水の発生機序

Alb：アルブミン

リスクファクター
急速なFFP投与，低Alb血症[*3]，浮腫，心機能低下

用語アラカルト

*3　低アルブミン血症

低アルブミン血症は，アルブミンの合成能の低下やアルブミン喪失量の増加により発生する。アルブミンは血管内に水分を保持する力（膠質浸透圧）を有していることから，低アルブミン血症になると膠質浸透圧が低下し，血管内から間質に水分が移動し，浮腫をきたしやすくなる。それ以外にも，アルブミンは毒素と結合することで血中濃度を低下させ，中和する役割もある。

図11 ICUにおけるPE＋透析併用法の施行風景

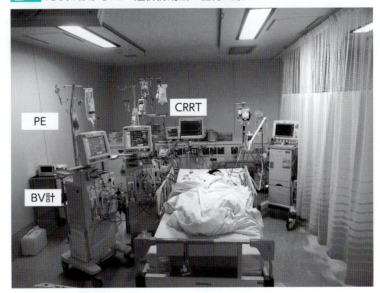

図12 PE施行に伴う血管内容量の変化

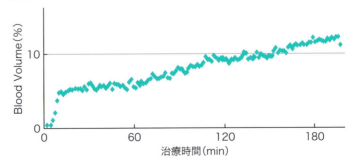

治療条件
QB＝100 mL/min，QF＝30 mL/min，血漿交換量＝4,920 mL
QB：血流量，QF：濾過流量

■施行上の注意点

PE施行上の注意点としては、体外循環（特に膜分離）に関するものとFFPの補充に関するものが挙げられる。

①体外循環に関する注意点

まず、PE施行中の体外循環に伴う注意点として、血漿分離膜による溶血リスクが挙げられる。血漿分離膜は、その細孔径が血液透析膜と比較し非常に大きく、血漿分離に伴う濾過により、赤血球の変形が生じる（▶図13）。このため、過度な濾過流量を負荷することにより、一次分離膜の細孔に赤血球が引っ張られ、赤血球の変形による溶血が起こることが危惧される。このため、血漿分離速度は最大でも血流量の30％未満に設定し、血漿分離膜に過度な濾過圧が生じないように管理する。しかし、血管内脱水などによりHt値が高い場合や脱血不良、治療中の血漿分離膜内部の凝血などによる有効膜面積の減少により、過度な濾過圧を生じる場合がある。このため、治療中には常に血漿分離膜に生じる濾過圧のモニタリングとして、膜間圧力差（transmembrane pressure：TMP）を監視する必要がある。一般的に血液透析膜では、TMPの最大値が250 mmHgと設定されているが、PEでは50 mmHg以下でコントロールする必要がある。これは、前述のように、血液透析膜の細孔径は赤血球に対して小さいため、過度な濾過圧が付加されても赤血球の変形は生じず（▶図13 a）、溶血は起こりにくい。このため、血液透析膜の機械的強度限界としてのTMP管理を行うことになる。これに対して、PEでは濾過圧による赤血球の変形が生じ（▶図13 b）、溶血をきたしやすい。このため、溶血を起こさないようにTMP管理を行う必要がある。TMPの上昇が生じた際には、血漿分離速度を遅くするとともに、可能であれば血流量を増加させることにより分離膜内部における血液濃縮の程度を減少させることが重要である。

図13 血漿分離における赤血球の変形

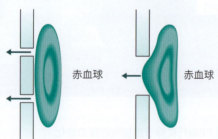

a 透析膜　　b 血漿分離膜

過度の陰圧をかけても、赤血球の変形は少ない　　少しの陰圧でも、赤血球は大きく変形する

②FFPの補充に関する注意点

次に、FFPの補充に関する注意点として、感染、アレルギー、FFPに含まれるクエン酸の急速負荷によるテタニー症状[*4]、FFP投与による膠質浸透圧上昇に伴う溢水などのリスクが挙げられる。感染に関しては、極力FFPの使用量や使用頻度を必要最低限に留めることが重要である。また、FFP投与によるアレルギー発症の危険性があることから、治療開始時やFFP交換時には血漿交換速度を下げ、アレルギー症状（全身掻痒感、咽頭不快、呼吸困難感）の観察や血圧、脈拍、SpO_2のモニタリングを行いながら慎重に血漿交換速度を上げていく必

用語アラカルト

[*4] テタニー症状

テタニー症状とは、血液中のイオン化カルシウム濃度が低下することにより唇や指先のしびれが出現し、進行することで痙攣や振戦、嘔吐などが出現する。

要がある．また，FFPに含まれるクエン酸の急速負荷により，血中に存在するイオン化カルシウムとクエン酸がキレートを引き起こし，血中イオン化カルシウム濃度が低下する（▶図14）．この血中イオン化カルシウム濃度の低下によりテタニー症状が生じる．このテタニー症状を防ぐためには，カルシウム製剤の持続投与や腎機能低下症例では透析治療との併用が行われる．

図14 PEによるテタニー症状の発生機序

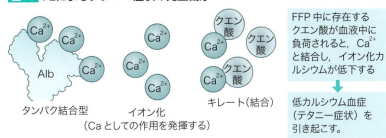

また，FFP投与により生じる溢水は，FFP中のアルブミン濃度に対して患者の血中アルブミン濃度が低く，また，腎機能低下により体水分量が多い場合に発生しやすい．また，このような現象が急激に生じると肺水腫を引き起こすこともある（▶図15）．このような場合には，FFP交換速度を下げて治療を行うか，もしくは血液透析を併用し，除水を行いながらPEを施行する．PEと血液透析の併用について▶図16に示す．図に示すようにPEにより投与されたクエン酸を除去する目的で，PEの後に血液透析を併用することが望ましい．実際には三方活栓を2つ連結し，PEの血流量に対して，血液透析の血流量を多く設定することで安全にPEと血液透析を併用することができる．PEと血液透析濾過を併用した場合の血中イオン化カルシウム濃度の変化について▶図17に示す．このように，FFP投与により血中のイオン化カルシウム濃度は著明に低下するが，血液透析を用いることにより血中イオン化カルシウム濃度の改善が得られていることがわかる．

図15 PE施行による肺水腫発症例

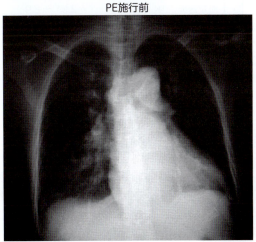

心胸比（CTR）＝59.4%
Alb 3.2 mg/dL

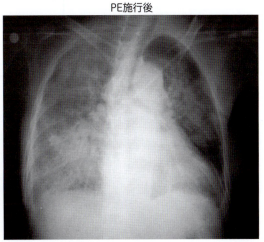

CTR＝60.3%
Alb 3.4 mg/dL

体重 44 kg　血漿交換量 4,200 mL　駆出率（ejection fraction：EF）40%

図16 PEと血液透析の併用療法

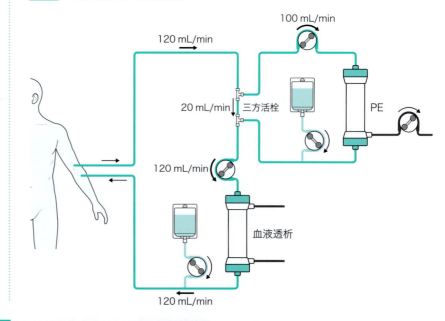

図17 PE＋HD併用療法による電解質調整効果

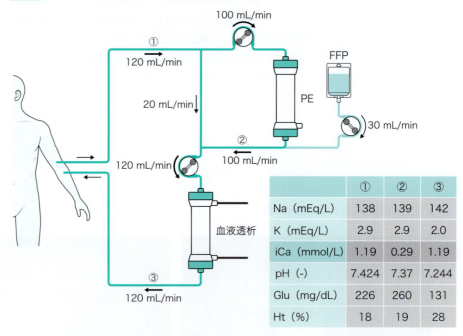

	①	②	③
Na (mEq/L)	138	139	142
K (mEq/L)	2.9	2.9	2.0
iCa (mmol/L)	1.19	0.29	1.19
pH (-)	7.424	7.37	7.244
Glu (mg/dL)	226	260	131
Ht (%)	18	19	28

二重膜濾過血漿交換(DFPP)

■概要

　二重膜濾過血漿交換(DFPP)は，体外循環された血液を血漿分離膜を通じて血球中から血漿成分を分離し，その血漿成分を，二次膜を通じて高分子量分画を含む血漿を廃棄し，低分子量分画の血漿成分を再び体に戻すことで，抗体などの大分子タンパクの除去の目的を果たすことができる血液浄化法である。DFPPの体外循環回路について▶図18に示す。DFPPでは除去すべき病因物質の大きさにより二次膜を選択する。

図18 二重膜濾過血漿交換（DFPP）

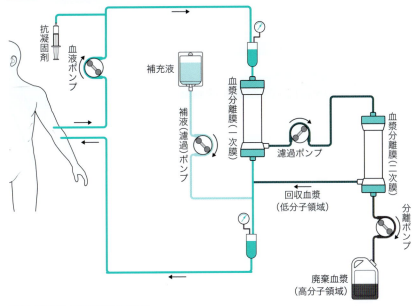

■治療条件の設定（▶図19）

　DFPPを施行する場合，バスキュラーアクセスには主に短期留置型カテーテルを用い，血流量は100〜150 mL/min，血漿交換（分離）速度は，血流量の30％程度を最大流量とする。短期留置型カテーテルの留置部位は，内頸静脈，鎖骨下静脈，大腿静脈があるが，脱血状態や感染予防のため，内頸静脈が第一選択である。DFPPで使用する血漿分離膜の細孔径は0.3μmであるが，二次膜は除去目標となる病因物質の大きさによって決定する（10〜30 nm）（▶図20）。DFPPは二次膜の中空糸内部に血漿を通過させ，二次膜のボアサイズよりも低分子領域の溶質を含んだ血漿成分を体内に戻し，通過しなかった高分子領域の溶質を含む血漿成分を廃棄する（▶図18）。この血漿成分分離速度は，血漿交換速度の20〜30％程度に設定する。なお，DFPPでは回収すべきアルブミンの一部が二次膜で廃棄されるため，アルブミン溶液を補充する必要がある。アルブミン溶液濃度の設定法としては，患者の血中アルブミン濃度，循環血漿量，置換液量から計算できる方法が提唱されている[1]。

図19 二重膜濾過血漿交換の治療条件

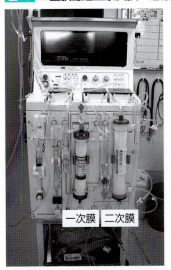

施行条件
　血流量：100〜150 mL/min
　血漿処理速度：血流量の30％
　置換液：アルブミン溶液
　目標処理量：血漿処理：3,000〜4,000 mL
　　　　　　　置換液：300〜500 mL
　血漿成分分離速度：血漿処理速度の10〜20％
　抗凝固剤：
　　出血リスクがない場合
　　　ヘパリン　初回：2,000 IU
　　　　　　　　持続：1,000 IU/hr
　　出血リスクがある場合
　　　メシル酸ナファモスタット
　　　　　　　　持続：30〜50 mg/hr

図20 二重膜濾過血漿交換の二次膜の性能比較

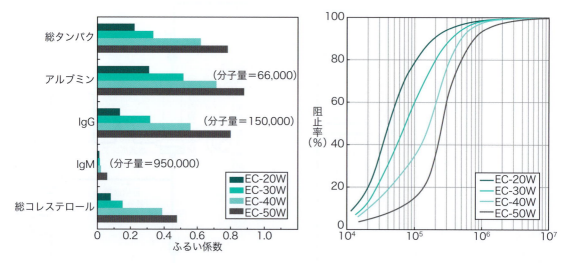

(旭化成メディカル社カタログデータより引用)

DFPPによる各検査値の推移について▶図21に示す。図に示すように、ターゲットとなる免疫グロブリンの除去効率は、分子量の高いIgMのほうが除去効率が高い。また、凝固因子であるフィブリノーゲンやアンチトロンビンⅢについても同様に大きく除去されていることがわかる。

図21 DFPPによる各検査値の推移

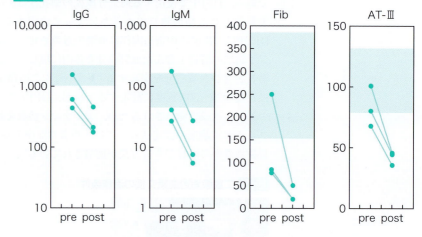

■施行上の注意点

DFPPの施行による問題点として、①ファウリング[*5]による二次膜圧の上昇、②アルブミン喪失による血管内水分量の減少が挙げられる。

①ファウリングによる二次膜圧の上昇

DFPPの治療原理として、二次膜で膜の細孔サイズよりも大きいタンパク成分を阻止し、細孔サイズよりも小さい領域の血漿成分を回収することから、最も生じやすいトラブルとしてファウリングによる二次膜圧の上昇がある。このため、治療中は二次膜圧を常に監視するとともに、二次膜圧が上昇し始めたら治療条件を下げ、二次膜を生理食塩水でフラッシュするなどの対応を行う。こ

用語アラカルト
*5 ファウリング
ファウリングとは、膜表面にタンパクなどが付着することにより、膜の本来有するべき性能(透水性など)が低下することを意味する。

のような対応を行っても改善しない場合は，治療を中断する必要がある。なお，二次膜圧の上昇は，ファウリングにより二次膜の細孔が小さくなっていることを意味しているため，その進行に伴い，二次膜でのアルブミン回収率が低下することを理解しておく必要がある。

②アルブミン喪失による血管内水分量の減少

DFPPを施行する場合，前述のように二次膜で回収すべきアルブミンの一部が排液側に廃棄されるため，血管内の膠質浸透圧が低下し，その結果として血管内の水分が間質へ移動することにより血管内水分量の減少をきたす(▶図22)。実際のDFPP施行時における血管内水分量の推移について一例を示す(▶図23)。このように血管内水分量の減少が大きくなると，治療中の血圧低下などの循環動態が悪化するおそれがある。このため，前述のようにDFPPの補充液に使用するアルブミン溶液の濃度設定が重要であるともに，血管内水分量のモニタリングを行い，必要に応じて生理食塩水などの補液を行うことにより，DFPP施行中の循環動態の安定化を図る。

図22 DFPP施行時における血管内脱水の機序

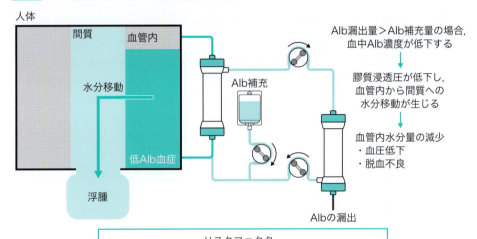

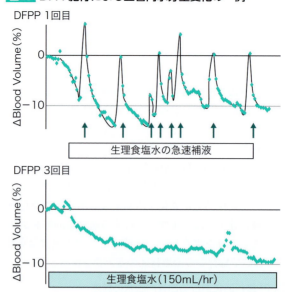

図23 DFPP施行による血管内水分量変化の一例

クライオフィルトレーション(cryofiltration)

■概要

　クライオフィルトレーション（cryofiltration：CRYO）は，DFPPの変法である。CRYOは抗凝固剤にヘパリンを用い，かつ，分離した血漿を10℃以下に冷却することでクライオゲルを析出させ，二次膜で分離除去する血液浄化療法である（▶図24）。冷却は血漿分離回路の外側を氷で冷やすことにより行う。このクライオゲルには，クリオグロブリンのみならず，フィブリノーゲン，フィブロネクチン，免疫複合体，グロブリン，アミロイドタンパクなども含まれており，クリオグロブリン血症のほかに家族性高脂血症，閉塞性動脈硬化症，巣状糸球体硬化症，慢性C型肝炎などが適応である。

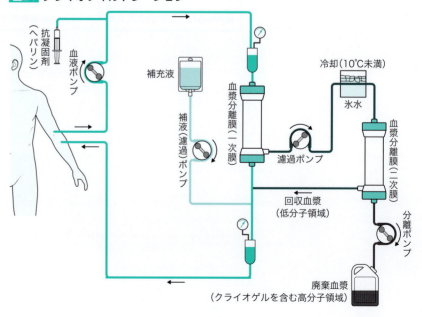

図24 クライオフィルトレーション

■ 治療条件の設定（▶図25）

　CRYOを施行する場合，バスキュラーアクセスには主に短期留置型カテーテルを用い，血流量は100～150 mL/min，血漿交換（分離）速度は，血流量の30%程度を最大流量とする。短期留置型カテーテルの留置部位は，内頸静脈，鎖骨下静脈，大腿静脈があるが，脱血状態や感染予防のため，内頸静脈が第一選択である。CRYOで使用する血漿分離膜の細孔径は30 nmと最も細孔径の大きい血漿成分分離器を使用する。クライオゲルを析出させる必要があるため，抗凝固剤には必ずヘパリン（初回2,000 IU，持続1,000 IU/hr）を使用する。分離した血漿成分を0～4℃に冷却するために血漿ラインを氷で冷却する。析出したクライオゲルが二次膜を閉塞するため，適時，二次膜を生理食塩水でフラッシュ洗浄する必要がある（▶図26）。

図25　クライオフィルトレーションの治療条件

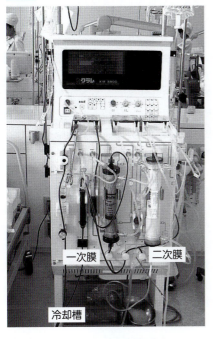

施行条件
　血流量：100～150 mL/min
　血漿処理速度：血流量の30%
　置換液：なし
　目標処理量：血漿処理：3,000～4,000 mL
　血漿成分分離速度：血漿処理速度の10～20%
　冷却槽：血漿ラインを氷水につけて冷却する
　抗凝固剤：
　　ヘパリン　初回：2,000 IU
　　　　　　　持続：1,000 IU/hr
　クライオフィルトレーションでは，クライオゲルを析出させるために，抗凝固剤に必ずヘパリンを使用すること

図26　クライオゲルの析出（クライオフィルトレーションの洗浄液）

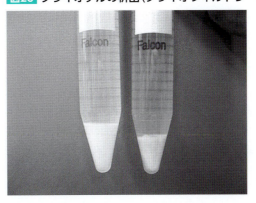

■ 施行上の注意点

　CRYOの治療原理として，二次膜で膜の細孔サイズよりも大きいクライオゲルを阻止し，細孔サイズよりも小さい領域の血漿成分を回収することから，最

も生じやすいトラブルとしてファウリングによる二次膜圧の上昇がある。このため，治療中は二次膜圧を常に監視するとともに，二次膜圧が上昇し始めたら二次膜を生理食塩水でフラッシュし，クライオゲルの洗浄を行う。このような対応を行っても改善しない場合は，治療を中断する必要がある。なお，二次膜圧の上昇は，ファウリングにより二次膜の細孔が小さくなっていることを意味しているため，その進行に伴い，二次膜でのアルブミン回収率が低下することを理解しておく必要がある。

血液浄化が必要な血液疾患

多発性骨髄腫

多発性骨髄腫(multiple myeloma)は，血液の悪性腫瘍の一種であり，単一クローン性免疫グロブリンが産生する形質細胞が異常増殖し(骨髄腫細胞)，異常なγグロブリン(Mタンパク)を産生することで，頭痛，視力障害，網膜症などの過粘稠度症候群を生じる。また，異常産生されたベンスジョーンズタンパク(Bence-Jones protein)により腎機能障害を引き起こす。形質細胞が骨に浸潤することで骨破壊を生じ，高カルシウム血症を引き起こす。臨床症状として，主に脊椎，肋骨に骨痛や骨破壊をきたすとともに，高カルシウム血症に起因する易疲労感，脱力感，意識障害などが生じる。治療として，腫瘍細胞に対する化学療法と，化学療法前に，患者の末梢血液から造血幹細胞を採取し，化学療法終了後に再び自身に造血幹細胞を戻し，造血機能を回復させる自家末梢血幹細胞移植療法が行われる。これに対して，血液浄化法の適応は，Mタンパク沈着による腎不全の予防，改善を目的に，血漿交換療法として単純血漿交換(PE)，選択的血漿交換(selectivePE)，二重膜濾過血漿交換(DFPP)が行われる。特にDFPPは免疫グロブリンなどの積極的除去に有用であるため，多発性骨髄腫に対する血漿交換療法の第一選択である。しかし，DFPPでは凝固因子であるフィブリノーゲンも除去するため，血中フィブリノーゲン濃度をモニタリングしながら，治療条件ならびに治療頻度を調整する必要がある。これに対してselectivePEは，DFPPと比較し免疫グロブリンの除去効率は低いが，血中フィブリノーゲン濃度の低下は少ないため連続して治療を行える。PEは血漿全体を交換するため，フィブリノーゲン濃度の低下はきたさないがFFPの急速投与による副作用(テタニー症状，アレルギー症状など)に注意が必要である。多発性骨髄腫に対する血漿交換療法の治療効果として，血中カルシウム濃度の低下，腎機能(eGFR)の改善，視力や骨痛などの症状の推移をモニタリングする。

原発性マクログロブリン血症

IgM型免疫抗体産生細胞であるIgM産生B細胞が腫瘍性に増殖する悪性腫瘍である。病態は，IgMの増加によって血液の粘度が高くなる過粘稠度症候群やクリオグロブリン血症を起こす。症状は，過粘稠度症候群による頭痛，めまい，意識障害，眼底出血，レイノー現象などがあるが，骨髄腫と比べそれ以外の症状はほとんどない。血液検査ではIgMが異常高値を示す。治療は，腫瘍細胞に対する化学療法と過粘稠度症候群に対して血漿交換療法を行う。また，クリオグロブリン血症に対してクライオフィルトレーション(cryofiltration)を行うこともある。

> **POINT!!**
> 選択的血漿交換(selectivePE)はDFPPで二次膜として用いられている血漿成分分離器の比較的孔径の大きい膜を血漿分離膜とAlb置換液を用いて行う血漿交換療法である。

血栓性微小血管症（thrombotic microangiopathy：TMA）

血栓性微小血管障害症（TMA）は，細血管内血小板血栓，破壊性血小板減少症，細血管障害性溶血性貧血の3つの特徴をもつ疾患の総称であり，血小板減少，微小血管障害性溶血性貧血，発熱，腎機能障害，精神神経障害の5徴候を伴う血栓性血小板減少性紫斑病（thrombotic thrombocytopenic purpura：TTP）と，3徴候（血小板減少，微小血管障害性溶血性貧血，急性腎不全）を伴う溶血性尿毒症症候群（hemolytic uremic syndrome：HUS）に分類される。TTPは主に成人に多く，HUSは小児に出現しやすいが，両者の鑑別は困難であることから，最近ではTMAとしてとらえ治療することが多い。TTPは先天性と後天性のものが存在する。先天性のTTPではvWF切断酵素であるADAMTS13（a disintegrin-like and metalloproteinase with thrombospondin type 1 motifs 13）が先天的に欠損しているため，補充を目的としたFFPの投与が行われる。これに対して，後天性TTPは造血幹細胞移植，妊娠，薬剤，膠原病などが契機となり，ADAMTS13に対する抗体が産生されるため，抗体除去とADAMTS13の補充の目的から単純血漿交換が第一選択となる。これに対して，HUSのほとんどはO157：H7など志賀毒素を産生する腸管出血性病原性大腸菌が原因である。HUSでは原則として血漿交換の有効性が確立されていないため，ガイドラインでは血漿交換療法は推奨されていない。TMAでは血小板数が少なくても血小板輸血は病態を進行させるため原則禁忌である。日本TTP研究会による血漿交換治療プロトコール[2]によると，はじめの3日間は循環血漿量の1.5倍の置換液量で連日施行し，その後6日間は循環血漿量と同量で連日行う。多くの場合，10回程度のPEで病態は改善する。なお，TMAの治療効果を評価する指標としては，溶血の指標である破砕赤血球，LDH（lactate dehydrogenase）の減少，ハプトグロビンの上昇ならびに腎機能の改善，ADAMTS13活性の上昇が認められる。

特発性血小板減少性紫斑病（ITP）

特発性血小板減少性紫斑病（idiopathic thrombocytopenic purpura：ITP）は，他の基礎疾患や薬剤の原因が明らかでないにもかかわらず，血小板に対する自己抗体が産生され，血小板の破壊亢進が生じるとともに，骨髄における血小板産生を障害することで，血小板数の減少をきたす疾患である。このような病態により血小板数が低下すると，易出血状態や出血症状が認められる。ITPの治療として，ピロリ菌感染が認められる場合には除菌療法が行われ，副腎皮質ホルモンや免疫グロブリン大量療法，脾臓摘出などが行われる。また，血小板に対する自己抗体の除去を目的に血漿交換療法（PE, DFPP）が選択される[3]。

> **POINT!!**
> 特発性血小板減少性紫斑病は，H.pylori（ピロリ菌）感染が誘因となる。

まとめのチェック

☐☐ ① 血球成分の種類と役割を述べよ。

▶▶ ① ・赤血球は，肺から酸素を取り込み組織に酸素を送り届け，組織で産生された CO_2 を取り込み肺で排出する。
・白血球は，主に細菌やウイルスなどの異物を体外に排除する。
・血小板は，血管壁が損傷し出血した際に凝集し止血する。

☐☐ ② 単純血漿交換の目的と原理を述べよ。

▶▶ ② 目的は，血漿中に存在する病因物質の除去と欠乏物質の補充を行う。
原理は，体外循環された血液を，血漿分離膜を通じて血液中から血漿成分を分離することにより，病因物質を含んだ患者血漿を破棄し，代わりに健常者の血漿である新鮮凍結血漿（FFP）を補充する。

☐☐ ③ 単純血漿交換の利点，注意点を述べよ。

▶▶ ③ 利点は，血漿全部を除去する血液浄化法であるため，血漿成分に病因物質が存在する疾患であればおおむね適応することが可能である。
注意点として，FFP投与による感染やアレルギー，膠質浸透圧の急激な変化に伴う溢水，FFPに含まれるクエン酸を急速負荷によるテタニー症状などのリスクがある。

☐☐ ④ 二重膜濾過血漿交換の目的と原理を述べよ。

▶▶ ④ 目的は，血漿中に存在する病因物質（抗体などの大分子タンパク）の除去を行う。
原理は，体外循環された血液を，血漿分離膜を通じて血球中から血漿成分を分離し，その血漿成分を，二次膜を通じて高分子量分画を含む血漿を廃棄し，低分子量分画の血漿成分を再び体に戻す。

☐☐ ⑤ 二重膜濾過血漿交換の利点，注意点を述べよ。

▶▶ ⑤ 利点は，血漿成分のうち，抗体等の大分子領域のタンパクを除去するため，置換液としてFFPの代わりにアルブミン溶液を用いることができる。
注意点として，置換液として補充されるアルブミン補充量に対して，血漿成分分離膜でのアルブミン喪失量が多いと血管内脱水を生じ血圧低下をきたしやすい。

まとめのチェック

□□ 6 クライオフィルトレーションの目的と原理を述べよ。

▶▶ 6 目的は，血漿中に存在する病因物質（抗体などの大分子タンパク）の除去を行う。
原理は，体外循環された血液にヘパリンを添加し，血漿分離膜を通じて血球中から血漿成分を分離し，その血漿成分を10℃以下に冷却することでクライオゲルを析出させ，二次膜で分離除去する。

□□ 7 クライオフィルトレーションの利点，注意点を述べよ。

▶▶ 7 利点は，抗体などの複合体であるクライオゲルは非常に大きな分子量となるためアルブミンとの分離能に優れるため，置換液としてアルブミン使用量を節約することができる。
注意点として，クライオゲル付着により二次膜のファイリングが生じるとアルブミン回収率が低下するため，二次膜圧を監視しながら適時生理食塩水によるフラッシングを行う必要がある。

● 文献
1) 江口　圭，横井　良，金子岩和，ほか：アフェレーシス療法におけるkinetic modelingの利用．臨床透析，17: 473-481, 2001．
2) 伊藤和彦：疾患別治療法 E血液疾患．プラスマフェレシスマニュアル '93（日本アフェレシス学会　編），p.191-198，中外医学社，1993．
3) 厚生労働省難治性疾患克服研究事業　血液凝固異常症に関する調査研究：ITP治療の参照ガイド作成委員会：成人特発性血小板減少性紫斑病治療の参照ガイド　2012年版．臨床血液，53: 433-442, 2012．

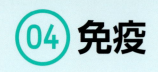

免疫

岩本ひとみ

免疫とは「疫(病気)から免れる」機能である

メカニズムからの視点

- ●免疫の機能 → 自己にとっての異物や病原体を排除する。
- ●免疫細胞は，骨髄の多能性幹細胞から分化し，骨髄およびリンパ組織で成熟する。

免疫においては「大事な細胞やタンパク質など」があり，これらは血液や組織のなかに存在する。血液は有形成分の血球，淡黄色液体成分の血漿に分けられる。血漿は血液全体の約55%を占め，免疫を担当するグロブリンを含んでいる。一方，有形成分は全体の約45%であり，酸素を運搬する赤血球，免疫細胞といわれる白血球，止血作用をもつ血小板に分けられる。これらの血球成分やグロブリンを先に紹介し，その後に免疫に関する細胞それぞれの関連性を記載する。ここに登場するものは交互に関連し助け合ったり，また攻撃し合ったりしている。身体を守る「免疫」の仕組みは複雑にからみ合っていることに驚かされる。

免疫細胞といわれる細胞

免疫にかかわる細胞すべてを免疫細胞という。これらは白血球のことである。白血球の種類はさまざまあるので各血球細胞がつくられる過程で説明する。

赤血球，白血球や血小板はすべて骨髄(赤色骨髄)の多能性幹細胞から分化[*1]・増殖する(▶図1)。骨髄(bone-marrow：▶図2)は骨の髄腔や海綿質の隙間に入っていて，赤色骨髄は体幹の骨(脊椎，肋骨，胸骨)，上肢帯(鎖骨や肩甲骨)，下肢骨(腸骨，恥骨，坐骨)や頭蓋骨・上腕骨・大腿骨などに分布する。多能性幹細胞は骨髄系幹細胞とリンパ系幹細胞となり，骨髄のなかでそれぞれの血球の前駆細胞となる。このほとんどが骨髄のなかで成熟するが，T細胞になるリンパ球だけは心臓の上にある胸腺(thymus：▶図3)に移動して胸腺のスポンジ状の細胞に刺激を受けて成熟する。一方，骨髄に残された細胞がNK(ナチュラルキラー)細胞に分化する。

末梢血では成熟細胞が存在し，単球，顆粒球(好中球・好酸球・好塩基球)，リンパ球(T細胞・B細胞・NK細胞)などがある。単球は組織に移行するとマクロファージ(大食細胞)となり，B細胞は形質細胞となる。これらを総称して免疫細胞とよぶ。

用語アラカルト

*1 分化
あまり特徴のない前駆細胞からはっきりした細胞がつくられる過程。

＼POINT!!／
赤血球数：男性450万/μL，女性400万/μL
ヘマトクリット値：男性40〜50%，女性35〜45%
白血球数：4,000〜9,000/mm^3
血小板数：15〜40×10^4/μL

＼POINT!!／
赤血球は組織へ酸素を運搬する。白血球は免疫に関わる。血小板は血液凝固に関与する因子を放出する。

＼POINT!!／
顆粒球は，好中球，好酸球，好塩基球に分けられる。

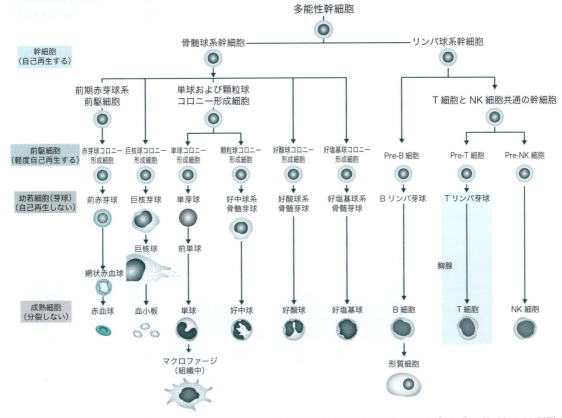

(岡田隆夫 編：集中講義 生理学, p.76, メジカルビュー社, 2014.より引用)

(坂井建雄 編：集中講義 解剖学, p.178, メジカルビュー社, 2012.より引用)

それぞれの細胞について

■樹状細胞

樹状細胞はマクロファージやT細胞から発生するといわれている。細胞の周りに長い枝を伸ばしているのが特徴である（▶図4）。皮膚や粘膜などに待機し、

活性化するとリンパ液の流れにのってリンパ節に入るなど，常に身体のなかを巡回して存在する。細菌・ウイルスなどに感染した細胞を食べる（取り込む）働きをする。その作用は詳しく後述する。マクロファージと同様に扱われることが多いが，大きな違いは樹状細胞がT細胞のなかのヘルパーT細胞にもキラーT細胞にも働きかける（異物の情報を知らせる）ことができるということである。免疫というと「T細胞」や「B細胞」などが主役のようによくいわれているが，この樹状細胞こそ主役としての役割を果たしている。

図4 免疫系の仕組み

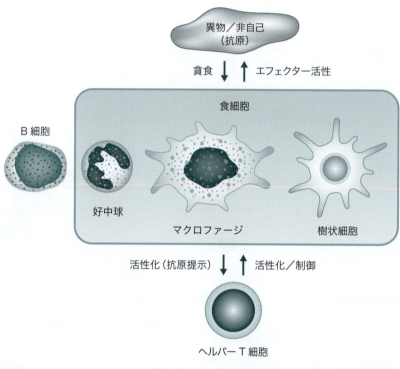

（河本　宏：マンガでわかる免疫学．オーム社，2014.より改変引用）

■単球
単球は偽足を出して運動し，血管外に遊走して組織に行くとマクロファージになる。

■マクロファージ
身体を守る仕組みの1つに「病原体を食べる」という働きがある。マクロファージや好中球は食細胞とよばれていて，この作用を「貪食」という。

■好中球
成熟した好中球の核は分節状になるため，多形核白血球ともいわれる（▶図5）。白血球は末梢血に4,000〜9,000個/μLあるが，その約60％を好中球が占めている。好中球は病原体などの異物が生体内に侵入すると，いち早く血管内皮細胞をすり抜け血管内から血管外へ遊出し，炎症部位に行って異物を貪食する。細菌感染初期の非特異的防御を行うため，細菌感染などの際に好中球数が増加する。取り込んだ異物は好中球のなかで活性酸素や過酸化水素などで殺滅され，好中球の顆粒内にあるリゾチームなどの酵素で消化される（▶図6）。

\ POINT!! /
好中球は病原体などの異物が侵入すると貪食作用によって捕食し殺菌する。

図5 白血球の種類

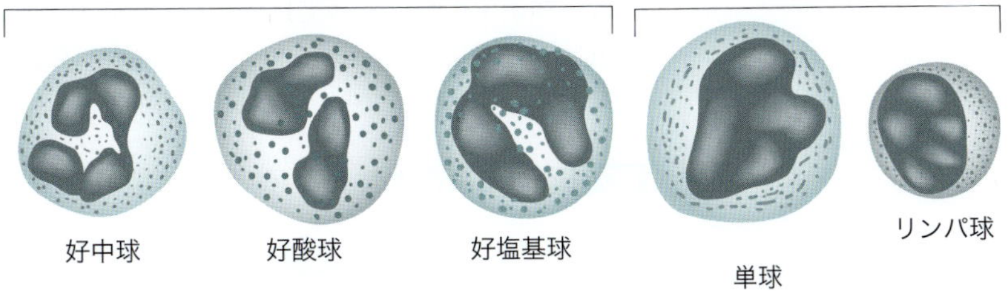

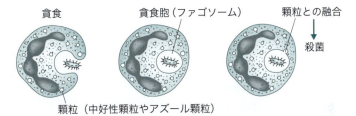

顆粒球: 好中球、好酸球、好塩基球
無顆粒球: 単球、リンパ球

(岡田隆夫　編：集中講義 生理学, p.90, メジカルビュー社, 2014. より引用)

図6 好中球による貪食と殺菌

貪食 → 貪食胞（ファゴソーム） → 顆粒との融合 → 殺菌

顆粒（中好性顆粒やアズール顆粒）

(岡田隆夫　編：集中講義 生理学, p.90, メジカルビュー社, 2014. より引用)

> **POINT!!**
> 好酸球は細胞表面にIgEレセプターをもっている。

■好酸球

好酸球は白血球のうち0〜5%ほどであり，アレルギーに関与している。アレルギー疾患があるときや寄生虫病の際に増加する。寄生虫のうち，蠕虫感染の際は顆粒内の主要塩基性タンパク(major basic protein：MBP)を放出して，駆除する。好酸球の細胞表面にIgEレセプター(受容体)をもっている。

> **POINT!!**
> 好塩基球はヒスタミンを放出しアレルギーを引き起こす。

■好塩基球

好塩基球は最も数の少ない白血球で0.5%以下である。後述のマスト細胞と同様に表面のレセプターに結合したIgEに抗原が結合すると顆粒内のヒスタミンを放出して，即時アレルギーを引き起こす。

> **POINT!!**
> リンパ球はB細胞，T細胞，NK細胞に分けられる。

■リンパ球

リンパ球は白血球数の約30〜50%を占め，好中球・好酸球・好塩基球など3種類の顆粒球とは異なり，無顆粒球である。リンパ球は機能的にT細胞(Tリンパ球)，B細胞(Bリンパ球)，NK細胞からなり，形はほとんど区別できないが，それぞれが多様な働きをしている。

リンパ組織には，胸腺や骨髄といったリンパ球が発生・分化する器官(一次リンパ器官)や脾臓，リンパ節，粘膜リンパ組織(mucosa associated lymphoid tissue：MALT：扁桃や回腸にあるパイエル板)といったリンパ球が抗原と接触して活性化する器官(二次リンパ器官)がある(▶図3)。ここでリンパ球は抗原と出会うと，効果を与えるエフェクター細胞や記憶細胞になったりして炎症組織へ移動する。抗原と出会いがなかったリンパ球は再び血中に戻るなど常に血液とリンパ組織間を循環しながら抗原との出会いを待つ。

①B細胞

B細胞はリンパ球系幹細胞が骨髄やリンパ組織で分化した細胞で，末梢血中

のリンパ球数の約10～15%を占めている。B細胞表面にはレセプターがありこれを放出したものが抗体で，1つの抗体分子は1つの抗原にしかつかない。B細胞は抗体産生細胞になって抗体を放出するが，病原体を貪食すると細胞表面にMHC（major histocompatibility complex）分子をもつ抗原提示細胞ともなる（▶図7）。

図7 **B細胞による貪食**

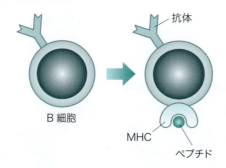

②形質細胞

抗原を捕捉したB細胞はナイーブヘルパーT細胞から分化したヘルパーT細胞（Tfh）などの刺激により活性化して，形質細胞になる。形質細胞は提示された抗原に対する抗体を産生する。前述のリンパ節では，外側の皮質は主にB細胞からなり，中間の傍皮質は主にT細胞からなり，中心部に近い髄質は主に形質細胞から構成されているため，B細胞がT細胞の刺激により形質細胞になる過程がわかる（▶図8）。

図8 **リンパ節**

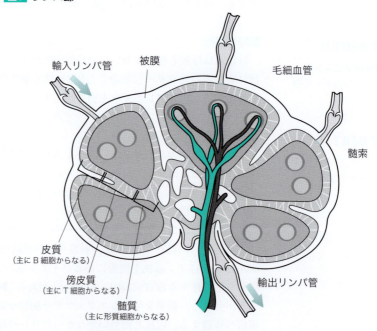

（岡田隆夫 編：集中講義 生理学，p.81, メジカルビュー社, 2014.より引用）

\ POINT!! /
活性化したB細胞は，ヘルパーT細胞などの刺激により形質細胞に分化して抗体を産生する。

\ POINT!! /
T細胞は，B細胞の分化や抗体産生を助けたり，マクロファージを活性化したりする。

③T細胞

T細胞は骨髄のリンパ球系幹細胞が胸腺（thymus）に入ることによりつくら

れる。胸腺は皮質と髄質の二層があり、リンパ球系幹細胞は皮質から髄質へと移動しながら分化・成熟する。末梢血中のリンパ球数の約70～80％を占めている。

T細胞はその働きによって分類される。ヘルパーT細胞、キラーT細胞、サプレッサーT細胞がある。ヘルパーT細胞は司令塔であり攻撃方法を選んで攻撃命令をだし、また、B細胞の抗体産生への分化を助けたり、マクロファージを活性化したりする。T細胞は樹状細胞から刺激を受けて活性化するが、活性化する前の状態をナイーブ（うぶな）ヘルパーT細胞といい、活性化された状態をエフェクター（効果を与える）ヘルパーT細胞という。この働きを抑制するのがサプレッサーT細胞で、免疫全体に攻撃停止の合図をだす。キラーT細胞は攻撃指令を受け、定められた標的細胞を攻撃する。

④NK細胞

NK（ナチュラルキラー）細胞はリンパ球の一種で、ウイルス感染細胞や腫瘍細胞を破壊する。しかし、同じリンパ球のB細胞やT細胞とは働き方が異なり、初めて出会った相手でも異物と認識すれば即攻撃することができる。NK細胞は、後述する自然免疫である。

> **POINT!!**
> NK細胞はウイルス感染細胞を破壊する。

■マスト細胞（肥満細胞）

マスト細胞はマクロファージや樹状細胞と同じように全身の組織に分布している。好塩基球と共通の幹細胞から分化する。たくさんの顆粒があり、その顆粒のなかには強力な炎症性メディエーター（生理活性物質）であるヒスタミンなどが詰まっていて、即時型アレルギーにおいてヒスタミンを遊離する。炎症性メディエーターは、血管透過性を亢進させ、血管拡張、白血球の遊走、組織破壊などの作用を起こす。マスト細胞はアレルギー反応を起こす原因細胞といわれている。この機序は、アレルギーの項で解説する。

> **POINT!!**
> 肥満細胞はヒスタミンを放出する。

| 食細胞 |

■食細胞とこれが病原体を感知する仕組みとは

食細胞には、B細胞、好中球、マクロファージ（単球が組織に移行したもの）や樹状細胞がある。貪食した病原体を細胞内で活性酸素によって殺菌・除去する。一部の病原体は血中で貪食されず、すり抜けた病原体もたどり着いた臓器において食細胞により貪食される。これらの食細胞は「パターン認識レセプター（pattern recognition receptor：PRRs）」をもっていて、これを刺激する（病原体側）の物質を「病原体関連分子パターン（pathogen-associated molecular patterns：PAMPs）」という。

PRRsの1つに食細胞膜表面に発現している「細胞表面レセプター」がある。食細胞は異物を感知する「細胞表面レセプター」を数十種類もっている。どの細胞もたくさんの種類の病原体を認識することができるため、何か1種類の病原菌を貪食した際は、すべての食細胞が反応できる。このレセプターの一部にトル様レセプター（Toll-like receptor：TLR）がある。TLRは1～9があり細菌やウイルスに存在する分子を認識し、このうちTLR4はリポポリサッカライド（グラム陰性菌由来の毒素）を認識する。また、TLRのほかにC型レクチンというレセプターがあり、β-グルカン（カビなどの真菌由来の毒素）などを認識する。例えば、この細胞表面のTLR4がグラム陰性菌由来の毒素を感知すると食細胞が活性化し、さまざまなサイトカインを放出して周囲の免疫細胞にも分化・増

殖して働くように指令をだす(▶図9)。また、病原体にレクチンや補体、C反応性タンパク質が結合することによって病原体を認識しやすくする効果(オプソニン効果)が働いていることもある。

図9 TLR4による病原体の認識

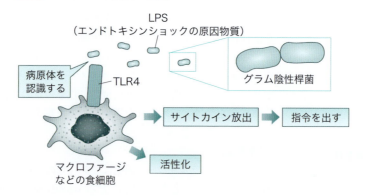

その他に、PRRsには細胞表面ではなく細胞質に発現している「細胞質内レセプター」もある。細胞内に入ったウイルスや細菌を感知するレセプターであり、細菌由来成分を感知するノッド様レセプター(NOD-like receptor：NLR)やウイルス由来成分を感知するリグアイ様レセプター(RIG-I-like receptor：RLR)などがある。この感知をするとサイトカインを放出して「感染した！」と警報を出す。

このように食細胞には病原体を感知して、警報を出す仕組みがある。1回目の感染から素早く反応することができる。

■抗原提示と抗原提示細胞とは(▶図10)

身体の体細胞(生殖細胞以外の細胞)のほとんどが細胞の表面にMHC分子といわれる分子をもっている。タンパク質(数百個のアミノ酸がつながったもの)が分解されると、ペプチド(数十個のアミノ酸がつながったもの)になる。このペプチドが抗原断片となって細胞表面のMHC分子の上に乗りセットになる。これが抗原を提示した状態である(抗原提示)。

図10 2種類のMHC分子

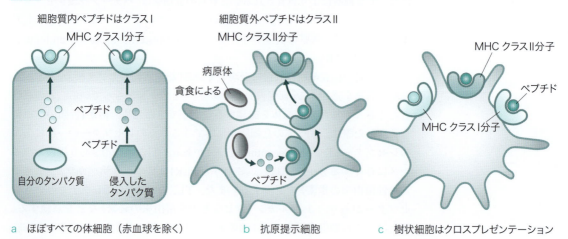

a ほぼすべての体細胞(赤血球を除く)　　b 抗原提示細胞　　c 樹状細胞はクロスプレゼンテーション

(河本 宏：マンガでわかる免疫学. オーム社, 2014. より改変引用)

ほぼすべての体細胞自身のなかでタンパク質を分解したら，そのペプチドはMHCクラスⅠ分子に乗せる。また，細胞内にウイルスが入り込んだときにも，このウイルスを分解してできたペプチドをMHCクラスⅠ分子の上に乗せる（抗原提示）。このように細胞質内にあるタンパク質を分解したペプチド（抗原断片）はMHCクラスⅠ分子の上に乗せている（▶図10a）。

　一方，好中球，樹状細胞，単球から分化したマクロファージやB細胞などの食細胞は，細胞内の「食胞」といわれる部分が細胞内の「リソソーム」と融合して病原体のタンパク質を殺菌・消化し，そのペプチド（抗原断片）をMHC分子の上に乗せる。このときのMHC分子はクラスⅡである。このように食細胞は細胞表面にMHCクラスⅡ分子の上に抗原断片のペプチドを乗せて情報を発信していて，抗原提示細胞（antigen-presenting cell：APC）という（▶図10b）。

　この食細胞のなかで，樹状細胞だけが抗原提示細胞として特別な働きをしている。樹状細胞は食作用で取り込まれた病原体を食胞で分解し，その抗原断片をMHCクラスⅠ分子に乗せることもできるため，樹状細胞はMHCクラスⅠ分子とMHCクラスⅡ分子の両方に抗原断片のペプチドを乗せて情報提示できるという特徴がある。これをクロスプレゼンテーションといい，樹状細胞がマクロファージと大きく異なる点である。

まとめのチェック

☐☐	1	リンパ球の種類を挙げよ。	▶▶ 1	B細胞，T細胞，NK細胞
☐☐	2	食細胞といわれる細胞は何か。	▶▶ 2	B細胞，好中球，マクロファージ，樹状細胞
☐☐	3	細胞表面の抗原提示となるものは何か。	▶▶ 3	MHC分子とペプチド

免疫応答のバランス

メカニズムからの視点

- 免疫の連携 → 自然免疫（一次防御，非特異的，即時）で抗原提示を行い，獲得免疫（二次防御，特異的）が引き続き起こる。
- 自然免疫：皮膚や粘膜のバリア → 食細胞の貪食，補体による直接攻撃が起こる。
- 獲得免疫：樹状細胞，マクロファージ，B細胞などの抗原提示細胞がT細胞を刺激し分化させる。この結果，抗体中心の経路（液性免疫）と活性化マクロファージや細胞傷害性T細胞中心の経路（細胞性免疫）が働く。

　それでは，これらの細胞がどのように働いているのか，「免疫応答のバランス」について説明する。

　免疫には「自然免疫」と「獲得免疫」の2種類がある。生まれたときから働ける

自然に備わっている免疫(自然免疫：20％)と生きていくなかで感染を経験してから身に付く免疫(獲得免疫：80％)である。

自然免疫

自然免疫には，直接攻撃する仕組み(病原体を貪食する，抗菌分子で攻撃する，感染細胞を殺傷する)や感知して警報を出す仕組みがある。

① 「病原体を食べる」，いわゆる貪食という作用は，好中球や単球から分化したマクロファージおよび樹状細胞などの「食細胞」の働きである。
② 細胞のほかに抗菌ペプチド，リゾチーム，レクチン，補体などが病原体を直接攻撃する。
③ 貪食する好中球は顆粒球の仲間であり，マクロファージは単球から分化した細胞であるが，リンパ球の一種であるNK細胞も自然免疫系の細胞である。NK細胞は，病原体を認識するレセプターを細胞表面にはもたないが，直接ウイルス感染細胞などを殺傷することができる。

\POINT!!/
自然免疫は，好中球，マクロファージ，NK細胞により起こり非特異的である。

獲得免疫は，T細胞，B細胞により起こり特異的である。

獲得免疫

獲得免疫は「感染した細胞を殺す」作用をするキラーT細胞や抗体を放出して攻撃するB細胞などの働きである。自然免疫に続いて起こる。

液性免疫

液性免疫とは，獲得免疫の作用によって病原菌を身体から排除するとき，「抗体によって攻撃する方法」である(▶図11-左側)。

\POINT!!/
液性免疫とは，活性化したB細胞が形質細胞に分化して抗体産生をすること。

図11 獲得免疫の抗原特異的に免疫反応が起こる仕組み

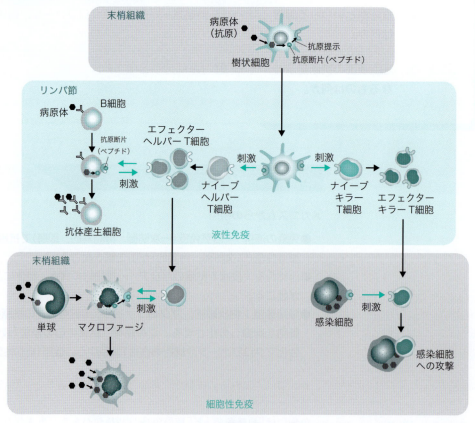

(河本 宏：マンガでわかる免疫学．オーム社，2014．を基に作成)

> **One Point Advice**
> 「ナイーブ」は「うぶな」，「エフェクター」は「何かに効果を与える」あるいは「影響する」という意味である。

液性免疫における**樹状細胞⇒ヘルパーT細胞⇒B細胞**の関連を説明する。

①ある病原体を貪食した樹状細胞は，MHCクラスⅡ分子＋ペプチド（セット）を細胞表面に乗せる。
②樹状細胞はリンパ液に流れていきリンパ節に入ると，ナイーブヘルパーT細胞と出会う。
③ナイーブヘルパーT細胞のレセプター（T cell receptor：TCR）と樹状細胞のセットが合致すると，ナイーブヘルパーT細胞は活性化してエフェクターヘルパーT細胞として増殖する（クローン増大）。
④同じ病原体を貪食したB細胞も自分の細胞表面にMHCクラスⅡ分子＋ペプチド（セット）を乗せ，エフェクターヘルパーT細胞と出会う。
⑤同じ抗原を認識しているB細胞とエフェクターヘルパーT細胞はお互いに刺激し合って，B細胞は活性化し抗体産生細胞となり，この抗原特異的な抗体を産生するようになる。
⑥また，このヘルパーT細胞とこの抗原との双方の刺激によりB細胞は「形質細胞」＝「抗体産生細胞」と「記憶B細胞」になる。

■B細胞が活性化して産生する抗体とは

血清総タンパクは血清中に約8％の濃度で存在し，アルブミンとグロブリンに分けられる。グロブリンはさらに電気泳動法によって，α（アルファ），β（ベータ），γ（ガンマ）に分けられる。免疫抗体のほとんどがこのγ-グロブリンに含まれており，さらにγ-グロブリンの80％がIgGである。

免疫グロブリン（immunoglobulin：Ig）は可変領域と定常領域でできている。可変領域は変えずに（抗原特性はそのまま）定常領域を変えることで，異なる抗体をつくっている。このように抗原特異性は変えずにIgMを産生するB細胞が，IgGを産生するB細胞になることをクラススイッチという。

主な免疫グロブリンの機能と構造を▶図12，表1に示す。

図12 主な免疫グロブリンの機能と構造

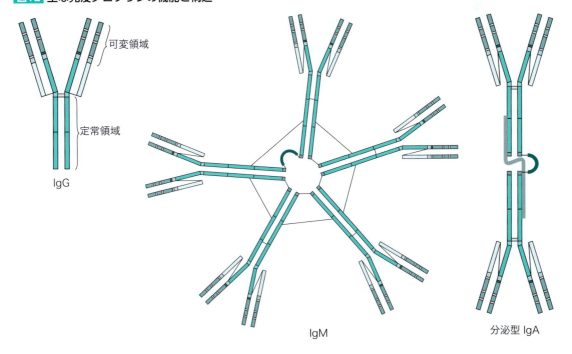

表1 主な免疫グロブリンの機能，構造と分子量

主な免疫グロブリン	機能	構造	分子量
IgG	補体結合，オプソニン効果 IgMから変わる。2回目の感染で大量につくられる。	単量体	15万
IgM	Bリンパ球の抗原認識，補体結合 1回目の感染でつくられる。	5量体	90万
IgA	外分泌液に含まれる。	血清型は単量体，分泌型は2量体	17万
IgE	感作抗体活性，Eoおよび肥満細胞からヒスタミン遊離。	単量体	19万

\ POINT!! /

抗体は免疫グロブリンといわれ，IgG，IgA，IgM，IgD，IgEがある。

　抗原刺激を受けたB細胞が活性化して形質細胞になり，最初に抗体を産生・分泌する免疫グロブリンはIgMである（一次免疫応答）。IgMは抗原と結合するとき，IgGよりも抗原抗体の大きな複合体をつくり補体とよく反応するなどの機能に優れている。IgMの半減期は5日で，その後分子量の小さいIgGへ変わり組織中に浸透しやすくなる。2回目の抗原刺激ではIgGが大量に産生され速やかに分泌される（二次免疫応答）。B細胞が活性化され増殖・分化するときに一部は抗体を産生する細胞，もう一部は抗原を記憶しておく記憶細胞になって身体のなかに残る。そのため，2回目の抗原刺激の際には記憶細胞がいち速く反応して抗体産生B細胞を刺激し，素早く大量の抗体を産生・分泌することができる。この記憶は何年も継続するといわれている。分泌された抗体は抗原を抗原抗体反応によって処理する。また，食細胞のレセプターに抗原を付けた抗体が結合して，抗原をもつ病原体は貪食される（▶図13, 14）。

図13 抗体産生のメカニズム

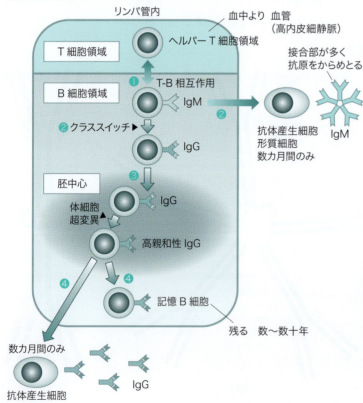

❶B細胞はT細胞領域とB細胞領域の境界でまず刺激を受ける。
❷一部はIgMのまま抗体産生細胞になってIgMを産生するようになり，残りはIgGにクラススイッチを起こす。
❸その後，胚中心に入って親和性成熟を起こし，高親和性IgGの抗体産生細胞になって抗体をつくる。
❹一方で高親和性IgGをだすB細胞の一部は記憶B細胞としてリンパ節の中で潜伏する。

（河本　宏：マンガでわかる免疫学．オーム社，2014．より引用）

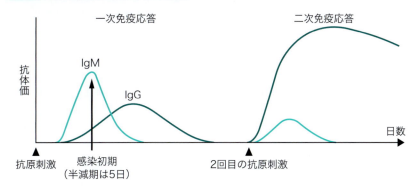

図14 感染と免疫グロブリンの上昇

細胞性免疫

細胞性免疫は獲得免疫の作用によって病原菌を身体から排除するとき，「病原菌に感染した細胞を破壊する方法」を以下に示す。

食細胞による反応とキラーT細胞による反応を細胞性免疫という。

細胞性免疫における**樹状細胞⇒T細胞⇒マクロファージやB細胞**の関連を説明する（▶図11中央）。

①ある病原体を貪食した樹状細胞は，MHCクラスⅡ分子＋ペプチド（セット）を細胞表面に乗せる。
②リンパ液に流れていきリンパ節に入ると，ナイーブヘルパーT細胞と出会う。
③ナイーブヘルパーT細胞のレセプター（TCR）と樹状細胞のセットが合致すると活性化して，ナイーブヘルパーT細胞はエフェクターヘルパーT細胞として増殖する（クローン増大）。
④組織で同じ抗原を貪食したマクロファージはMHCクラスⅡ分子＋ペプチド（セット）を細胞表面に乗せているため，リンパ節から末梢組織に流れてきたエフェクターヘルパーT細胞と出会って合致すると相互に刺激し，マクロファージのこの特定の病原体への貪食作用が増す（細胞内寄生菌や真菌などの殺菌）。この場合T細胞からの刺激と同程度関与しているのが，Th1から出される**IFN（インターフェロン）**[*3]-γというサイトカインである。同様の現象でTh2は**IL（インターロイキン）**[*4]4というサイトカインを出しB細胞を活性化して，病原体の殺傷能力を高めたりサイトカイン放出を促したりする。

次に，**樹状細胞⇒キラーT細胞**の関連を説明する（▶図11右側）。

①ある病原体を貪食した樹状細胞は，MHCクラスⅠ分子＋ペプチド（セット）を細胞表面に乗せる（樹状細胞は，クラスⅠとクラスⅡの両方をもっている）。
②リンパ液に流れていきリンパ節に入ると，ナイーブキラーT細胞と出会う。
③ナイーブキラーT細胞のレセプター（TCR）と樹状細胞のセットが合致すると活性化してエフェクターキラーT細胞として増殖し（クローン増大），末梢組織へ移動し活性化して，病原体を探す。
④この病原体に感染した細胞の表面にもMHC分子＋ペプチド（セット）があるため，合致すれば感染細胞を殺傷する（ウイルス感染細胞や腫瘍細胞の破壊）。

■ヘルパーT細胞の種類

ヘルパーT細胞には，抗原の種類によってどのような細胞になるか異なる。例えば，抗原が細菌やウイルスの場合にはヘルパーT細胞（Th1）がB細胞へ抗

\POINT!!/
細胞性免疫とは，食細胞とキラーT細胞が感染した細胞を破壊すること。

用語アラカルト
*3 IFN
白血球で産生され，すべての体細胞に作用しウイルス増殖に抵抗する。

*4 IL（インターロイキン）
は白血球で産生され，他の白血球に作用し免疫応答の活性化と制御を行う。

原の種類を知らせ，B細胞は抗体産生を行って抗原抗体反応を起こす(液性免疫)。また，Th1はマクロファージを活性化しキラーT細胞やNK細胞を活性化し貪食する(細胞性免疫)。この際にTh1はIFN-γで指示する。抗原が寄生虫，花粉，ダニ，ほこりなどの場合にはヘルパーT細胞(Th2)がB抗原を活性化する。Th2が過剰になるとアレルギー症状が発生するといわれている。さらにTh2はマクロファージ，マスト細胞，好酸球，好塩基球を活性化する。この際にはTh2はIL-4を放出して指示を出す。IFN-γとIL-4は互いに抑制し合っており，Th1とTh2による獲得免疫のバランスを調整している。

■NK細胞の感染細胞の認識について

NK細胞は感染細胞や腫瘍化した細胞を認識して殺傷する。

NK細胞はどんな細胞でも攻撃するわけではなく，体細胞のほとんどがMHCクラスⅠ分子を細胞表面にもっているため，MHCクラスⅠ分子を提示した細胞を殺傷することはしない。逆にウイルスや細菌に感染しているにもかかわらず，MHCクラスⅠ分子を提示していない細胞を攻撃する。キラー細胞によって認識できなかった感染細胞をも攻撃していることになる。

■キラーT細胞やNK細胞などの活性化T細胞による感染細胞の殺傷について

キラーT細胞やNK細胞は感染細胞と認識したら，パーフォリンという物質を出して感染細胞膜内に入り込み，感染細胞のアポトーシス(生体をよい状態に保つために行われる細胞死)を引き起こす。また，キラーT細胞などはFasリガンドを細胞表面に出して，感染細胞のFas(Ⅰ型膜貫通タンパク)を刺激して死に至らしめる。

\ POINT!! /

活性化マクロファージは細胞内寄生菌や真菌を殺菌する。

キラーT細胞はウイルス感染細胞やがん細胞，移植細胞などを破壊する。

| リンパ球の分化・成熟における自己寛容(自己の抗原に反応しない機序)(▶図15) |

■胸腺での自己寛容

①T細胞の負の選択

胸腺上皮細胞にある樹状細胞は，自己抗原(自己のタンパク由来ペプチド，後述)をMHCの上にもつ。これとTCRが合致すると，強い刺激でこのT細胞は死んでしまう(自己反応性のT細胞を排除する)。これを負の選択という。

②T細胞の正の選択

胸腺上皮細胞にある樹状細胞は，自己抗原をMHCの上にもつ。このMHCとTCRが合致しても，ペプチドの部分がTCRと合わないような場合，T細胞は樹状細胞から「適度な刺激」を受けることになる。これを正の選択という。このT細胞は，MHC＋病原体のペプチドのセットと末梢で出会ったとき，合致することができ活性化する。

③T細胞の無視による死

胸腺上皮細胞にある樹状細胞のMHC＋ペプチドとTCRが合致しない場合は，樹状細胞からの刺激をまったく受けない。そのため，T細胞は遺伝子の再構成を繰り返すうちに死んでしまう。

④B細胞の残存

B細胞のレセプターとして細胞表面に出た抗体は，骨髄の中で自己抗原と結

合するとB細胞自体が死んでしまう．

⑤B細胞の残存
　上記の自己抗原と結合しそうな抗体をもつB細胞は遺伝子の再構成を行い，自己抗原と結合しない抗体をもつB細胞として生き残ることができる．

図15 細胞性免疫の自己寛容

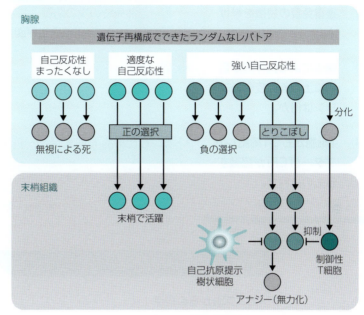

(河本　宏：マンガでわかる免疫学．オーム社，2014．より引用)

■末梢での自己寛容（中枢から漏れ出た細胞の自己寛容）
①T細胞の正の選択
　胸腺で正の選択を受けた細胞は末梢で活躍する．

②自己反応性T細胞の無力化
　樹状細胞のMHC＋病原体のペプチドにTCRが合致したら，樹状細胞からT細胞への刺激があり，かつサイトカインなどの刺激も受ける．しかし，自己抗原のペプチドを提示した樹状細胞は活性化していない状態であり，T細胞はサイトカインなどの刺激を受けないため，無力化することになる．

③制御性T細胞，抑制T細胞
　レギュラトリーあるいはサプレッサーなどといわれている．活性化T細胞と類似のTCRをもっていて，樹状細胞と合致すると樹状細胞が放出するサイトカインなどを消費する．漏れ出た自己反応性T細胞が活性化する余地がなくなるようになる．

④自己反応性B細胞の無力化
　自己抗原と結合した抗体をもつB細胞は，ヘルパーT細胞からの刺激がないと無力化する．

まとめのチェック

□□	1	自然免疫の特徴を挙げよ。	▶▶ 1	生体が生まれながらにもっている免疫機構，一次防御，非特異的，即効性，食細胞や補体が関与
□□	2	獲得免疫の特徴を挙げよ。	▶▶ 2	自然免疫の次の防御，二次防御，特異的，やや遅い，B細胞やT細胞が関与
□□	3	感染による抗体量が最初に上がる免疫グロブリンは何か。	▶▶ 3	IgM
□□	4	T細胞がもつT細胞レセプター(TCR)が認識するものは何か。	▶▶ 4	自己細胞＋MHC分子＋抗原ペプチド

アレルギー反応

メカニズムからの視点

- 身体の中に抗原が再侵入し，抗原抗体反応を起こし，結果身体を傷害する → アレルギー
- 「自己反応性T細胞」が活性化し「自己反応性B細胞」をつくり，自己抗原の分子と自己抗体が結合して免疫複合体を形成 → 自己免疫疾患の発症

\ POINT!! /
アレルギーとは，免疫反応の結果として身体にもたらされた傷害である。

アレルギーと自己免疫疾患

　身体に抗原が入ると樹状細胞が活性化し，ヘルパーT細胞(Th2)を刺激する。ヘルパーT細胞はサイトカインIL-4を放出してB細胞を特異抗体が産生する抗体産生細胞(形質細胞)へと分化させる。再び，身体のなかに同じ抗原が侵入すると，この産生された抗体と抗原抗体反応を起こす。ところが結果として身体に傷害を与えることがあれば，アレルギーとなる。

　一方，どんなものでも貪食する樹状細胞は異物である抗原だけでなく，自分の成分(自己抗原)も食べていてMHC分子の上に自己抗原ペプチドを提示している。しかし，この樹状細胞は活性化していない。樹状細胞にTCRをもったT細胞がやってきてもTCRへの刺激はあるが，サイトカインによる刺激を受けないため，T細胞は無力化して存在することになる。この細胞を「自己反応性T細胞」という。また，同様にレセプターに自己抗原を感知したB細胞，「自己反応性B細胞」が存在するが，ヘルパーT細胞からの刺激を受けないと無力化する。このような「自己反応性T細胞」や「自己反応性B細胞」は身体のなかに多く存在する。

　しかし，本来組織に出てこないはずの抗原が出てきたために，このようなT細胞が活性化された場合，あるいは病原体の抗原が自己成分と似た状態(分子相同性)の場合に，正常細胞を異物として認識してしまい「自己反応性T細胞」

が活性化し「自己反応性B細胞」をつくり，自己成分（自己抗原）の分子に自己抗体が結合して免疫複合体をつくることが起こる。これが自己組織を破壊する。このような病態が自己免疫疾患と考えられている（自己寛容の破綻）。

> **POINT!!**
> 自己免疫疾患とは自己抗原への病的な免疫反応により起こる。

アレルギーの種類

アレルギーには5種類（Ⅰ～Ⅴ型）あるが，一般的に「アレルギー（過敏症）」といわれるものはIgEを介して起こるⅠ型とⅣ型の一部のみで，Ⅱ型～Ⅴ型は自己免疫疾患である。

> **POINT!!**
> Ⅰ型アレルギーの作用因子はIgEで，即時型である。

①Ⅰ型アレルギー（アナフィラキシー型過敏症）（▶図16）

花粉やダニの糞，あるいは食物（抗原）が身体の中に入ってきて粘膜の樹状細胞が活性化し，リンパ液に乗ってリンパ組織に入りヘルパーT細胞を活性化する。ヘルパーT細胞に刺激されたB細胞は抗体産生細胞となって，IgEを産生・放出する。このIgEはマスト細胞（肥満細胞）の表面の多くのFCレセプターと結合するため，マスト細胞表面には多くのIgEが取り囲むようになる。ここに再度同じ抗原がやってくるとマスト細胞は抗原抗体反応を起こし，マスト細胞内の顆粒中の化学伝達物質（ヒスタミンなど）を放出する。これらの物質の作用で血管は拡張し，血管から血漿が組織に滲み出す。その結果，速い反応（15～30分）で組織が腫れることになる。

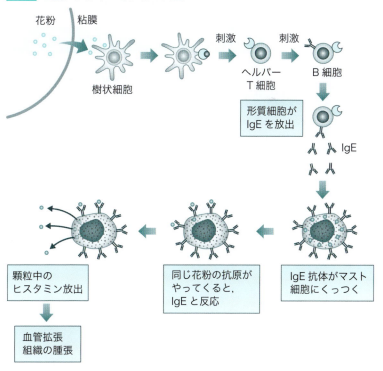

図16　Ⅰ型アレルギーのメカニズム

Ⅰ型アレルギー疾患：アトピー性皮膚炎，気管支喘息，花粉症，蕁麻疹，ペニシリンショックなど

Ⅰ型アレルギーの検査：パッチテスト（貼付試験），RIST（radioimmunosorbent test，血清中の総IgE量を測定する），RAST（radioallergosorbent test，特定の抗原に対する特異的抗体を測定する）

> **POINT!!**
>
> Ⅱ型アレルギーの作用因子はIgGとIgMである。
>
> Ⅲ型アレルギーの作用因子はIgGやIgMの免疫複合体である。
>
> Ⅳ型アレルギーの作用因子は細胞性免疫（リンパ球）である。

②Ⅱ型アレルギー（細胞障害型過敏症）

　IgGとIgMが主に働き，自己抗体として自己細胞上の抗原に結合する結果，補体の活性化やマクロファージによる貪食を引き起こし，組織が障害される。反応時間は数分〜数時間である。自己免疫性溶血性貧血や自己免疫性血小板減少症などがこれにあたる。

③Ⅲ型アレルギー（免疫複合体型過敏症）

　免疫複合体が血流に乗って組織に至り，活性化された補体と貪食細胞から攻撃されて組織が障害される。全身性エリテマトーデスがこれにあたり，自己抗体は抗DNA抗体や抗Sm抗体である。反応時間は4〜8時間といわれている。

④Ⅳ型アレルギー（遅延型過敏症）

　キラーT細胞による正常細胞傷害である。抗IgG自己抗体（リウマトイド因子）が原因の関節リウマチや移植組織に対する初期拒絶反応がこれにあたる。反応時間は24〜48時間といわれ，リンパ球刺激テスト（LST）やパッチテストが用いられる。

⑤Ⅴ型アレルギー（細胞刺激性過敏症）

　神経伝導物質やホルモンの受容体に対する抗体反応で，甲状腺刺激ホルモンレセプター抗体が原因のバセドウ病，抗アセチルコリンレセプター抗体が原因の重症筋無力症がこれにあたる。

自己抗体とは

　自己抗原とは自分の細胞成分に由来する抗原で，細胞核，DNA，甲状腺のサイログロブリン，ミクロソーム，ミトコンドリア，平滑筋などがこれにあたる。このうち自己の核成分タンパクに対する抗体を総称して抗核抗体という。

　自己抗体の一次スクリーニング検査として，抗核抗体検査を行う。これは染色パターンによって自己抗体を予測し，全身性エリテマトーデス（systemic lupus erythematosus：SLE），混合性結合組織病（mixed connective tissue disease：MCTD），強皮症（systemic sclerosis：SSc），シェーグレン症候群（Sjögren syndrome：SjS）などの診断に用いる（▶表2）。

表2 自己免疫病と自己抗体

自己抗体	疾患名
抗DNA抗体	全身性エリテマトーデス(SLE)
抗Sm抗体	全身性エリテマトーデス(SLE)
抗nRNP抗体	混合性結合組織病(MCTD)
抗IgG自己抗体(リウマトイド因子)	関節リウマチ
抗赤血球抗体	寒冷凝集素症,発作性寒冷血色素尿症
抗SS-B抗体	シェーグレン症候群
抗サイログロブリン抗体	橋本病
抗ミクロソーム抗体	橋本病
甲状腺刺激ホルモンレセプター抗体	バセドウ病
抗ミトコンドリア抗体	原発性胆汁性肝硬変
抗アセチルコリンレセプター抗体	重症筋無力症
抗内因子抗体	悪性貧血
抗基底膜抗体	Goodpasture症候群
抗平滑筋抗体	慢性活動性肝炎
抗唾液腺・涙腺細胞抗体	シェーグレン症候群

まとめのチェック

□□ 1 IgEのアレルギーに関与する特徴を述べよ。
▶▶ 1 花粉や食物抗原などのⅠ型アレルギーに関与する抗体。IgE抗体が形質細胞や肥満細胞に付いてヒスタミンを放出する。

□□ 2 Ⅰ型アレルギー疾患は何か。
▶▶ 2 花粉症,気管支喘息

□□ 3 Ⅱ型アレルギー疾患は何か。
▶▶ 3 自己免疫性溶血性貧血

□□ 4 Ⅲ型アレルギー疾患は何か。
▶▶ 4 全身性エリテマトーデス

□□ 5 Ⅳ型アレルギー疾患は何か。
▶▶ 5 関節リウマチ

免疫

自己免疫関連疾患や神経筋疾患に対する血液浄化療法の概念

メカニズムからの視点

- 自己免疫疾患の原因である自己抗体を特定なく除去する→単純血漿交換
- 自己免疫疾患の原因である自己抗体を選択的に分子篩(ふるい)で除去する→二重濾過血漿交換法
- 自己免疫疾患の原因である自己抗体を選択的に吸着除去する→血漿吸着法

自己免疫疾患と神経筋疾患とは

p.187, 188のⅡ～Ⅳに該当する。

■自己免疫疾患の自己抗体

自己免疫疾患は障害臓器が特定されているものや全身に分布するものまで多岐にわたる。自己免疫疾患の原因となる自己抗体には、さまざまなものがある。甲状腺を障害する抗ミクロソーム抗体(橋本病)、表皮細胞や細胞同士をつなぐ分子に対する抗表皮細胞間抗体(尋常性天疱瘡)、関節や肺に対するリウマトイド因子や免疫複合体(関節リウマチ)、また全身に障害をきたす臓器非特異的なDNAに対する抗DNA抗体(全身性エリテマトーデス)などがある。これらの抗体・抗原・補体などが結合したものを免疫複合体という。

■神経筋疾患の自己抗体

神経筋疾患の自己抗体には、神経伝達物質であるアセチルコリンのレセプターとの結合を阻止する抗アセチルコリンレセプター抗体(重症筋無力症)、自己の運動神経を障害する抗ガングリオシド抗体(ギランバレー症候群)などがある。

治療方法

これらの疾患に対してアフェレシス療法が適応となる。以下に国内で主に行われている治療方法を紹介する。▶図17は病因関連物質の大きさと各治療方法である。

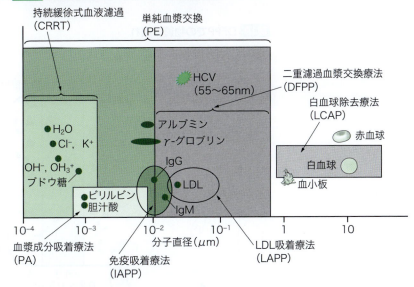

図17 病因関連物質の大きさと各治療方法

(澁谷統寿：Clinical Engineering別冊アフェレシスマニュアル改訂第3版. 2010.より引用)

■単純血漿交換法（PE）

PEでは血漿分離器（膜の孔径：$0.2～0.5\mu m$）で血液から分離した血漿を廃棄し，これと同量のアルブミン製剤を補充する。病因関連物質の分子量の大きさに関係なく，血漿に含まれる物質が除去されることになる（▶図18）。

\POINT!!/

PEは，血液から分離した血漿を廃棄して，アルブミン製剤を補充する。
DFPPは自己抗体を分子量によって除去し一部アルブミンを身体に戻す。

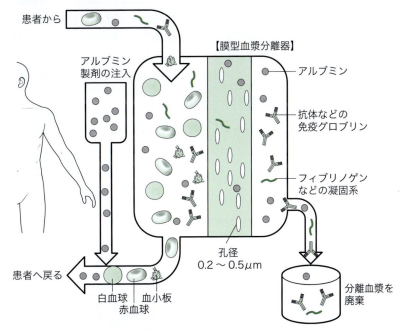

図18 PEでの物質の流れ

■二重濾過血漿交換法（DFPP）

DFPPでは分離された血漿が血漿成分分画器（膜の孔径：$0.01～0.03\mu m$）に入る。自己抗体は単量体IgGから5量体IgMまでの領域にあり，分子の直径は$10^{-2}\mu m$ほどで凝集体も形成している。抗体は血漿成分分画器の中空糸内にトラップされ，

有用なアルブミンは膜をすり抜けて身体に戻る(▶図19)。

図19 DFPPでの物質の流れ

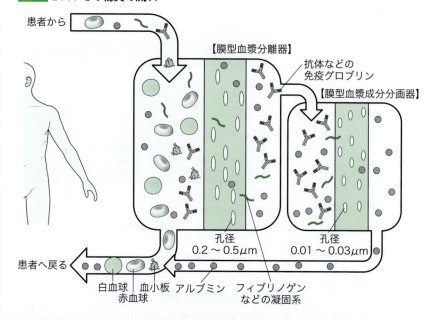

■血漿吸着法(PP)

　PPでは分離された血漿が吸着カラムに入る。吸着カラムにはビーズのような担体に**リガンド**[*5]があり，リガンドである疎水性アミノ酸には抗DNA抗体，リウマチ因子，免疫複合体などの疎水性病因物質が吸着される。これは水溶液の中で水との親和性が低い(疎水性の)物質同士が水との接触を少なくするように接近するという疎水結合である。さらに，担体に陰性荷電のリガンドをもつ吸着器もあり，陰性荷電のリガンドは陽性荷電の物質(抗DNA抗体，抗カルジオリピン抗体)を静電結合で吸着除去する(▶図20)。

図20 PPでの物質の流れ

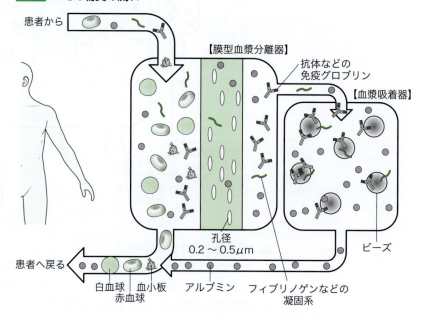

用語アラカルト
*5 リガンド
特定の物質に結合する物質。

まとめのチェック

□□	①	血漿分離器の孔径はどれくらいか。	▶▶ ①	0.2〜0.5μm
□□	②	血漿成分分離器の孔径はどれくらいか。	▶▶ ②	0.01〜0.03μm
□□	③	吸着カラムで除去する自己抗体は何か。	▶▶ ③	抗DNA抗体，リウマチ因子，免疫複合体など

血液浄化の必要な免疫関連疾患

メカニズムからの視点

- 全身性エリテマトーデス：抗DNA抗体，抗核抗体など細胞成分の核に対する抗体が原因となる。
- 関節リウマチ：関節内の自己免疫応答が原因となる。
- 悪性関節リウマチ：関節リウマチから移行し関節外症状（皮膚潰瘍）をきたす。

| 全身性エリテマトーデス（SLE） |

①原因と病態

自己細胞の核の成分（核酸や核タンパク質）に対する多様な自己抗体ができることが原因といわれる。主にⅡ型アレルギーとⅢ型アレルギーが病態の中心となり，自己抗体には抗DNA抗体や抗核抗体などがある。これらの抗体は細胞が死んだときにでてくるDNAと抗原抗体複合体という大きい塊を形成して全身に増え，障害をきたす。若い女性に好発する全身の慢性炎症性疾患である。

②臨床所見

頬の蝶形紅斑，円板状紅斑，レイノー現象（▶図21），日光過敏，関節炎，腎臓病変（ループス腎炎，ネフローゼ症候群），精神・神経症状（痙攣，幻覚，妄想など），心肺（心膜炎，胸膜炎）などの多臓器症状，血清補体価の低下，抗DNA抗体高値，尿タンパク，抗核抗体（＋），WBC・RBC・血小板低下。

\POINT!!/
蝶形紅斑はSLEに特異的である。

③血液浄化療法の方法と効果（PE，DFPP，PP）

ステロイド薬や免疫抑制薬とアフェレシス療法を併用し，蝶形紅斑やレイノー現象，血清補体価，抗DNA抗体が改善する。

④施行における注意点と問題点

PPの場合は血漿処理量2Lで抗体の約40%を除去するが，治療終了後にリバウンド現象を認めることがあるため注意する。

図21 SLEの蝶形紅斑とレイノー現象

Case 1
アフェレシス治療前

Case 2
アフェレシス治療前

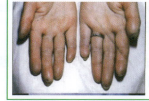
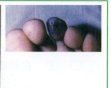

アフェレシス治療後

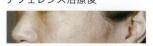

アフェレシス治療後

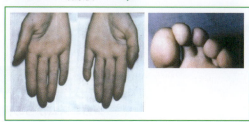

| 関節リウマチ |

①原因と病態

　関節内になんらかの自己免疫応答が生じ，慢性滑膜炎を引き起こす。関節の破壊にはT細胞依存性のマクロファージの活性化が原因の1つとなり，IL-1，IL-6やTNF-αが関与している。女性に多く，特に30〜50歳代での発症が多くみられる。膠原病のなかで最も頻度が高い。

②臨床所見

　1時間以上の朝のこわばり，3つ以上の関節の腫脹，手・中手指節間や近位指節間関節の腫脹，対称性関節腫脹，骨びらんや骨の脱灰化，皮下結節，リウマトイド因子（RAPAテスト，RAテスト）陽性，血沈亢進，CRP上昇，発熱

③血液浄化療法の方法と効果：白血球除去療法（LCAP）

　3Lの血液処理を行い，顆粒球，リンパ球，単球の除去が可能で末梢血中の抗炎症性サイトカイン増加とTNF-αの減少を認める（▶図22，23）。

④施行における注意点と問題点

　免疫抑制薬や抗リウマチ生物学的製剤（TNF-αなど炎症性サイトカインを阻害する）により大きな治療効果を認めているが，投薬できない場合などにアフェレシス療法を行う。

\POINT!!/
関節リウマチは自己免疫応答が生じ，慢性滑膜炎を起こす。

図22 血球細胞除去用浄化器（CS-100，CS-180S）

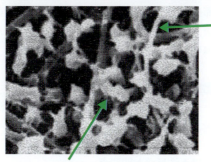

吸着剤：
繊維径 0.8〜2.8μm
ポリエチレンテレフタレート
（極繊維不織布）

1 治療当たり白血球数 1〜2×10^{10} 個の除去

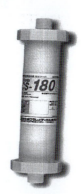

CS-180S

（旭化成メディカルより許諾を得て掲載）

\ POINT!! /
LCAPは吸着原理とフィルタのふるいの原理で白血球や血小板を除去する。

図23 LCAPでの物質の流れ

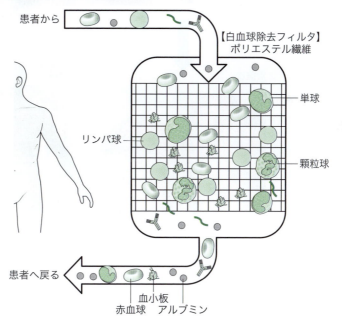

患者から
【白血球除去フィルタ】
ポリエステル繊維
単球
リンパ球
顆粒球
患者へ戻る
赤血球 血小板 アルブミン

悪性関節リウマチ

①原因と病態

関節リウマチから移行し，血管炎をはじめとする難治性あるいは重篤な関節以外の症状を認める。全身性動脈炎型，末梢動脈炎型，間質性肺炎・肺線維症型などがある。

②臨床所見

　骨・関節症状，高熱，全身衰弱，皮下結節や皮膚潰瘍（▶図24），肺線維症，間質性肺炎，多発性神経炎，リウマトイド因子（RAPAテスト）高値，血清補体価低値，血中免疫複合体陽性

③血液浄化療法の方法と効果（PE，DFPP，PP）

　リウマトイド因子高値，血清補体価低下，免疫複合体高値，皮膚潰瘍，上強膜炎，紫斑，多発性単神経炎，などの改善を認める。

④施行における注意点と問題点

　ステロイド薬や免疫抑制薬，抗凝固薬などで効果がない，あるいは服用できない場合にアフェレシスを行う。

図24 悪性関節リウマチの下肢潰瘍

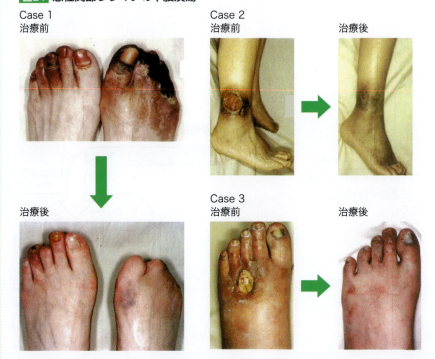

まとめのチェック

- ☐☐ ① 血液浄化（アフェレシス療法）の適応となる自己免疫疾患を挙げよ。
  ▶▶ ① 全身性エリテマトーデス，関節リウマチ，悪性関節リウマチ

- ☐☐ ② 関節リウマチに適応となるアフェレシス療法は何か。
  ▶▶ ② LCAP

- ☐☐ ③ 全身性エリテマトーデスで，アフェレシス療法により除去する自己抗体は何か。
  ▶▶ ③ 抗DNA抗体，抗核抗体

血液浄化の必要な神経関連疾患

メカニズムからの視点

- ●ギランバレー症候群：抗ガングリオシド抗体は髄鞘を障害する。
- ●重症筋無力症：抗AchR抗体と抗Musk抗体は神経筋接合部を障害する。
- ●多発性硬化症：中枢神経系の髄鞘を障害する。

ギランバレー症候群

①原因と病態

ウイルスや細菌感染（特に，カンピロバクター菌感染）の結果生じる自己免疫反応を介して発症する。末梢神経の軸索周囲の髄鞘に自己抗体が関与して障害がでると考えられている。

②臨床所見

感冒や下痢などの先行感染の後，数日から数週間以内に症状が発現する。四肢の運動神経障害，深部腱反射低下あるいは消失，呼吸筋麻痺，末梢神経速度遅延，髄液タンパク細胞解離，血中抗ガングリオシド抗体陽性など。

③血液浄化療法の方法と効果（PE，DFPP，PP）

アフェレシス治療は発症から4週間以内に行うと有効であるといわれている。

重症筋無力症

①原因と病態

神経筋接合部を標的とする自己免疫疾患で，抗アセチルコリンレセプター（AchR）抗体により神経筋伝導が障害される症例が約80％以上，筋特異的受容体チロシンキナーゼ（Musk）抗体陽性が約10％である。

②症状

　筋肉の脱力と易疲労性を示し，脱力は休息により回復するが，運動により増強する。眼瞼下垂，複視などの目の症状で始まり，その後嚥下障害，構音障害，咀嚼障害，呼吸困難，四肢筋脱力など全身に及ぶ。

③血液浄化療法の方法と効果(PE，DFPP，PP)

　コリンエステラーゼ阻害薬やステロイド薬，免疫抑制薬などを併用するが，急性増悪（クリーゼ）の際にアフェレシス療法を行う。アフェレシス療法による効果を示す場合，治療開始30分後に徐々に症状の改善を訴える症例や，人工呼吸器装着患者も数日で離脱するなど早期に効果を示す場合がある。

④施行における注意点と問題点

　抗AchR抗体陽性患者にはトリプトファンをリガンドとする吸着器は有効であるが，抗MuSK抗体は吸着しないためPEやDFPPを選択する。

多発性硬化症

①原因と病態

　20～40歳の女性に多く発症する。細胞性免疫主体の疾患で，脳や脊髄など中枢神経系の髄鞘が障害され，病変の部位により症状が異なる。

②臨床所見

　視神経の障害では視野の欠損，複視，眼振，顔面麻痺，運動麻痺，小脳の障害では歩行障害，手の震え，大脳の障害では感覚障害，運動障害，認知機能障害，脊髄の障害では胸や腹部の痺れや痛み，運動麻痺，尿失禁，排尿・排便障害などの症状を示す。

③血液浄化療法の方法と効果(PE，DFPP，PP)

　急性期にはステロイド大量パルス療法を行うが，改善がみられない場合にアフェレシス療法を行う。

まとめのチェック

□□ 1	血液浄化(アフェレシス療法)の適応となる神経筋疾患を挙げよ。	▶▶ 1 ギランバレー症候群，重症筋無力症，多発性硬化症
□□ 2	重症筋無力症でトリプトファンに吸着する自己抗体は何か。	▶▶ 2 抗アセチルコリンレセプター抗体
□□ 3	ギランバレー症候群の発症の特徴は何か。	▶▶ 3 ウイルスや細菌（カンピロバクター菌）感染の結果発症する。

移植時における免疫除去を目的とした血液浄化療法

メカニズムからの視点

- 同種移植をすると → 主に細胞性免疫により拒絶反応が起こる。
- 移植時の拒絶反応は → キラーT細胞とマクロファージ・NK細胞による細胞破壊が働く。

移植とは

移植医療には大きく分けて「臓器移植」と「組織移植」がある。

移植に用いられる臓器や組織は下記のものがあり（▶表3），病気や事故などによってその臓器や組織が機能しなくなったときに健康な臓器や組織を移植にて機能回復を図る。

さらに，移植には次の分類がある（▶表4）。

> **One Point Advice**
> 移植片を与える側（提供者）をドナーといい，受ける側（受容者）をレシピエントという。

表3 移植に用いられる臓器や組織

臓器移植	心臓，肝臓，肺，腎臓，膵臓，小腸，眼球
組織移植	角膜，皮膚，心臓弁，内耳，骨，骨髄，輸血など

表4 移植の分類

自己移植	自己の細胞や組織の移植。拒絶反応は起こらない。皮膚移植など。
同系移植	一卵性双生児間で行う移植。通常，拒絶反応は起こらない。
同種移植	一般的に広く行われる移植。組織適合性抗原が多少異なるため，拒絶反応が生じる。移植を受ける側に免疫抑制薬を投与する。
異種移植	異種の個体間で行う移植。速やかな拒絶が生じる。

移植における免疫応答

■組織適合性抗原の適合

ヒトの臓器・組織移植を行う際に2つの組織適合性抗原の適合が重要となる。ABO型血液型，HLA抗原である。

①血液型と抗原・抗体（▶表5）

この抗原は，赤血球以外にも各種臓器に存在するといわれている。

表5 血液型と抗原・抗体

血液型	赤血球表面の抗原	抗体
A型	A抗原	抗B抗体
B型	B抗原	抗A抗体
AB型	A抗原，B抗原	なし
O型	なし	抗A抗体，抗B抗体

②ヒトHLA遺伝子（それぞれに数百種類ずつ存在する）

前述したように，体細胞は自身のなかのタンパク質を分解，また入り込んだウイルスを分解すると，そのペプチドをMHCクラスⅠ分子の上に乗せる（赤血球にはない）。一方，食細胞の仲間（B細胞，樹状細胞，マクロファージ，単球）

は細胞表面にMHCクラスⅡ分子の上に抗原断片のペプチドを乗せて情報を発信している。食細胞のなかでも、樹状細胞だけはMHCクラスⅠ分子とMHCクラスⅡ分子の両方に抗原断片のペプチドを乗せて情報提示することができる（クロスプレゼンテーション）。ヒトのMHC分子は、HLA（human leukocyte antigen，ヒト白血球抗原）という（▶表6）。

表6 ヒトMHC分子（HLA）

クラスⅠ	HLA-A，HLA-B，HLA-C
クラスⅡ	HLA-DR，HLA-DP，HLA-DQ

■拒絶反応

移植時にはこれらの抗原を認識して、主に細胞性免疫による拒絶反応が起こる。

①キラーT細胞による標的細胞の破壊

キラーT細胞は「MHCクラスⅠ分子＋ペプチド」を認識し、直接的に標的の移植片（グラフト）を傷害する。このとき、キラーT細胞は自らIL-2を分泌して自己をさらに活性化している。

②マクロファージやNK細胞による標的細胞の破壊

ナイーブヘルパーT細胞が活性化されるとエフェクターヘルパーT細胞になり、IL-2やINF-γなどを分泌してマクロファージを活性化する。この結果、移植片を傷害する（抗原特異的活性化）。また、移植片に抗体が結合すると、その抗体がマクロファージやNK細胞を呼び寄せることで、その抗体が結合している移植片を傷害する（抗体依存性細胞傷害，antibody-dependent-cellular-cytotoxicity：ADCC）。

|臓器移植の種類と特徴|

臓器移植の種類と特徴について▶表7に記す。

表7 臓器移植の種類と特徴

腎臓移植	最も多い移植医療。 ①ABO血液型不適合における抗A抗体，抗B抗体による抗体関連型拒絶反応（AMR） ②抗ドナーHLA抗体によるAMR 基本的に抗体産生抑制と抗体除去療法が治療方法となる。
肝移植	肝がん，肝硬変，新生児黄疸，胆道閉塞がんなどで行う。 組織適合抗原のミスマッチはあまり問題ではない。
皮膚移植	皮膚は血管が多くT細胞の拒絶反応を起こしやすいので、自己皮膚移植が多い。
角膜および軟骨移植	いずれも非血管性の組織であり、拒絶反応が起こりにくく生着する。
その他，心臓移植	冠動脈疾患，特発性心筋症などに行われる。 組織適合性を一致させることが必要。

AMR：antibody-mediated rejection

|造血幹細胞移植|

造血系の骨髄機能を元に戻す場合に行われる。
これには同種骨髄移植，自家骨髄移植，末梢血幹細胞移植，臍帯血移植など

がある。

　同種骨髄移植の場合，ドナーのTリンパ球がレシピエントの組織を異物として認識し，ドナー細胞がレシピエントを攻撃することがある（移植片対宿主病，graft versus host disease：GVHD）。この反応を防ぐためにドナーの骨髄細胞からT細胞を除去しておく必要がある。輸血の場合もGVHD反応が起こる場合がまれにあり，輸血の際にはあらかじめ放射線照射をしてT細胞を殺傷している。

｜移植時・移植後に必要となる対象疾患と血液浄化療法（血液型不適合の腎移植など）｜

　ABO血液型不適合間，または同様に抗ドナーのリンパ球抗体陽性の同種腎移植や同種肝移植を実施する症例に対してアフェレシス療法が健康保険適応になっている。

　抗A，抗B抗体高力価の症例やドナー抗体陽性の患者には，腎移植の半年前から抗体産生抑制目的の薬剤投与が始まる。その後，移植5日前，2日前にDFPPを施行する。DFPPにより投与薬剤が除去されてしまう場合には，再度投薬が行われる。また，移植後にAMRが疑われた場合，抗体産生抑制目的の投薬と抗体除去目的のDFPPが行われることになる[1]。

　アフェレシス療法の方法を表に示す（▶表8）。

表8 アフェレシス治療の方法

方法	特徴
PE	抗体除去率が高く，凝固因子や補体の補充も行える。 血液回路が単純で操作は行いやすい。 大量のAB型血漿が必要となる。（コスト高） 抗凝固薬にクエン酸ナトリウムを使用し，低カルシウム血症などをきたす可能性あり。 免疫抑制剤などの薬剤除去率が高い。
DFPP	孔径が小さい膜を選択するため，低アルブミン血症，補体価低下，凝固因子低下，低ガンマグロブリン血症となる。 アルブミン製剤の補充が必要。 血液回路がやや煩雑である。 免疫抑制剤などの薬剤除去率が高い。
PP	選択的に抗A，抗B抗体を除去するための吸着カラムの臨床試験が終了している。 抗血液型抗体のみの除去となるため，凝固因子，補体，免疫グロブリン，アルブミン，免疫抑制剤などの損失が少ないといわれている。

> **まとめのチェック**

☐☐	1	移植時・移植後にアフェレシス療法が適応となる症例を挙げよ。	▶▶ 1 ABO血液型不適合間，または同様の抗ドナーのリンパ球抗体陽性の同種腎移植・同種肝移植
☐☐	2	造血系の骨髄機能を回復するために行われる移植は何か。	▶▶ 2 造血幹細胞移植
☐☐	3	造血幹細胞移植に属する同種骨髄移植で，ドナー細胞がレシピエントを攻撃する反応を何というか。	▶▶ 3 移植片対宿主病（GVHD）

血液浄化（アフェレシス療法）中の主なトラブルと対処方法

①血圧低下（▶表9）

表9 血圧低下

原因	対応
体外循環量が多く（約400mL），回路内に充填された生理食塩水が血管内に入り，血液希釈による。	輸液，薬剤を投与する。治療前の降圧剤服用を中止しておく。
廃棄血漿／置換液のバランス不良	収支のバランスを調整する。
廃棄アルブミン量／注入アルブミン量バランス不良による低アルブミン血症	アルブミンを適正に使用する。
デバイスの生体不適合	アレルギー症状（バイタル，呼吸状態，体温，皮膚湿疹，かゆみ）があれば使用を中止する。
エチレンオキサイドガス（EOG）	穿刺針，血液回路，デバイスのEOG滅菌によるアレルギーの場合は使用を中止するか，洗浄量を多くする。
血漿・血液の失血（回路の装着ミスや接続部の離断などによる）	アルブミン製剤などの輸血を行う場合がある。
ナファモスタットメシル酸塩	投与開始5～15分後はバイタルチェックを行う。アレルギー発生の場合は医師の指示に従う。

②脱血不良（▶表10）

表10 採血圧の低下（脱血不良）

原因	対処	対策
穿刺針の不具合（留置針内凝血）	留置針内の凝血除去	穿刺後，早く脱血を始める
穿刺針の不具合（折れ曲がり）	可能であれば，再穿刺	患者の体動，針の固定に注意
針から採血圧までの血液回路の折れ曲がり	折れ曲がり箇所を正す	患者の体動，ベッドの挟み込みに注意

③血漿分離器の血液リーク（▶表11）

表11 血漿分離器の血液リーク

原因	対処	対策
血漿分離器中空糸の亀裂（破れ），切断（切れ）	生理食塩水を通して，血液と血漿を返血し，血漿分離器を交換する	血漿分離器を丁寧に扱っているか見直すメーカーへ報告する（状況とS/N，できれば商品を保存しておく）
血漿分離器中空糸のピンホール（孔）		
ヘッダー部脱離		

④失血，エア混入（▶表12）

表12 出血・血漿漏れ・エア誤入

原因	対処	対策
血液回路の接続不良	出血部位の確認，出血量に応じて輸血。必要に応じて回路の交換。エア混入時は，下肢挙上，左側臥位，心電図装着，酸素投与，薬剤投与。	プライミング時，治療開始時，経時的な観察

最近の装置は，接続ミスやリークなどを事前に検知する血液回路機密テストや血液漏れを検知するチューブ亀裂センサなどを搭載する装置もあるが，治療中は患者や患者周辺を観察しておくこと。

⑤血漿分離器の溶血（▶表13）

表13 血漿分離器の溶血

原因	対処	対策
TMPが60mmHgを超えて治療を継続（過度な血漿流量）	血漿ポンプ停止，脱血の状態確認，血漿分離器内凝固の有無確認，溶血した血漿は廃棄する。血漿分離器内凝固であれば交換。	血液流量の30％以下の血漿流量とする
血漿分離器内凝固ヘッダー部凝固		抗凝固薬の検討
脱血不良		（②脱血不良の項参照）
患者由来（心臓弁置換術後など物理的溶血）		医師と相談

TMP：trans membrane pressure

⑥ 血漿分離器のTMP上昇（▶表14）

表14 血漿分離器のTMP上昇

原因	対処	対策
膜の目詰まり 膜表面ファウリング ヘッダー部凝固	血漿流量を落として，生理食塩水を注入し，血漿分離器の状態を確認する。さらに上昇する場合は交換する。	ヘパリンなど抗凝固薬量の検討 抗血小板薬など内服薬の検討（白色血栓の場合はヘパリン増量はしない）

血漿分離器を使用する場合は，血流量80～150 mL/minに対し，血漿流量はその30%以下で血漿分離を行う。TMPが60 mmHg以上で継続して治療を行うと，溶血をきたす。この治療条件でTMPの観察を行う。

⑦ 血漿分離器の動脈圧，静脈圧上昇（▶表15）

表15 血漿分離器の動脈圧，静脈圧上昇

原因	対処	対策
血漿分離器内凝固（動脈圧のみ上昇）	血漿流量を停止し，生理食塩水を流して，動脈圧トラップチャンバー～返血針までを観察し，原因箇所を特定する。治療継続不能なら，血漿分離器や血液回路を交換する。	抗凝固薬の検討 抗血小板薬の検討
動脈圧・静脈圧エアートラップチャンバーの凝固		
静脈側血液回路～針先までの折れ曲がり，凝固		折れ曲がりを正しくする。

⑧ 血漿成分分画器のTMP上昇（▶表16）

表16 血漿成分分画器のTMP上昇

原因	対処	対策
血漿成分分画内のファウリング，膜孔目詰まり	Partial Discard（部分的廃棄法）では濃縮血漿（ドレーン）ポンプを一時的に増加させて廃棄量を増やす。One Way（全濾過法）では生理食塩水で逆洗浄を行い再生する。	血漿濾過流量の検討
ヘッダー部でのフィブリン形成による目詰まり		抗凝固薬の検討

血漿成分分画器は，有用成分のアルブミン損失の点からTMP 200 mmHg (kPa) 以下で使用することが望ましい。逆洗浄ではアルブミン損失に注意して行う。

⑨ 白血球吸着器の入口圧上昇（▶表17）

表17 白血球吸着器の入口圧上昇

原因	対処	対策
白血球除去フィルタの凝固	カラムの差圧が150 mmHgを超えると返血不能となるため，100 mmHgになったら返血終了。	抗凝固薬の量と投与方法を検討

血液吸着器や白血球・顆粒球除去フィルタを使用する場合は，必ず入口圧と出口圧をモニタリングする。

⑩血漿吸着器の入口圧上昇（▶表18）

表18 血漿吸着器の入口圧上昇

原因	対処	対策
吸着器内のフィブリン塊形成，微粒子除去フィルタの目詰まり	生理食塩水を注入して確認，治療継続が不可能なら交換する。	抗凝固薬の検討
吸着器の不具合＊（吸着材容量過多）	吸着器の交換	プライミング時の圧力を確認しておく。

＊製造工程で差圧のチェックがあるためほとんどないが，上記内容で原因究明できない場合に可能性として吸着器を交換する。

⑪血漿分離器の選択（▶図25）

　血漿分離器は孔径0.3μm，膜面積0.2～0.8 m²の3種類があり，膜素材はポリエチレン（親水化剤：エチレンビニルアルコール）である。3社から発売しているがOEMで製品は同じものである。一般的に成人には0.5 m²，小児には0.2 m²，使用に際しTMP上昇がみられるような症例には0.8 m²を用いる。このほかにエチレンビニルアルコール共重合体膜があり，孔径0.01～0.03μmで，肝不全などの症例に用いている。

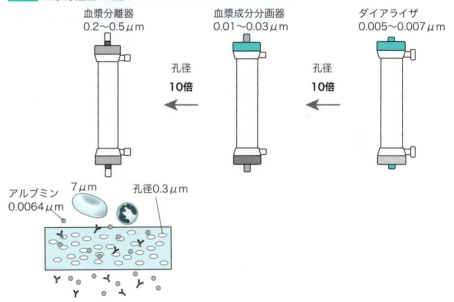

図25 血漿分離器の選択

⑫血漿成分分画器の選択と使用上の注意点（▶図26）

　膜素材はエチレンビニルアルコール共重合体で，膜面積は1.0 m²と2.0 m²，孔径が0.01～0.03μmの4種類がラインナップされている。

　自己免疫疾患の場合は自己抗体の免疫グロブリンや免疫複合体除去に用いるため，IgGやIgM領域を積極的に除去する孔径の小さな膜0.01μm（エバフラックス2AあるいはカスケードフローEC-20W）を用いる。この膜はIgG領域の阻止率が約80%であるが，アルブミン阻止率も60%近くになるため，血漿処理量2,000～5,000 mLに対して10～20%アルブミン濃度の置換液を500～1,000 mL補充する必要がある。アフェレシス療法に使用する置換液は，肝不全症例時は凝

固因子やグロブリンなどの補充を兼ねるため新鮮凍結血漿（fresh frozen plasma：FFP）を用いるが，自己免疫疾患では凝固系異常を認めないため感染のリスクが少ないアルブミン製剤を用いる。

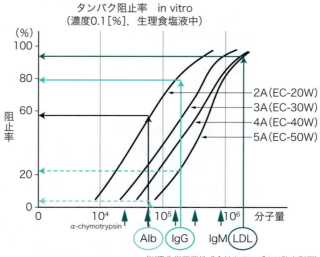

図26 血漿成分分画器の分画曲線

⑬血漿吸着器の選択と使用上の注意点

　吸着器の種類にトリプトファン固定のTRとフェニルアラニン固定のPH（旭化成メディカル），デキストラン硫酸固定のセレソーブ（カネカメディックス）がある（▶表19）。それぞれ，抗体の種類により吸着能力が異なるため使い分けが必要である。また，TRは抗AchR抗体吸着能が非常に高く，かつフィブリノゲンもよく吸着し，生体でのフィブリノゲン生成能力が追い付かない場合は血中フィブリノゲン値が低下し出血傾向をきたすことがある（▶図27）。連日TR施行の場合は治療前のフィブリノゲン値を測定し，100mg/dL以下であれば治療延期も考慮する。ACE阻害薬服用患者は使用できない（▶図28）。

表19 血漿吸着器の種類と適応疾患

疾患名	TR-350	PH-350	セレソーブ
全身性エリテマトーデス（SLE）		○	○
悪性関節リウマチ（MRA）			
重症筋無力症（MG）	○		
ギラン・バレー症候群（GBS）	○	○	
慢性炎症性脱髄性多発根神経炎（CIDP）	○	○	
多発性硬化症（MS）	○	○	

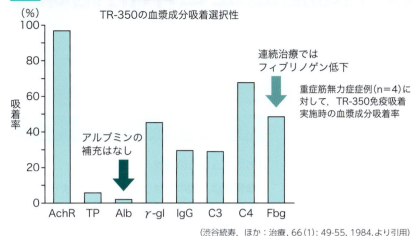

図27 イムソーバTRの吸着性能

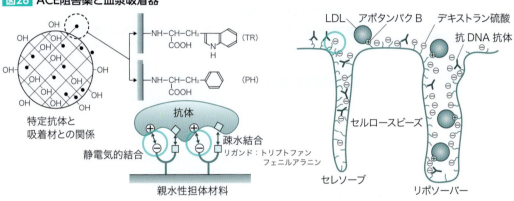

図28 ACE阻害薬と血漿吸着器

リガンドの陰性荷電により、カリクレイン・キニン系を活性化し、血管拡張作用を有するブラジキニンが産生される。ブラジキニンは通常、キニナーゼ酵素により分解不活化されるが、ACE阻害薬により抑制され、ブラジキニン血中濃度が上昇し血管拡張作用、血圧低下が発現する。

⑭白血球除去フィルタの選択と使用上の注意点

　白血球除去（LCAP）フィルタと顆粒球除去（GMA）フィルタが製品となっているが、関節リウマチに保険適応となっているのはLCAPである。また、関節外症状を伴う悪性関節リウマチはDFPPなどが保険適応である。

　LCAPではカラム内の血液凝固をきたしやすいため、抗凝固薬を500mL生理食塩水に加え血液流量の定率12％で注入する。カラム入口出口差圧が100mmHgを超えたらただちに返血を開始する。治療中に気分不良、血圧低下、腰痛、返血時に血管痛などを訴える症例があり患者観察を行う。ACE阻害薬服用患者は禁忌である。

● 文献

1) 中川由紀、齋藤和英、成田一衛、ほか: 移植医療におけるアフェレシス療法. 臨牀透析, 27, 12: 63-69, 2011.

05 高脂血症と末梢循環不全

砂子澤 裕

脂質代謝

メカニズムからの視点
- 脂質は、血中ではリポタンパクにより輸送される。
- 血清（血漿）中の含有脂質には、コレステロール、中性脂肪（TG）、リン脂質、遊離脂肪酸などがある。
- リポタンパクは、カイロミクロン、超低比重リポタンパク（VLDL）、中間比重リポタンパク（IDL）、低比重リポタンパク（LDL）、高比重リポタンパク（HDL）に分類。
- 血中脂質関連酵素には、LPL、HTGL、LCATがある。

脂質の輸送（運搬）

脂質は、血中ではリポタンパクにより輸送される。血清（血漿）中に含まれる脂質には、コレステロール、中性脂肪（triglyceride：TG）、リン脂質、遊離脂肪酸などがあり、遊離脂肪酸以外は水に溶けにくい性質をもつ。そのため、リポタンパクとよばれる脂質とタンパクの複合体の形で血液中を運搬する。

リポタンパクの種類

リポタンパクは、比重の軽いものからカイロミクロン、超低比重リポタンパク（very low density lipoprotein：VLDL）、中間比重リポタンパク（intermediate density lipoprotein：IDL）、低比重リポタンパク（low density lipoprotein：LDL）、高比重リポタンパク（high density lipoprotein：HDL）に分類される（▶表1）。各リポタンパクがもつコレステロールはそれぞれ、VLDL-C、IDL-C、LDL-C、HDL-Cと表される。血清総コレステロールは、各リポタンパクのもつコレステロールの総計であり、血清総コレステロールのうちHDL-Cを引いたものをnon HDL-Cとよぶ。リポタンパクは、コレステロール、TG、リン脂質で構成されており、種々のアポタンパクが結合している。また、リポタンパクは大きい粒子ほど脂質を多く含み、小さい粒子ほどアポタンパクの割合が多い組成となっている。▶表2にアポタンパクの機能を示す。アポタンパクは10種類ほど報告されており、実際に臨床利用され保険収載されているものは、A-Ⅰ、A-Ⅱ、B、C-Ⅱ、C-Ⅲ、Eの6種類である。

血漿中での脂質代謝は、リポタンパク代謝を意味しており、リポタンパクが血中で代謝を受ける際、重要な役割を果たしているのがアポタンパクである。

表1 各種リポタンパクの種類と比重

種類	比重
カイロミクロン	<0.96
VLDL	0.96〜1.006
IDL	1.006〜1.019
LDL	1.019〜1.063
HDL$_2$	1.063〜1.125
HDL$_3$	1.125〜1.21

表2 アポタンパクの機能

1. 血清脂質の血清(血漿)への可溶化
2. 脂質代謝酵素の補酵素(アポA-I，アポC-II)
3. リポタンパクの構造維持(アポB-48，アポB-100，アポA-I，アポA-II)
4. 脂質吸収，合成組織からのリポタンパクの分泌(アポB-48，アポB-100)
5. 細胞膜コレステロールの引き抜き(アポA-I，アポE)

リポタンパク代謝

リポタンパク代謝は，外因性経路と内因性経路に分類される(▶図1)。

図1 リポタンパク代謝

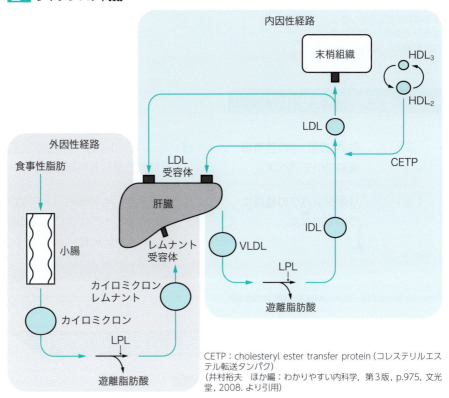

CETP：cholesteryl ester transfer protein (コレステリルエステル転送タンパク)
(井村裕夫 ほか編：わかりやすい内科学，第3版，p.975，文光堂，2008. より引用)

①外因性経路

外因性経路では，経口摂取(食事由来)の脂質が腸管のリパーゼにより加水分解されて，小腸上皮に吸収後，カイロミクロンに組み込まれる。カイロミクロンの主要なアポタンパクはB-48である。カイロミクロンは，TGを多量に含み，小腸粘膜細胞からリンパ管へ移送され，大静脈に注がれる。VLDLは，**リポタンパクリパーゼ(lipoprotein lipase：LPL)**[*1]の作用により，TGが加水分解され，カイロミクロンレムナントとなり肝臓に取り込まれる。

用語アラカルト
*1 リポタンパクリパーゼ(LPL)
LPLは，心筋，骨格筋，脂肪組織などに広く分布し，その作用は，TGを加水分解して2-モノアシルグリセリドと脂肪酸にする。

\ POINT!! /

＊2 肝性トリグリセリドリパーゼ(HTGL)
HTGLは，肝臓で合成され脂肪組織や肝臓の血管内皮細胞表面に結合している。TGを加水分解する作用は，LPLと同様である。また，HDLにも作用しHDL$_2$のTGを加水分解し，HDL$_3$に変化させる。

＊3 レシチンコレステロールアシルトランスフェラーゼ(LCAT)
LCATは，レシチンのβ位のアシル基を遊離型コレステロールの3β-OH位に転移させ，コレステロールエステルとリゾレシチンを生じさせる酵素。LCATの活性化因子は，アポA-Ⅰである。

②内因性経路

　内因性経路では，肝臓で生合成されたコレステリルエステルとTGがVLDLに組み込まれ血中に分泌される。VLDLの主要なアポタンパクは，アポB-100である。VLDLはカイロミクロンと同様，LPLの作用によりTGが加水分解され，IDLとなる。IDLは，**肝性トリグリセリドリパーゼ(hepatic triglyceride lipase：HTGL)** ＊2の作用で加水分解され，コレステロールを多く含むLDLとなる。LDLは，ヒトにおいて血中コレステロールの70％存在し，その濃度は，LDL受容体による取り込みと異化速度に依拠する。HDLは肝臓，小腸で合成・分泌される原始型HDLを起源とし，末梢組織の細胞表面から，あるいはほかのリポタンパクの加水分解で生じる遊離コレステロールを受け取る。その後，**レシチンコレステロールアシルトランスフェラーゼ(lecithin cholesterol acyltransferase：LCAT)** ＊3の作用により，コレステリルエステルに変換し，リポタンパクに変化する。

まとめのチェック

☐☐ ①	血清(血漿)中の含有脂質について述べよ。	▶▶ **1** コレステロール，中性脂肪(TG)，リン脂質，遊離脂肪酸などがある。
☐☐ ②	リポタンパクの種類について述べよ。	▶▶ **2** 比重の軽いものから，カイロミクロン，超低比重リポタンパク(VLDL)，中間比重リポタンパク(IDL)，低比重リポタンパク(LDL)，高比重リポタンパク(HDL)がある。

脂質異常症(高脂血症)と動脈硬化の関係性

メカニズムからの視点

- 脂質異常症(高脂血症)とは，血中のコレステロール，TG濃度が高値である病態。
- 血管内にコレステロールや中性脂肪が溜まると動脈硬化を引き起こす。
  → 脳梗塞，心筋梗塞，狭心症などの疾患を引き起こす原因。
- 透析患者では，心血管疾患(CVD)による死亡リスクが著しく高い。
- 慢性腎臓病(CKD)のステージが高いほど動脈硬化も高度。

脂質異常症（高脂血症）と動脈硬化

脂質異常症（高脂血症）とは，血中のコレステロールやTGが異常に増加した状態のことを指す。この状態が長年続くと，血管内にコレステロールや中性脂肪が溜まりやすくなる。これらの脂質異常状態から動脈硬化を引き起こし，脳梗塞，心筋梗塞，狭心症など重篤な疾患を引き起こす原因となる。

▶表3にわが国の透析患者における血清脂質と動脈硬化，心血管疾患発症，死亡リスクとの関連を示す。日本透析医学会統計調査委員会の報告では，心筋梗塞発症をエンドポイントにすると，LDL-C高値，HDL-C低値，TG高値はハイリスクの予測因子とされている。また，脳梗塞発症との関連は，LDL-C高値でハイリスク傾向（非有意），HDL-C低値でハイリスク，TG高値でハイリスクである。

表3 わが国の透析患者における血清脂質と動脈硬化，心血管疾患発症，死亡リスク

報告	研究方法と対象	エンドポイント	脂質との関連	調整因子
日本透析医学会統計調査委員会	観察コホート研究，心筋梗塞既往のない週3回の血液透析患者（N=137,214）	心筋梗塞発症	LDL-C高値で高リスク HDL-C低値で高リスク TG高値で高リスク	年齢，性別，透析歴，糖尿病
	観察コホート研究，脳梗塞既往のない週3回の血液透析患者（N=128,715）	脳梗塞発症	LDL-C高値で高リスク傾向 HDL-C低値で高リスク TG高値で高リスク	年齢，性別，透析歴，糖尿病
	観察コホート研究，脳出血既往のない週3回の血液透析患者（N=140,474）	脳出血発症	LDL-C低値で高リスク HDL-Cと関連なし TG低値と高値で高リスク	年齢，性別，透析歴，糖尿病
日本透析医学会統計調査委員会	観察コホート研究，心筋梗塞・脳梗塞・脳出血のいずれも既往のない週3回の血液透析患者（N=45,390）	心筋梗塞発症	TC高値で高リスク TG高値で高リスクLDL-C高値で高リスク non-HDL-C高値で高リスク HDL-C低値で高リスク	年齢，性別，透析歴，糖尿病，BMI，血清アルブミン，CRP
		脳梗塞発症	TC高値で高リスク TG高値で高リスク　LDL-C高値で高リスク non-HDL-C高値で高リスク HDL-C低値で高リスク	年齢，性別，透析歴，糖尿病，BMI，血清アルブミン，CRP
		脳出血発症	脂質と一定の関連なし	年齢，性別，透析歴，糖尿病，BMI，血清アルブミン，CRP
		上記3疾患発症後の死亡	non-HDL-C，HDL-Cとは関連なし（低BMI，高CRPで高リスク）	年齢，性別，透析歴，糖尿病，BMI，血清アルブミン，CRP
Iseki K, et al.	観察コホート研究，血液透析患者（N=1,167）	総死亡	全体ではTC低値で高リスク。血清アルブミン>4.5g/dLのみのサブ解析では，TC高値で高リスク	年齢，性別，透析歴，糖尿病，血清アルブミン，BMI
Nishizawa Y, et al.	観察コホート研究，血液透析患者（N=525）	心血管系死亡	non-HDL-C高値で高リスク	年齢，性別，透析歴，糖尿病，血圧，血清アルブミン，CRP，BMI
Shoji T, et al.	断面的研究，血液透析患者（N=265）	大動脈PWV	non-HDL-Cと正の関連あり HDL-Cとは有意な関連なし	年齢，性別，透析歴，糖尿病，血圧，喫煙，血清Cr，TP，Ht
Shoji T, et al.	断面的研究，血液透析患者（N=345）．保存期腎不全（N=110），健常群（N=302）すべて糖尿病除外	頸動脈IMT	non-HDL-Cと正の関連あり HDL-Cとは負の関連傾向	年齢，性別，喫煙，血圧，腎不全の有無，血液透析の有無

（血液透析患者における心血管合併症の評価と治療に関するガイドライン．日本透析医学会雑誌，44：348，2011．より引用）

> **One Point Advice**
> 透析患者のCVDリスクは，CKD特有の要因が関与している。

CKDにおける心血管疾患リスク

透析患者では，虚血性心疾患，脳血管障害，心不全など心血管疾患（cardiovascular disease：CVD）による死亡リスクが著しく高い。CVDリスクの高い原因に，透析導入前から動脈硬化が進行しているケースが多く，慢性腎臓病（chronic kidney disease：CKD）のステージが高いほど，段階的に動脈硬化も高度になることが知られている。透析導入時には，約半数の患者に冠動脈狭窄が認められ，透析導入時の冠動脈疾患の有無が透析導入後のCVDイベント発症の予測因子となる。

▶表4にCKDにおけるCVDリスクに対する古典的危険因子，非古典的危険因子を示す。古典的危険因子である糖尿病や高齢は，動脈硬化の危険因子であり，心血管死亡率を上昇させる因子である。また，非古典的危険因子には，貧血，電解質バランス異常，炎症，栄養障害などがある。

表4 CKDにおけるCVDリスクに対する古典的危険因子，非古典的危険因子

古典的危険因子	非古典的危険因子
高齢	アルブミン尿
男性	ホモシステイン
高血圧	Lp(a), apo(a)アイソフォーム
LDLコレステロール高値	リポタンパクレムナント
HDLコレステロール低値	貧血
糖尿病	Ca/P代謝異常
喫煙	細胞外液過剰
運動不足	電解質バランス異常
閉経	酸化ストレス
心血管疾患家族歴	炎症（CRP）
左心肥大	栄養障害
	血栓促進因子
	睡眠障害
	一酸化窒素（NO）/エンドセリンバランス異常

（血液透析患者における心血管合併症の評価と治療に関するガイドライン．日本透析医学会雑誌，44：354，2011．より引用）

脂質異常症と心血管合併症との関連

脂質レベルと心筋梗塞発症リスクとの関連を調査した，日本透析医学会統計調査委員会の結果（▶図2）では，新規心血管イベントを発症した後の死亡リスクは，低BMI（body mass index），高CRP（C-reactive protein）で有意に高値であったとの報告がある。またHDL-Cとnon HDL-Cを年齢，性別，透析歴などで調整し，心筋梗塞発症リスクを検討した結果，高HDL-Cかつ低non HDL-Cに比べ，低HDL-Cかつ高non HDL-Cの群のオッズ比は2.9であり，脂質異常症は，透析患者におけるCVD発症リスクであると示唆している。

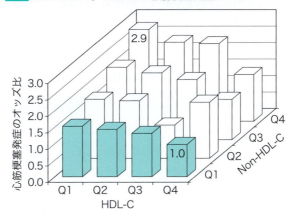

図2 non HDL-C, HDL-Cと心筋梗塞発症リスク

※心筋梗塞発症リスクは，年齢，性別，透析歴，糖尿病の有無，BMI，血清アルブミン，CRPで調整済み．

(篠田俊雄，峰島三千男，編：透析のすべて－原理・技術・臨床－．Clinical Engineering別冊，p.249，学研メディカル秀潤社，2011．より引用)

動脈硬化・血管石灰化の臨床的評価

▶表5に動脈硬化・血管石灰化の臨床的評価方法を示す．動脈硬化は病理学的に粥状動脈硬化，メンケベルク型中膜石灰化，細動脈硬化に分類され，臨床的には，動脈壁肥厚，動脈壁硬化，血管石灰化として定量，定性的にとらえることができる．

表5 動脈硬化・血管石灰化の臨床的評価方法

評価内容	評価項目	測定方法
動脈壁肥厚	頸動脈内膜中膜厚（IMT），プラーク有無	超音波Bモード
動脈壁硬化	脈波伝搬速度（cfPWV, hfPWV, baPWV）CAVI, augmentation index (AI)	脈波解析
	コンプライアンス，Stiffness parameter β など	超音波変位法
動脈石灰化	石灰化有無，石灰化半定量化	単純X線撮影
	大動脈石灰化指数（ACI）	単純CT
	冠動脈石灰化スコア	EBCT, MDCT
血管内腔狭窄	狭窄の有無，病変枝数，Gensini score	造影CT，冠動脈造影
心筋虚血	ST-T変化	心電図
	虚血部位，冠血流予備能	心筋シンチ（SPECT）

動脈壁肥厚，動脈壁硬化，動脈石灰化は，動脈硬化による動脈壁自身の変化を表すのに対し，血管内腔狭窄や心筋虚血は動脈硬化の結果生じる変化であることに注意．

IMT：intima-media thickness
CAVI：cardio ankle vascular index
AI：augmentation index
ACI：aortic calcification index
EBCT：electron beam computed tomography
MDCT：multidetector-row computed tomography
SPECT：single photon emission computed tomography

(血液透析患者における心血管合併症の評価と治療に関するガイドライン．日本透析医学会雑誌，44：354，2011．より引用)

One Point Advice

脈波伝搬速度（PWV）は，
1. 血管の硬さ
   ：硬いほどPWVは速い．
2. 血管壁の厚さ
   ：厚いほどPWVは速い．
3. 血管の太さ（血管径）
   ：太いほどPWVは遅い．

動脈硬化と脈波伝搬速度

脈波伝搬速度（pulse wave velocity：PWV）は，心臓から押し出された血液により生じた拍動が，動脈を通って手足に届くまでの速度である．基準値は，

1,400 cm/s以下であり，値が大きいほど，心筋梗塞，脳梗塞，脳内出血などが疑われる。

脈波伝搬速度は，下記のメーンズ・コルテベークの式で求められる。

メーンズ・コルテベークの式

$$PWV = \sqrt{\frac{E \times h}{2\rho R(1-\sigma^2)}} = \sqrt{\frac{血管弾性率 \times 血管壁の厚さ}{血液比重 \times 血管の直径}}$$

E：血管壁のヤング率$[g/cm^2]$　　h：血管壁の厚さ[cm]
ρ：血液の比重　　　　　　　　R：血管経[cm]　　　　σ：ポアソン比

大動脈の脈波伝搬速度は，動脈硬化の代表的指標であり，透析患者においては，CVD死亡・総死亡リスクの予測因子となる。

脂質異常症（高脂血症）に対する血液浄化療法の概念

メカニズムからの視点

- 脂質異常症（高脂血症）の三要素：LDL-Cの増加，HDL-Cの減少，TGの増加。
- 脂質異常症（高脂血症）の診断に有用な臨床検査には，総コレステロール，TG，遊離脂肪酸などの測定が有用。

脂質異常症（高脂血症）を改善するには，食事療法と運動療法と薬物療法がある。血液浄化領域においては，脂質異常症（高脂血症）に対する各種薬物療法を実施しても，脂質低下がみられない難治性症例に対し，直接血液中から脂質を取り除く目的で行われるLDL吸着療法がある。ここでは，脂質異常症（高脂血症）の概念と診断に有用な臨床検査およびその治療法について述べ，LDL吸着療法については，後述する「高脂血症における血液浄化療法」で述べる。

脂質異常症（高脂血症）の三要素

①LDL-Cの増加

LDL-Cは，血管壁に入り込み動脈硬化の原因となる。

②HDL-Cの減少

HDL-Cは，不要なコレステロールを肝臓に運ぶほか，動脈硬化を起こした血管からコレステロールを引き抜いて肝臓に戻す役割がある。また，有酸素運動を長時間続けることで上昇し，長期間の喫煙で低下する。

③TGの増加

食事などで摂取した脂肪はエネルギー源となり，余剰分はTGとして蓄えられる。血中のTGが増えすぎると，LDL-Cが増加し，HDL-Cは減少する。また糖質，脂質，タンパク質の過剰摂取のほか，多量のアルコール摂取もTG増加の原因となる。

脂質異常症（高脂血症）の診断に有用な臨床検査

脂質異常症（高脂血症）の診断には，血中の総コレステロール，TG，遊離脂

> **▼One Point Advice**
>
> LDL-Cは，別名「悪玉コレステロール」，HDL-Cは「善玉コレステロール」ともよばれる。悪玉コレステロールを減少させ，善玉コレステロールを増加させることが重要である。

\POINT!!/

コレステロールは，肝臓で生合成される。

One Point Advice

血中総コレステロールは，食後でほとんど変化しないが，TGは食事の影響を受けやすく食後高値となる。

\POINT!!/

ネフローゼ症候群の診断基準

①尿タンパク：3.5 g/day 以上
②血清アルブミン値：3.0 g/dL以下
③血清総タンパク：6.0 g/dL以下

※通常，浮腫と高コレステロール血症（血中総コレステロール値が250 mg/dL以上）を伴う。また，タンパク尿，低タンパク血症は，ネフローゼ症候群の診断基準の必須条件であるが，高コレステロール血症，浮腫は必須条件に含まれない。

肪酸などの測定が有用である。

①総コレステロール

コレステロールは，さまざまな細胞内で生合成され，細胞膜にLDL受容体が存在し血中からコレステロールを取り込めるようになっている。細胞内のコレステロール量は，細胞内での生合成量などを調節して一定に保たれている。また，ステロイドホルモンおよび胆汁酸の原料として重要な役割を果たしている。ステロイドホルモンは副腎で，胆汁酸は肝細胞で合成され，コレステロールはそれらの前駆物質として利用される。

▶表6に，血中総コレステロール値に影響を与える因子を示す。血中総コレステロール値は，経口摂取量の変化が長年にわたると影響が出てくる。日本人の血中総コレステロール値の平均は現在約200 mg/dLといわれ，欧米化した食事の影響により近年増加傾向にある。

▶表7に，血中総コレステロール値が異常値を示す疾患を記す。これらは，原発性，続発性（二次性）に大別される。高値を示す原因は，コレステロールの合成亢進，異化障害による蓄積が挙げられる。

高値を示す疾患には，原発性で家族性高コレステロール血症，家族性高脂血症（複合型，Ⅲ型），続発性で甲状腺機能低下症，糖尿病，ネフローゼ症候群などがある。低値を示す疾患には，原発性で無βリポタンパク血症，家族性低βリポタンパク血症，続発性で甲状腺機能亢進症，アジソン病，吸収不良症候群などがある。

表6 血中総コレステロール値に影響を与える因子

1. 経口摂取量
2. 小腸における吸収率
3. 胆汁へのコレステロールの排泄
4. 細胞から血中へのコレステロール流出量
5. 肝細胞内におけるコレステロール生合成量

表7 血中総コレステロール値が異常値を示す疾患

高値	低値
[原発性]	[原発性]
家族性高コレステロール血症 家族性複合型高脂血症 家族性Ⅲ型高脂血症	無βリポタンパク血症 家族性低βリポタンパク血症
[続発性（二次性）]	[続発性（二次性）]
甲状腺機能低下症 糖尿病 ネフローゼ症候群 クッシング症候群 肥満 胆汁うっ滞	甲状腺機能亢進症 アジソン病 吸収不良症候群 貧血 肝硬変 白血病

②TG（トリグリセライド）

TGは，血中ではカイロミクロンやVLDLなどに多く含まれ，組織では脂肪組織に蓄えられている。TGの血漿中での寿命は短く，LPLの作用により水解されて脂肪酸になり各組織に取り込まれる。健常人において，TG値は食後2～4時間でピークとなり，12～14時間後には元の値に戻るため，空腹時採血による検査では主として肝臓でつくられたVLDLのTGを反映している。また，男性が女性より高値であり，小児期は低値で加齢とともに上昇するが，60歳以降は低下傾向にある。さらにTGは運動することで低下する。

▶表8に血中TG値が異常値を示す疾患を記す。高値を示す疾患には，原発性で家族性高脂血症（複合型，Ⅲ型），LPL欠損症，続発性で甲状腺機能低下症，糖尿病，ネフローゼ症候群，慢性腎不全などがある。低値を示す疾患には，原発性で無βリポタンパク血症，家族性低βリポタンパク血症，続発性で甲状腺

機能亢進症，肝硬変，吸収不良症候群などがある。

表8 血中TG値が異常値を示す疾患

高値	低値
［原発性］	［原発性］
家族性複合型高脂血症 家族性Ⅲ型高脂血症 LPL欠損症 アポC-Ⅱ欠損症	無βリポタンパク血症 家族性低βリポタンパク血症
［続発性（二次性）］	［続発性（二次性）］
甲状腺機能低下症 糖尿病 ネフローゼ症候群 慢性腎不全 肥満 急性膵炎	甲状腺機能亢進症 肝硬変 吸収不良症候群

③遊離脂肪酸

　血漿中の脂肪酸のほとんどは，TGやコレステロールとエステル結合したエステル型として，残りが遊離脂肪酸として，一部リポタンパクに存在している。脂肪酸は脂肪の主要な構成成分である。細胞内に取り込まれた脂肪酸は，アシルCoAとなり，グリセリド合成系と分解系に流れ，肝細胞以外の細胞に取り込まれた脂肪酸は，すぐに酸化系へと流れる（β酸化）。肝細胞に取り込まれた脂肪酸の60〜70％はTG合成に利用され，残りが酸化系に回る。遊離脂肪酸は，血中での消失速度は早く，半減期は2〜3分である。また，食事摂取，絶食，ストレス，運動などのさまざまな影響を受け変動する。

　▶表9に血中遊離脂肪酸が異常値を示す疾患を記す。高値を示す疾患には，高脂血症，糖尿病，虚血性心疾患などがある。また，低値を示す疾患には，甲状腺機能低下症，アジソン病などがある。

表9 血中遊離脂肪酸が異常値を示す疾患

高値	低値
高脂血症 糖尿病 虚血性心疾患 肝疾患 甲状腺機能亢進症	甲状腺機能低下症 アジソン病

脂質異常症の診断基準およびリスク区分別脂質管理目標値

　日本動脈硬化学会の動脈硬化性疾患予防ガイドライン2012年度版において，脂質異常症のスクリーニングのための診断基準（▶表10）が提示され，2012年度より，新たにLDL-C 120〜139 mg/dLを「境界域高LDLコレステロール血症」として追記されている（▶表10）。また，同ガイドラインにおいて，リスク区分別脂質管理目標値（▶表11）として新たにnon HDL-Cが脂質管理目標の指標として追記され，non HDL-Cの管理目標値は，LDL-Cの管理目標値＋30 mg/dL未満に設定されている。

表10 脂質異常症：スクリーニングのための診断基準（空腹時採血*）

LDLコレステロール	140 mg/dL以上	高LDLコレステロール血症
	120〜139 mg/dL	境界域高LDLコレステロール血症**
HDLコレステロール	40 mg/dL未満	低HDLコレステロール血症
トリグリセライド	150 mg/dL以上	高トリグリセライド血症

- LDLコレステロールはFriedewald（TC-HDL-C-TG/5）の式で計算する（TGが400 mg/dL未満の場合）。
- TGが400 mg/dL以上や食後採血の場合にはnon HDL-C（TC-HDL-C）を使用し，その基準はLDL-C＋30 mg/dLとする。

*10〜12時間以上の絶食を「空腹時」とする。ただし，水やお茶などカロリーのない水分の摂取は可とする。

**スクリーニングで境界域高LDLコレステロール血症を示した場合は，高リスク病態がないか検討し，治療の必要性を考慮する。

（動脈硬化性疾患予防ガイドライン 2012年版．日本動脈硬化学会，2012．より引用）

表11 リスク区分別脂質管理目標値

治療方針の原則	管理区分	脂質管理目標値（mg/dL）			
		LDL-C	HDL-C	TG	non HDL-C
一次予防 まず生活習慣の改善を行った後，薬物療法の適用を考慮する	カテゴリーⅠ	<160	≧40	<150	<190
	カテゴリーⅡ	<140			<170
	カテゴリーⅢ	<120			<150
二次予防 生活習慣の是正とともに薬物療法を考慮する	冠動脈疾患の既往	<100			<130

- これらの値はあくまでも到達努力目標値である。
- LDL-Cは20〜30％の低下を目標とすることも考慮する。
- non HDL-Cの管理目標は，高TG血症の場合に，LDL-Cの管理目標を達成した後の二次目標である。TGが400 mg/dL以上および食後採血の場合は，non HDL-Cを用いる。
- いずれのカテゴリーにおいても管理目標達成の基本はあくまでも生活習慣の改善である。
- カテゴリーⅠにおける薬物療法の適用を考慮するLDL-Cの基準は180 mg/dL以上とする。

（動脈硬化性疾患予防ガイドライン 2012年版．日本動脈硬化学会，2012．より引用）

脂質異常症（高脂血症）の治療法

　脂質異常症（高脂血症）の主な原因は，偏った栄養の食事や運動不足などの生活習慣の乱れであり，まずは生活習慣の改善（食事療法・運動療法）が基本である。生活習慣の改善は日本動脈硬化学会，日本医師会において下記項目が推奨されている。

生活習慣の改善

① 禁煙し，受動喫煙を回避する。
② 過食を抑え，標準体重を維持する。
③ 肉の脂身，乳製品，卵黄の摂取を控え，魚類，大豆製品の摂取を増やす。
④ 野菜，果物，未精製穀類，海藻の摂取を増やす。
⑤ 食塩を多く含む食品の摂取を控える（6 g/day未満）。
⑥ アルコールの過剰摂取を控える（25 g/day以下）。
⑦ 有酸素運動を毎日30分以上行う。

　また，生活習慣の改善で脂質管理が不十分な場合には，薬物療法を考慮する。
▶表12に脂質異常症（高脂血症）治療薬の特性と副作用を示す。

> **One Point Advice**
>
> 薬物療法は，個々の患者病態に応じ，各薬剤の作用と効果を考慮し選択する。
>
> 高LDL-C血症に対する治療薬としてスタチンが推奨される。

表12 脂質異常症（高脂血症）治療薬の特性と副作用

分類	特性			副作用
	LDL-C non HDL-C	TG	HDL-C	
スタチン	↓↓↓	↓	↑	横紋筋融解症，筋肉痛や脱力感などミオパチー様症状，肝障害，認知機能障害，空腹時血糖値およびHbA1c値の上昇，間質性肺炎など
陰イオン交換樹脂	↓↓	↑	↑	消化器症状，脂溶性ビタミンの吸収障害 ジギタリス，ワルファリンとの併用ではそれら薬剤の薬効を減ずることがあるので注意が必要である。
小腸コレステロールトランスポーター阻害薬	↓↓	↓	↑	消化器症状，肝障害，CK上昇
フィブラート	↓	↓↓↓	↑↑	横紋筋融解症，肝障害など
ニコチン酸誘導体	↓	↓↓	↑	顔面紅潮や頭痛など ※日本人では多いといわれているが，慣れの現象があり，少量から開始し，漸増するか，アスピリンを併用することで解決できる。
プロブコール	↓	―	↓↓	可逆性のQT延長や消化器症状など
多価不飽和脂肪酸	―	↓	―	消化器症状，出血傾向や発疹など

↓↓↓：≦-25%　　↓↓：-20〜-25%　　↓：-10〜-20%　　↑↑：20〜30%　　↑：10〜20%　　―：-10〜10%
CK：creatinekinase

（動脈硬化性疾患予防のための脂質異常症治療のエッセンス．p.6，日本動脈硬化学会，日本医師会，2014．より引用）

まとめのチェック

☐☐ 1 脂質異常症（高脂血症）の3要素について述べよ。

▶▶ 1 LDL-Cの増加，HDL-Cの減少，TGの増加。

☐☐ 2 脂質異常症の治療法について述べよ。

▶▶ 2 食事療法，運動療法など生活習慣の改善が基本。生活習慣の改善で脂質管理が不十分な場合，薬物療法を考慮する。

血液浄化が必要な高脂血症と動脈硬化

メカニズムからの視点

- 脂質異常症（高脂血症）は病因により原発性（一次性）高脂血症と続発性（二次性）高脂血症に大別。
- 臨床的に特に重要な原発性高脂血症は，家族性高コレステロール血症，家族性複合型高脂血症，家族性Ⅲ型高脂血症。

高脂血症の表現型分類

　高脂血症は，血中コレステロールまたはTGが高値である病態を指す。治療に際して，高脂血症をWHOの表現型分類に従い6つのタイプに分け，これに基づき治療方針を決定することが望ましい（▶表13）。

高脂血症には，コレステロールのみが増加，TGのみが増加，両者が増加するタイプがある。高コレステロール血症のみの場合，HDL-Cが基準値内であればⅡa型と判断してよいが，高TG血症を伴う場合，Ⅱb型，Ⅲ型，Ⅴ型を鑑別しなければならない。高TG血症のみの場合，Ⅰ型かⅣ型が疑われるがⅠ型はまれなため，ほとんどの場合Ⅳ型と判断できる。

表13 高脂血症のWHO分類

型	Ⅰ	Ⅱa	Ⅱb	Ⅲ	Ⅳ	Ⅴ
増加するリポタンパク	カイロミクロン	LDL	VLDL LDL	β-VLDL IDL	VLDL	カイロミクロン VLDL
総コレステロール	→	↑↑↑	↑↑	↑↑	→〜↑	↑〜↑↑
TG	↑↑↑	→	↑↑	↑↑	↑↑	↑↑↑

原発性高脂血症の分類

脂質異常症（高脂血症）は病因により，原発性（一次性）高脂血症と続発性（二次性）高脂血症に大別され，そのなかで原発性高脂血症は，5分類に大別される（▶表14, 15）。ここでは，臨床的に特に重要な原発性高脂血症である家族性高コレステロール血症，家族性複合型高脂血症，家族性Ⅲ型高脂血症と閉塞性動脈硬化症について述べる。

表14 原発性高脂血症の分類

1. 原発性高カイロミクロン血症
   家族性リポタンパクリパーゼ欠損症
   アポリポタンパクC-Ⅱ欠損症
   原発性Ⅴ型高脂血症
   特発性カイロミクロン血症
2. 原発性高コレステロール血症
   家族性高コレステロール血症
   家族性複合型高脂血症
   特発性高コレステロール血症
3. 内因性高グリセライド血症
   家族性Ⅳ型高脂血症
   特発性高トリグリセライド血症
4. 家族性Ⅲ型高脂血症
5. 原発性高HDLコレステロール血症

表15 二次性高脂血症

原因疾患	高脂血症のタイプ
糖尿病	Ⅱb, Ⅳ, (Ⅴ)
甲状腺機能低下症	Ⅱa, (Ⅲ)
肥満	Ⅱb, Ⅳ
肝がん	Ⅱa
肝炎	Ⅳ
ネフローゼ症候群	Ⅱa, Ⅱb
慢性腎不全	Ⅳ, (Ⅲ)
全身性エリテマトーデス	Ⅳ, (Ⅴ, Ⅲ)

用語アラカルト

*4 ヘテロ接合体
片方の親からのみ遺伝子を受け継ぎ機能異常を有したものをヘテロ型という。

*5 ホモ接合体
両親から遺伝子を受け継ぎ機能異常を有したものホモ型という。

補足

●X線軟線撮影
比較的透過能力の低いX線による撮影法であり，被写体のコントラストが低い軟部組織（乳房，甲状腺，アキレス腱など）が対象となる。X線軟線撮影により，アキレス腱が9 mm以上あれば，アキレス腱の肥厚ありとされる。

家族性高コレステロール血症

家族性高コレステロール血症（familial hypercholesterolemia：FH）は，LDL受容体関連遺伝子の変異による遺伝性疾患であり，常染色体優性遺伝形式をとる。血中のLDLが細胞内に取り込まれないため，血中にLDLが蓄積し，著しい高LDL-C血症と早発性冠動脈疾患を特徴とする代表的な原発性高脂血症である。そのため，動脈硬化性疾患の予防を目的としたLDL-C低下治療が必要である。発生頻度は，**ヘテロ接合体**[*4]患者は500人に1人，**ホモ接合体**[*5]患者は100万人に1人の頻度で認められる。冠動脈硬化性疾患に罹患しやすいため，ホモ型では20歳代で心筋梗塞により死亡することが多い。

臨床症状として，皮膚，瞼に黄色腫とよばれるコレステロールの塊が認められる例が多い。またX線軟線撮影でアキレス腱の肥厚が認められる。

家族性複合型高脂血症

常染色体優性遺伝形式をとり，早発性粥状硬化症をきたす。原因遺伝子は不明で，発生頻度は200～300人に1人と家族性高コレステロール血症より高い。高コレステロール血症が思春期以降に発現し，アキレス腱の肥厚を示さないことなど，家族性高コレステロール血症と症状が異なる。病態の詳細は不明だが，アポリポタンパクB-100の合成亢進の可能性が示唆されている。

家族性Ⅲ型高脂血症

アポリポタンパクEの異常により起こり，発生頻度は1万人に2～3人と低い。手掌線状黄色腫(しゅしょう)が特徴的に認められ，閉塞性動脈硬化症，虚血性心疾患などの動脈硬化性疾患を発症しやすい。

閉塞性動脈硬化症

\POINT!!/
閉塞性動脈硬化症は，歩行障害が最も典型的な症状で間歇性跛行とよばれる。

末梢動脈が狭窄・閉塞し，四肢末梢に循環障害(虚血)をきたした病態を総称して末梢動脈閉塞症(peripheral arterial disease：PAD)という。そのなかで最も頻度の高いのが閉塞性動脈硬化症(arteriosclerosis obliterans：ASO)である。ASOは，動脈硬化に由来した，慢性的な四肢末梢動脈の狭窄・閉塞による循環障害症状(冷感，しびれ感，下肢疼痛，壊疽(えそ)など)を呈する。動脈硬化(粥状硬化)により，主にコレステロールが動脈壁内膜に沈着し，動脈内腔が狭くなり循環障害をきたした病態である。

ASOのリスクファクター

| ①脂質異常症 | ②糖尿病 | ③高血圧 | ④喫煙 |
| ⑤慢性腎不全 | ⑥肥満 | ⑦ストレス | |

糖尿病患者は閉塞性動脈硬化症が重症化しやすく，治療のため下肢を切断する下肢切断率が高まると報告されている。また喫煙者が閉塞性動脈硬化症を発症した場合，非喫煙者に比べ間歇性跛行(かんけつせい はこう)を生じる割合が高いといわれている。

▶表16に閉塞性動脈硬化症の重症度分類(Fontaine分類)を示す。この分類は，閉塞性動脈硬化症の病期と症状を結び付けたもので広く用いられ，治療法もその重症度に応じて異なる。

表16 閉塞性動脈硬化症の重症度分類(Fontaine分類)

Fontaine分類	症状
Fontaine Ⅰ度	無症状，下肢の冷感，しびれ
Fontaine Ⅱ度	間歇性跛行
Fontaine Ⅲ度	安静時疼痛
Fontaine Ⅳ度	潰瘍，壊死

■閉塞性動脈硬化症の検査

閉塞性動脈硬化症の検査には，足関節上腕血圧比(ankle brachial pressure index：ABI)測定が行われる。ABIは，足関節の収縮期血圧を上腕の収縮期血圧で割った値である。この値が低い場合，心臓と足関節との間の動脈が狭くなっているか，または閉塞性動脈硬化症が起きている可能性が高いことを示す。

$$ABI = \frac{足関節収縮期血圧}{上腕収縮期血圧}$$

ABIの値が1.0以上の場合は正常，0.9以下であれば，足の動脈に病変があることがわかり，値が低いほど重症である。ただし，糖尿病や慢性腎不全による透析患者では，ABIが1.0以上であっても必ずしも正常だといえないため，注意が必要である。その他の検査項目には，血管エコー検査，動脈造影検査，CTアンギオグラフィ，MRアンギオグラフィ，運動負荷試験などがある。

閉塞性動脈硬化症の治療法

①禁煙　　②薬物療法　　③炭酸泉療法　　④運動療法
⑤血行再建術（バイパス手術，カテーテル治療など）　　⑥血管新生療法

まとめのチェック

□□ 1　臨床的に特に重要な原発性高脂血症の種類について述べよ。
▶▶ 1　家族性高コレステロール血症，家族性複合型高脂血症，家族性Ⅲ型高脂血症がある。

□□ 2　閉塞性動脈硬化症(ASO)のリスクファクターについて述べよ。
▶▶ 2　脂質異常症，糖尿病，高血圧，喫煙，慢性腎不全，肥満，ストレスがある。

□□ 3　閉塞性動脈硬化症(ASO)の治療法について述べよ。
▶▶ 3　禁煙，薬物療法，炭酸泉療法，運動療法，血行再建術（バイパス手術，カテーテル治療など），血管新生療法などがある。

高脂血症における血液浄化療法

メカニズムからの視点

- LDL吸着療法の適応疾患は，家族性高コレステロール血症，閉塞性動脈硬化症，巣状糸球体硬化症の3疾患。
- LDL吸着療法の担体は，多孔質セルロースビーズ。
- LDL吸着療法の吸着剤（リガンド）は，デキストラン硫酸。
- LDL吸着療法の吸着様式は，静電結合。

前述したように，血液浄化領域においては，脂質異常症（高脂血症）に対する各種食事療法や薬物療法を実施しても，脂質低下がみられない難治性症例に対し，直接血液中から脂質を取り除く目的でLDL吸着療法がある。

LDL吸着療法

血漿中の過剰なLDLを吸着し，脂質異常症およびその合併症を予防する治療法である。LDLアフェレシスには，単純血漿交換療法(plasmaexchange：

PE），二重膜濾過血漿交換療法（double filtration plasmapheresis：DFPP）などがある。血漿・血球成分への影響が少なく，選択的除去性能に優れ，大量の補充用血漿が不要であるなどの理由でLDL吸着療法が最も普及している。

■LDL吸着療法の適応

食事療法，運動療法，薬物療法などによる治療効果が不十分な場合，▶表17に示すような疾患が適応となる。保険適応疾患は，家族性高コレステロール血症，閉塞性動脈硬化症，巣状糸球体硬化症の3疾患である。

表17 LDLアフェレシスの診療報酬請求における適応

1）家族性高コレステロール血症（FH）ホモ接合体
2）FHヘテロ接合体で冠動脈疾患を有し，薬物療法によっても血清総コレステロール値（TC）が250 mg/dL以下に低下しない例
3）閉塞性動脈硬化症では，以下の項目をすべて満たす場合，3カ月に限って10回の施行が認められている。
　①Fontaine分類Ⅱ度以上の症状を呈する。
　②薬物療法でTC値220 mg/dLあるいはLDLコレステロール値140 mg/dL以下に下がらない高コレステロール血症である。
　③膝窩動脈以下の閉塞，または広範な閉塞部位を有するなど外科的治療が困難で，かつ，従来の薬物療法では十分な効果を得られない場合。
4）ネフローゼ症候群
　ネフローゼ症候群のなかで，従来の治療で効果が得られない症例，特にステロイド抵抗性を示す巣状糸球体硬化症（focal glomerular sclerosis：FGS）で，TC値が250 mg/dL以下に下がらない症例に対して，3カ月に限り，12回を限度として施行が認められている。

（竹澤真吾，出渕靖志，編著：臨床工学講座 生体機能代行装置学 血液浄化療法装置, p.257, 医歯薬出版, 2011. より引用）

■LDL吸着療法の原理と方法

LDL吸着療法の推進力は，吸着剤と被吸着物質との親和力（吸着様式）であり，選択性や特異性は親和力に依存する。

LDL-Cを選択的に除去するLDLアフェレシスには，血漿分離後にLDLを除去する方法と全血から直接吸着する方法がある。日本では，血漿分離後にLDLを除去する方法としてカネカメディックス社製リポソーバーLA-15，LA-40Sを用いて施行されている。

吸着カラムであるリポソーバーは，担体の多孔質セルロースビーズに陰性荷電を多く有するデキストラン硫酸を吸着剤（リガンド）として固定し，陽性荷電したリポタンパク表面のアポタンパクBが静電相互作用することにより吸着する。LDL，VLDLの選択的吸着除去が可能であり，HDLの表面にあるアポタンパクAは陽性荷電を有さないため，吸着されず除去されない。また，動脈硬化促進因子であるLp（a）やフィブリノーゲンなどの血液凝固関連因子も吸着する。

LDL吸着カラムの仕様

・吸着カラム　　：リポソーバーLA-15，LA-40S（カネカメディックス社）
・担体　　　　　：多孔質セルロースビーズ
・吸着剤　　　　：デキストラン硫酸
・被吸着物質　　：LDL，VLDL
・吸着様式　　　：静電結合

■LDL吸着療法の回路（▶図3）

脱血された血液は，膜型血漿分離器により血球成分と血漿成分とに分けられる。その後，血漿だけがカラムを通り，この際LDLが吸着され，LDLが除去さ

れた血漿は血球成分とともに返血される。カラムでの処理は，一方のカラムに血漿が流されLDLが吸着された後，自動的に2本目のカラムに切り替わり連続運転して吸着が続行される。先にLDLを吸着したカラムは，自動的に賦活液を通過後，置換液で洗浄し，再使用可能な状態に戻される。血漿処理量が設定値となった時点で再び自動的にカラムが切り替わり，賦活したカラムでの吸着が開始される。リポソーバーによるLDL吸着療法では，2本のカラムを交互に使用することにより，カラムのLDL吸着能力を低下させずに大量の血漿処理が可能である。

また，抗凝固剤にはヘパリンが使用されるが，出血傾向が強い場合にはナファモスタットメシル酸塩を使用する。また，バスキュラーアクセスには，ダブルルーメンカテーテルを用い，大腿静脈，鎖骨下静脈，内頸静脈などに留置し使用する。

> **補足**
>
> ●LDL吸着療法の賦活液
>
> 賦活液は，5％NaClなどが使用される。静電結合を利用し選択的にLDLを吸着させるため，静電結合を解くために，賦活液（高張食塩液）が必要となる。

図3 LDL吸着療法の回路図

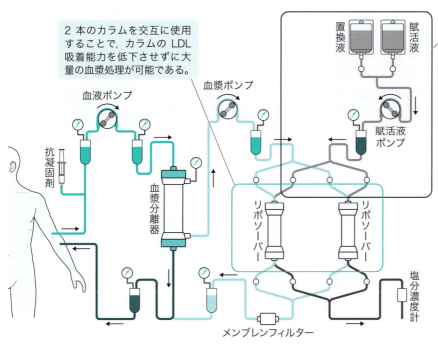

（リポソーバーLA-15, LA-40S添付文書．カネカメディックス社．より抜粋，一部改変引用）

■ **LDL吸着療法の臨床における効果（▶図4）**

　LDL吸着療法は，DFPPによる治療と同等にLDL，VLDLは低下し，両者とも除去効率に大差はない。また，LDL吸着療法の黄色腫に対する効果として，皮膚の黄色腫は次第に消褪し，X線軟線撮影でアキレス腱肥厚の改善が認められる。

図4 **家族性高コレステロール血症患者のLDL吸着療法とDEPPによる治療成績**

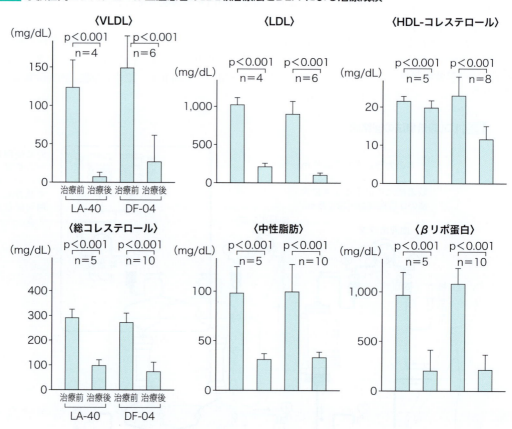

（鈴木正司　監：透析療法マニュアル．改訂第6版，p.623，日本メディカルセンター，2005．より引用）

■ **LDL吸着療法の施行時における注意点**

　血漿が陰性荷電したデキストラン硫酸セルロースに接触することで，血管拡張作用をもつブラジキニンが産生される。ブラジキニンは通常キニナーゼⅡ酵素によって分解不活化されるが，アンジオテンシン変換酵素阻害薬を服用するとキニナーゼⅡの作用が抑制された結果，ブラジキニンの血中濃度が上昇し，異常な血管拡張作用つまり血圧低下を引き起こし，ショック症状を呈する可能性があるため注意が必要である。

まとめのチェック

□□ ① LDL吸着療法の保険適応疾患について述べよ。
▶▶ ① 家族性高コレステロール血症，閉塞性動脈硬化症，巣状糸球体硬化症がある。

□□ ② LDL吸着療法に使用される担体と吸着材（リガンド）について述べよ。
▶▶ ② LDL吸着療法の担体は，多孔質セルロースビーズ，吸着材（リガンド）は，デキストラン硫酸である。

● 文 献

1) 井村裕夫，ほか編：わかりやすい内科学，第3版，p.975-979, 文光堂, 2008.
2) 血液透析患者における心血管合併症の評価と治療に関するガイドライン．日本透析医学会雑誌, 44: 348-354, 2011.
3) 日本透析医学会統計調査委員会：図説　わが国の慢性透析療法の現況, p.63, 日本透析医学会, 2014.
4) 篠田俊雄，峰島三千男，編：透析のすべて－原理・技術・臨床－. Clinical Engineering 別冊, p.244-253, 学研メディカル秀潤社, 2011.
5) 動脈硬化性疾患予防ガイドライン2012年度版. 日本動脈硬化学会, 2012.
6) 動脈硬化性疾患予防のための脂質異常症治療のエッセンス. p.1-9, 日本動脈硬化学会，日本医師会, 2014.
7) 田邉晃久，編：循環器内科治療ガイドライン．p.403-407, 総合医学社, 2008.
8) 竹澤真吾，出渕靖志，編著：臨床工学講座 生体機能代行装置学 血液浄化療法装置, p.257, 医歯薬出版, 2011.
9) リポソーバーLA-15，LA-40S添付文書，カネカメディックス社.
10) 鈴木正司，監：透析療法マニュアル，改訂第6版，p.622-623, 日本メディカルセンター, 2005.
11) 篠崎正博，秋澤忠男，編：急性血液浄化法 徹底ガイド 新装版．p.147-154, 総合医学社, 2007.
12) 日本アフェレシス学会，編：アフェレシスマニュアル 血漿浄化による難治疾患の治療. Clinical Engineering 別冊, p.202-207, 秀潤社, 1999.

06 炎症性腸疾患に対する血球成分除去療法

花井洋行

炎症と白血球

メカニズムからの視点

- 炎症は生体の恒常性を維持するための反応であり防御反応でもある。
- 体内で，緊急時を教えてくれるのはマクロファージという名の白血球と樹状細胞である。
- マクロファージは炎症性サイトカインやケモカインを産生する。

炎症とは

　炎症は，生体がなんらかの有害な刺激（感染やアレルギー反応など）を受けたときに免疫応答が働き，死んだ細胞を排除して生体の恒常性を維持するための反応である。細菌やウイルスが炎症を起こしているのではなく，それらを体内で感知したときに，私たちの身体が起こす防御反応であるといえる。

　この生体の恒常性維持と防衛反応という2つの目的を達成するための「緊急時を切り抜けるための非常事態体制」ともいえるだろう。この目的を達成するために，さまざまな細胞や化学物質がかかわる。

　私たちの身体で，"緊急時"を最初に発見するのは，マクロファージ[*1]という名の白血球と樹状細胞である。そのマクロファージにはセンサーがついていて，人間の体内で使われていない異物を感知すると，「敵の侵入あり」と判断し，アラームを鳴らして炎症反応の口火を切ることになる。マクロファージは細菌やウイルスを貪食して殺菌すると同時に，炎症性サイトカインやケモカインを産生する。これだけでは不十分と判断したときには，さらにそれに応答して末梢血から好中球や単球が炎症局所に遊走して病原体の除去や殺菌に加わる。

　そして，感染などを食い止めようとして，白血球や血液中のさまざまなタンパク質が感染部位に運び込まれる。これらは，ふだんは血管の中を流れて全身をパトロールしている。

　炎症を引き起こす原因として，このほかの外因では物理的因子（温熱，寒冷，機械的刺激，紫外線），過敏性反応（寄生虫，結核など），化学物質（腐食剤，酸，アルカリ）や内因性として代謝異常による痛風や免疫複合体の沈着などがある。

　白血球の組織への浸潤は炎症の特徴の1つで，炎症性刺激に対する病態生理反応として考えることができる。白血球の血管外遊走は，炎症で重要な役割を果たす。白血球の遊出は血管内皮細胞と白血球の相互作用を必要とし，循環している白血球の捕捉，続いて生じる白血球のローリング（回転），強力な接着，血管外への遊出移動と連続的なプロセスからなる。この連続的なプロセスは，内皮細胞接着分子とそれらに特異的な白血球上のリガンド[*2]間の連続した作用からなる（▶図1）。

用語アラカルト

[*1] マクロファージ
単球がさまざまな組織において特徴的な分化をとげたもの。

▼ One Point Advice

樹状細胞は文字どおり周囲に枝のような突起を伸ばしている。
白血球の一型である単球から分化して免疫担当細胞（リンパ球など）に命令を出して敵を攻撃させる。がん細胞などの異常細胞を取り込むことでがん治療に応用する研究が進んでいる。

用語アラカルト

[*2] リガンド
特定の受容体に特異的に結合する物質。元々生体内にあるものをリガンド，外来からのものをアゴニストとして区別する場合もある。

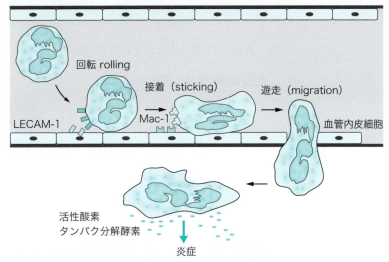

図1 炎症反応における顆粒球の局所への流れ

炎症初期には次のような一連の反応が進行すると推定される。まず，炎症局所に炎症性のメディエーターの蓄積があり，血管内皮細胞が活性化され，LECAM-1 (leukocyte-endothelial cell adhesion molecule-1)のリガンド分子（LECAM-1と特異的に結合する物質）が細胞表面に出現する。
このリガンドは血流中の好中球表面のLECAM-1と相互作用し，好中球は回転（ローリング）を始める。
回転により内皮表面に滞留した好中球は炎症性メディエーターにより誘導されるMac-1 (macrophage-1 antigen)などの接着因子と血管内皮細胞上のリガンドとの間で強固に接着し，やがて血管外へ遊走していく。

炎症の3大徴候

炎症の3大徴候とは，発赤，腫脹，疼痛を指す。さらに発熱，機能障害を加えて5大徴候とよぶ。

これらの徴候の発症機序は次のとおりである。

①刺激を受けた部位の血管を拡張して，たくさんの血液が集まるようになる。
②刺激を受けた部位の血管の窓を開けて血管透過性の亢進を起こす。
③血管透過性が亢進して浮腫が生じたり，内因性発痛物質が出現することによって腫脹・疼痛が生じる。
④当然のことながら痛みや腫れがあれば可動制限が生じて機能障害となる。

血管透過性の亢進により，血管の中を巡回している白血球やさまざまなタンパク質などのパトロール隊の一部が血管外に出られるようにする。こうして，感染（異物刺激）vs防衛軍の闘いが繰り広げられることになる。
これが私たちの身体の「緊急時を切り抜けるための非常事態体制」であり，炎症の正体である。組織の修復には炎症が不可欠であり，その反応なしに傷ついたものが治ることはない。

■白血球が集まりすぎると悪いことをする

白血球（好中球・単球/マクロファージ）は，血液を構成する成分の1つで，身体に侵入してきた異物や細菌などを貪食し，生体を外敵から守ったり老廃物となった細胞のスカベンジャー（清掃役）としての機能をもっている。そのときに，白血球の数は増加し活性化した状態になっている。特に活性化した好中球はタ

ンパク分解酵素や活性酸素を産生して殺菌効果も現す。しかし，ある組織に過剰に集積した好中球は，これらの働きが過剰になり組織損傷が生じることとなる。

▶図2は血液の成分とその役割の概略図である。

図2 血液の成分と役割

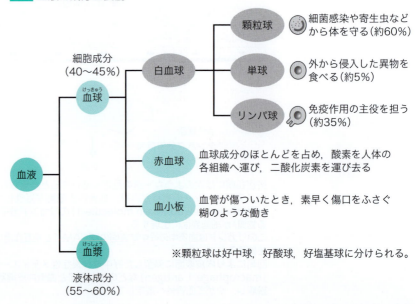

※顆粒球は好中球，好酸球，好塩基球に分けられる。

(旭化成メディカル資料より引用)

▼One Point Advice

免疫にかかわる細胞
免疫反応は白血球の働きによるものである。この白血球は顆粒球，単球，リンパ球の3つに分けることができる。顆粒球には好中球，好酸球，好塩基球がある。リンパ球にはT細胞，B細胞，ナチュラルキラー細胞(NK細胞)などがあり，T細胞はさらにヘルパーT細胞とキラーT細胞に分けることができる。

|自然免疫と獲得免疫|

哺乳類などの高等動物は，生体防御機構として，自然免疫と獲得免疫の2つの免疫システムをもっている。獲得免疫を引き起こす物質は抗原とよばれており，細菌やウイルス，異種タンパク質などが例として挙げられる。獲得免疫は抗原特異的な細胞を長期間保持できる記憶というシステムをもっている。しかし，獲得免疫の確立には時間を要し，迅速な応答は自然免疫に依存している。

▼One Point Advice

自然免疫：顆粒球や単球(マクロファージ)，樹状細胞など，もともと体内に備わっている常設のパトロール隊のような免疫系である。有害な刺激を受けるとまず自然免疫が働き，そこで処理・対応ができなかった場合に獲得免疫の出番となる。
獲得免疫：リンパ球のT細胞やB細胞が担当している。さまざまな病原体に感染(有害刺激)することで身に付き，侵入した病原体を記憶し，再度その病原体に感染した際に，その病原体に対する抗体や感作Tリンパ球(記憶をもつTリンパ球)で，抵抗力を高める。

まとめのチェック

☐☐	1 炎症の生理的意義を述べよ。	▶▶ 1 生体が何らかの有害な刺激を受けたときに免疫応答が働き，死んだ細胞を排除して生体の恒常性を維持するための反応。ヒトの身体が起こす防御反応である。
☐☐	2 血球の成分と役割を述べよ。	▶▶ 2 成分は白血球，赤血球，血小板からなる。役割では，白血球は体に侵入してきた異物や細菌などを貪食し，生体を外敵から守り，老廃物となった細胞のスカベンジャーとなる。赤血球は酸素の運搬，二酸化炭素の運搬を担う。血小板は血管が損傷したときに集まり止血する。
☐☐	3 白血球の血管外遊走を説明せよ。	▶▶ 3 炎症で重要な役割を果たす。血管内皮細胞と白血球の相互作用で生じる。循環している白血球の捕捉，続いて生じる白血球の回転，強力な接着，血管外への遊出移動という連続的なプロセスである。このプロセスは，内皮細胞接着分子とそれらに特異的な白血球上のリガンド間の連続した作用からなる。
☐☐	4 炎症の3大徴候を述べよ。	▶▶ 4 発赤，腫脹，疼痛
☐☐	5 自然免疫と獲得免疫を説明せよ。	▶▶ 5 自然免疫は顆粒球や単球（マクロファージ），樹状細胞などもともと体内に備わっている免疫系である。獲得免疫はリンパ球のT細胞やB細胞が担当し，さまざまな病原体に感染することで身につき，侵入した病原体を記憶し，再度その病原体に感染した際に，その病原体に対する抗体や感作Tリンパ球で，抵抗力を高める。

炎症性腸疾患に対する血球成分除去療法の概念

　炎症性腸疾患(inflammatory bowel disease：IBD)の診療では血液浄化療法という用語は使わないで血球成分除去療法と呼称している。血球成分除去療法は体外循環装置によって患者の末梢血から活性化細胞を吸着したりフィルタでふるいにかけて除去することにより，免疫学的な過剰反応を抑制し炎症を沈静化させることを目的としている。分離方法や除去する細胞の違いにより主に以下の2種類の方法が炎症性腸疾患である潰瘍性大腸炎(ulcerative colitis：UC)やクローン病(Crohn's disease：CD)の治療に用いられている。

①ビーズを用いた顆粒球・単球吸着療法(granulocyte and monocyte adsorptive apheresis：GMA)
②フィルタを用いた白血球除去療法(leukocyte apheresis：LCAP)

などがある。
　ここでは両者を総称して血球成分除去療法とよぶ。

---

1. JIMRO：アダカラム®(選択的顆粒球・単球除去療法，GMA)
　　　保険適用は2000年4月：潰瘍性大腸炎(UC)
　　　　　　　　2009年1月：クローン病(CD)
　　　　　　　　2012年10月：膿疱性乾癬

2. 旭化成メディカル：セルソーバ®E(白血球除去療法，LCAP)
　　　保険適用は2001年10月：潰瘍性大腸炎(UC)
　　　　　2004年4月：関節リウマチ
　　　　　　　　　　　(rheumatoid arthritis：RA)

治療の概念

　GMAは選択的に好中球，単球を除去する。好中球・単球/マクロファージは，体内に入ってきた異物や細菌などを貪食し，生体を外敵から守ったり老廃化した細胞の清掃役としての機能をもっている。また，好中球はレセプターによって異物に接着し，リソゾームの内容物を細胞外へ放出させ(脱顆粒)，エラスターゼ，リゾチームなどのタンパク分解酵素や活性酸素を産生して殺菌効果も現す。しかし，ある組織に過剰に集積した好中球やマクロファージは，これらタンパク分解酵素や活性酸素によって大腸の組織損傷を生じさせることとなる。このような悪循環を断ち切ることにより潰瘍性大腸炎やクローン病の病態を改善する。
　また，活性化されたリンパ球から産生される種々の炎症性サイトカインが潰瘍性大腸の病態に強く関与していることが報告されている。さらに，潰瘍性大腸炎の患者では血小板の機能が亢進していることも報告されている。血小板は好中球に働きかけ活性酸素の産生を誘導することが示されている。LCAPは，これらの好中球，活性化リンパ球，血小板を除去することで病態を改善すると考えられている。

血球成分除去療法適応の炎症性腸疾患

メカニズムからの視点

- 病因の不明な腸炎は非特異性腸炎といい潰瘍性大腸炎，クローン病の2つを狭義で炎症性腸疾患と呼んでいる。
- 病因は遺伝的素因を背景に腸管の粘膜防御機構の破たんや衛生環境や食餌，習慣などに起因するとされている。単一の遺伝子異常による疾患ではない。
- 潰瘍性大腸炎は直腸，大腸に発症し，クローン病は口から肛門までの全消化管にわたって炎症を生じうる。
- 潰瘍性大腸炎は主として大腸の粘膜と粘膜下層を侵し，しばしばびらんや潰瘍を形成する。通常血性下痢や腹痛と種々の程度の全身症状を示す。
- クローン病は小腸・大腸を中心に浮腫や潰瘍を認め，腸管狭窄や瘻孔など特徴的な病態が生じる。消化管以外にも種々の合併症を伴うので，全身性疾患としての対応が必要である。病型分類として，小腸型，小腸大腸型，大腸型に分類する。
- 炎症性腸疾患の治療は活動性をおさえる寛解導入療法と寛解状態をできるだけ長く維持する寛解維持療法がある。
- 炎症性腸疾患の治療は厚生労働省の調査研究班の最新の治療指針で示される。重症度別に使用可能な治療法が記載され，血球成分除去療法は難治性の場合や軽症，中等症，重症でも5-ASA製剤で効果がなければ適用となっており，その適用範囲は広い。

炎症性腸疾患
■潰瘍性大腸炎（UC），クローン病（CD）

　潰瘍性大腸炎は直腸，大腸に発症するが，クローン病は口から肛門までの全消化管にわたって炎症を発症しうる原因不明の疾患で，ともに厚生労働省指定の難病である。消化管に炎症を発症する疾患は数多くある。病因（原因）がはっきりしている腸炎は特異性腸炎といわれ，感染性腸炎（ウイルス性，細菌性，真菌，寄生虫など），物理的刺激（放射線性腸炎），薬剤性腸炎，血管性腸炎（虚血性腸炎），全身性疾患に伴う腸炎（膠原病，尿毒症）などがある。病因の不明な腸炎は非特異性腸炎とよばれ，潰瘍性大腸炎，クローン病，ベーチェット病，単純性潰瘍などがあるが潰瘍性大腸炎，クローン病の2つを狭義で炎症性腸疾患（inflammatory bowel disease：IBD）とよんでいる。

　IBDは近年，▶図3のように診断される患者数が激増している。

　ともに病因は不明であるが，▶図4に示すように多くの要因が考えられている。

図3 IBD患者数推移（2014年度末）

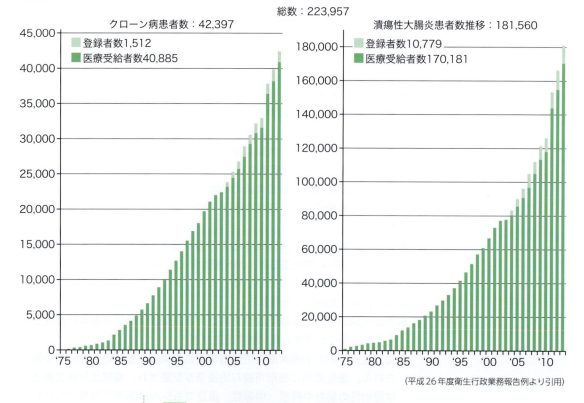

（平成26年度衛生行政業務報告例より引用）

図4 炎症性腸疾患の病因に関する因子

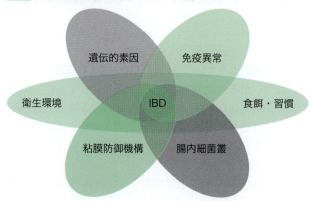

| 潰瘍性大腸炎 |

■概念

　主として大腸の粘膜と粘膜下層を侵し，しばしばびらんや潰瘍を形成する原因不明のび慢性炎症である．30歳以下の成人に多いが，小児や50歳以上の年齢層にもみられる．原因は不明で，免疫病理学的機序や心理学的要因の関与が考えられている．通常血性下痢や腹痛と種々の程度の全身症状を示す．長期にわたり，かつ大腸全体をおかす場合には悪性化の傾向がある．

■**病態**

腸炎の罹患範囲による分類：直腸炎型，遠位型，左側結腸型，全大腸炎型に分けられる（▶図5）。図中の頻度は浜松南病院（以下，当院）初診時の頻度である。直腸炎型，左側結腸型，全大腸炎型の3分類とする場合もある。一般には炎症は直腸から始まって奥（口側）へと進んでいく。

臨床経過による分類：再燃寛解型，慢性持続型，急性劇症型，初回発作型に分けられる。再燃と寛解を繰り返す再燃寛解型が最も多い。

重症度による分類：排便回数や血便の量，発熱の程度や脈拍数，貧血の程度により軽症，中等症，重症に分けられている。臨床的重症度は種々の分類がある。

内視鏡による重症度分類：国内外で種々の分類がある。▶図6はその1例である。
　一般には正常粘膜で認められる血管の透見性（炎症があると見えなくなる）の有無，びらんや潰瘍の有無・程度，自然出血の有無などの組み合わせで重症度が分類されている。

図5 罹患範囲（初診時）

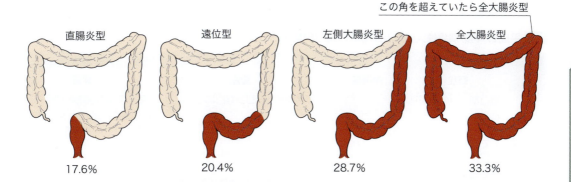

図6 内視鏡所見による重症度分類

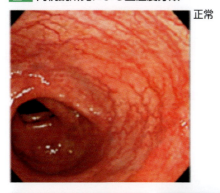

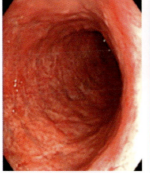
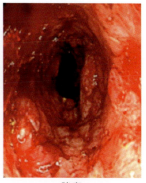

炎症性腸疾患に対する血球成分除去療法

■症状

通常，血性下痢や腹痛と種々の程度の全身症状を示す．長期にわたり，かつ大腸全体をおかす場合には悪性化（がん化）することがある．

腸管外合併症として関節炎，虹彩炎，結節性紅斑，壊疽性膿皮症，硬化性胆管炎などがある．

■治療

活動性を抑える寛解導入療法と寛解状態をできるだけ長く維持する寛解維持療法がある．

▶表1は厚生労働省の「難治性炎症性腸管障害に関する調査研究」班の最新の潰瘍性大腸炎の治療指針である．毎年2度，この班会議でIBDの専門家が集まり診断基準や治療指針の見直しが行われている．重症度別に使用可能な治療法が記載されている．血球成分除去療法（消化器領域では血液浄化療法ではなくこのように呼称している）は太字で示すように難治性の場合や軽症，中等症，重症でも5-ASA（aminosalicylic acid）製剤で効果がなければ適用となっている．その適用範囲は広い．

表1 平成27年度 潰瘍性大腸炎治療指針（平成28年3月31日）

寛解導入療法		軽症	中等症	重症	劇症
左側大腸炎型	全大腸炎型	経口剤：5-ASA製剤 注腸剤：5-ASA注腸，ステロイド注腸 ※中等症で炎症範囲が強い場合や上記で改善ない場合はプレドニゾロン経口投与． ※さらに改善なければ重症またはステロイド抵抗例への治療を行う． ※直腸部に炎症を有する場合はペンタサ®坐剤が有用．		・プレドニゾロン経口あるいは点滴静注 ※状態に応じ以下の薬剤を併用． 経口剤：5-ASA製剤 注腸剤：5-ASA注腸，ステロイド注腸 ※さらに改善なければ重症またはステロイド抵抗例への治療を行う． ※状態により手術適応の検討．	・緊急手術の適応を検討 ※外科医と連携の下，状況が許せば以下の治療を試みてもよい． ・ステロイド大量静注療法 ・シクロスポリン持続静注療法* ・タクロリムス経口 ※上記で改善なければ手術
直腸炎型		経口剤：5-ASA製剤 坐剤：5-ASA坐剤，ステロイド坐剤 注腸剤：5-ASA注腸，ステロイド注腸		※安易なステロイド全身投与は避ける．	
難治例		ステロイド依存例		ステロイド抵抗例	
		免疫調節薬：アザチオプリン/6-MP* ※〈上記で改善しない場合〉： **血球成分除去療法**・タクロリムス経口・インフリキシマブ点滴静注・アダリムマブ皮下注射を考慮してもよい．		中等症：**血球成分除去療法**・タクロリムス経口・インフリキシマブ点滴静注・アダリムマブ皮下注射 重症：**血球成分除去療法**・タクロリムス経口・インフリキシマブ点滴静注・アダリムマブ皮下注射・シクロスポリン持続静注療法* ※アザチオプリン/6-MP*の併用を考慮する ※改善がなければ手術を考慮	
寛解維持療法					
		非難治例		難治例	
		5-ASA経口製剤 5-ASA局所製剤		5-ASA製剤（経口・局所製剤） 免疫調節薬（アザチオプリン/6-MP*），インフリキシマブ点滴静注** アダリムマブ皮下注射**	

＊：現在保険適応には含まれていない
＊＊：インフリキシマブ・アダリムマブで寛解導入した場合

難治性潰瘍性大腸炎はステロイド依存性やステロイド抵抗性の患者を総称した表現である．▶図7はその場合の治療法を示している．

▼ One Point Advice

ステロイド抵抗性：ステロイド製剤を一定量，一定期間投与しても効果が不十分な場合。
当院ではプレドニゾロン1日40～60 mgの強力静注療法に5～10日で反応が十分でない場合と経口プレドニゾロン1日40 mgまでの投与量で2～3週間で効果不十分な場合と定義している。
ステロイド依存性：
①潰瘍性大腸炎の増悪なしにステロイド減量不可能な場合。
②ステロイドを完全離脱しても数カ月以内に再燃をきたす場合。
ステロイドは，長期投与で副作用の発現が多くなるので，症状が改善すれば漸減中止が望ましい。決して維持療法としては使われるべきではない。

図7 平成27年度難治性潰瘍性大腸炎治療指針

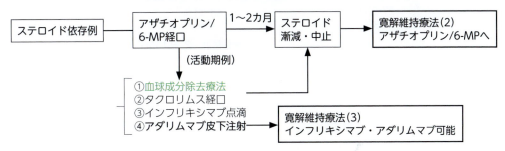

クローン病

■概念

クローン病は原因不明であるが，免疫異常などの関与が考えられる肉芽腫性炎症性疾患である。主として若年者に発症し，小腸・大腸を中心に浮腫や潰瘍を認め，腸管狭窄や瘻孔など特徴的な病態が生じる。口腔から肛門までの消化管のあらゆる部位に起こりうる。また消化管以外にも種々の合併症を伴うので，全身性疾患としての対応が必要である。

■病態

病型分類：本症の病型は縦走潰瘍，敷石像または狭窄の部位により，①小腸型，②小腸大腸型，③大腸型に分類する（▶図8）。日本と米国で頻度は変わらない。診断に関しては確診例や疑診例の基準が決められている。またこれらの所見が食道，胃，十二指腸，盲腸虫垂限局型などまれな部位にのみ存在する場合は，特殊型とする。

Indeterminate colitis：クローン病と潰瘍性大腸炎の両疾患の臨床的，病理学的特徴を併せもつ，鑑別困難例。経過観察により，いずれかの疾患のより特徴的な所見が出現して診断がつく場合もある。

重症度分類：Crohn's Disease Activity Index（疾患活動指数：CDAI）が世界的に広く用いられている。下痢・軟便回数，腹痛の有無や程度，全身状態，貧血

の程度，体重減少の程度などをスコア化して前向きに1週間の評価をする．

軽症　　CDAI：150〜220
中等症　CDAI：220〜450
重症　　CDAI：450を超える

これらの所見に腸の狭窄や瘻孔の有無，血液検査でCRP（C-reactive protein）の上昇の程度などを考慮して判断する．

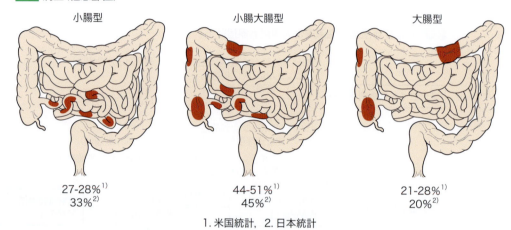

図8 病型（罹患部位）

小腸型　　　　　　　小腸大腸型　　　　　　大腸型

27-28%[1]　　　　　44-51%[1]　　　　　21-28%[1]
33%[2]　　　　　　　45%[2]　　　　　　　20%[2]

1. 米国統計，2. 日本統計

■症状

病変の部位や範囲によるが下痢や腹痛などの消化管症状と発熱や体重減少・栄養障害などの全身症状を認める．病状・病変は再発，再燃を繰り返しながら進行し，治療に抵抗して社会生活が損なわれることも少なくない．

腸管外合併症として胆石，硬化性胆管炎，結節性紅斑，壊疽性膿皮症，腎結石，尿管結石，眼病変（虹彩炎，ぶどう膜炎），骨粗鬆症などがある．

写真は壊疽性膿皮症（▶図9）と結節性紅斑（▶図10）とよばれる皮膚病変である．

図9 壊疽性膿皮症
うなじから頬にかけての病変．

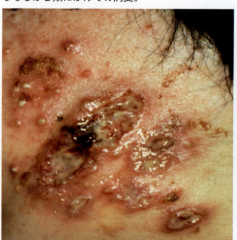

図10 結節性紅斑
主に下腿の伸側に生じる痛みを伴う紅色結節を主徴とする急性炎症．

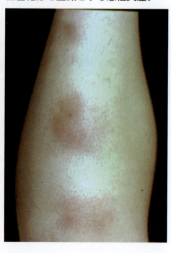

■治療

活動性を抑える寛解導入療法と寛解状態をできるだけ長く維持する寛解維持療法がある。

表2は厚生労働省の「難治性炎症性腸管障害に関する調査研究」班の最新のクローン病の治療指針である。重症度別に使用可能な治療法が記載されている。

血球成分除去療法は太字で示すように中等症から重症での併用が推奨されている。

表2 平成27年度クローン病治療指針（平成28年3月31日）

活動期の治療（症状や受容性により，栄養療法・薬物療法・あるいは両者の組み合わせを行う）		
軽症～中等症	中等症～重症	重症（病勢が重篤,高度な合併症を有する場合）
薬物療法 ・5-ASA製剤 　ペンタサ®錠 　サラゾピリン®錠（大腸病変） 栄養療法（経腸栄養療法） 受容性があれば栄養療法 ・成分栄養剤（エレンタール®） ・消化態栄養（ツインライン®など） ・受容性が低い場合は半消化態栄養剤でもよい。 ※効果不十分の場合は中等症～重症に準じる。	・経口ステロイド（プレドニゾロン） ・抗菌薬（メトロニダゾール*，シプロフロキサシン*など） ※ステロイド減量・離脱が困難な場合：アザチオプリン，6-MP* ※ステロイド・栄養療法が無効/不耐な場合：インフリキシマブ・アダリムマブ 栄養療法（経腸栄養療法） ・成分栄養剤（エレンタール®） ・消化態栄養剤（ツインライン®など） ※受容性が低い場合には半消化態栄養剤でもよい。 **血球成分除去療法の併用** ・顆粒球吸着療法（アダカラム®） ※通常治療で効果不十分・不耐で大腸病変に起因する症状が残る症例に適応。	外科治療の適応を検討したうえで以下の内科治療を行う。 薬物療法 ・ステロイド経口または静注 ・インフリキシマブ・アダリムマブ（通常治療抵抗例） 栄養療法 ・経腸栄養療法 ・絶食のうえ，完全静脈栄養療法（合併症や重症度が特に高い場合） ※合併症が改善すれば経腸栄養療法へ。 ※通過障害や膿瘍がない場合はインフリキシマブ・アダリムマブを併用してもよい。
寛解維持療法	肛門病変の治療	狭窄/瘻孔の治療	術後の再発予防
薬物療法 ・5-ASA製剤 　ペンタサ®顆粒/錠 　サラゾピリン®錠（大腸病変） ・アザチオプリン ・6-MP* ・インフリキシマブ・アダリムマブ （インフリキシマブ・アダリムマブにより寛解導入例では選択可） 在宅経腸栄養療法 ・エレンタール®，ツインライン®など ※受容性が低い場合は半消化態栄養剤でもよい。 ※短腸症候群など，栄養管理困難例では在宅中心静脈栄養法を考慮する。	まず外科治療の適応を検討する。 ドレナージやシートン法など 内科的治療を行う場合 ・痔瘻 　メトロニダゾール*，抗菌剤・抗生物質，インフリキシマブ・アダリムマブ ・裂肛，肛門潰瘍：腸管病変に準じた内科的治療 ・肛門狭窄：経肛門的拡張術	【狭窄】 まず外科治療の適応を検討する。 ・内科的治療により炎症を沈静化し，膿瘍が消失・縮小した時点で，内視鏡的バルーン拡張術 【瘻孔】 まず外科治療の適応を検討する。 ・内科的治療（外瘻）としてはインフリキシマブ・アダリムマブ，アザチオプリン	寛解維持療法に準ずる薬物治療 ・5-ASA製剤 　ペンタサ®顆粒/錠 　サラゾピリン®錠（大腸病変） ・アザチオプリン ・6-MP* 栄養療法 ・経腸栄養療法 ※薬物療法との併用も可 *：現在保険適応には含まれていない。

血球成分除去療法の効果

メカニズムからの視点

- いったんステロイドの全身投与を受けると約50％の患者がステロイド抵抗性，ステロイド依存性といわれる難治性の状態になる。
- ステロイド抵抗例，依存例の難治性の炎症性腸疾患にステロイドを使わない治療がなされるべきである。
- 潰瘍性大腸炎では難治性の場合には1週間に2回とか3回行われる血球成分除去療法やサイクロスポリンやタクロリムス，生物学的製剤（レミケード®，ヒュミラ®）などが推奨されている。
- 難治性のクローン病の場合には栄養療法のほかに生物学的製剤（レミケード®，ヒュミラ®）や免疫調節薬（アザチオプリン，6-MP）などが用いられる。
- 難治性炎症性腸疾患の維持療法には免疫調節薬がよく使われ，効果があるが，白血球減少などの骨髄抑制や肝障害，悪心，嘔吐などの消化器症状などの副作用があるので注意を要する。
- 生物学的製剤で寛解導入された場合には生物学的製剤で維持療法を続けることが認められている。
- 新しい作用機序の複数種の新薬の開発が進んでいる。

臨床効果

■潰瘍性大腸炎に対する有効性

　潰瘍性大腸炎の内科的治療の基本薬はサリチル酸製剤（5-ASA）であり，それで寛解導入が不可能な症例に対しステロイドが使用されてきた。しかし，いったんステロイドの全身投与を受けると約50％の患者がステロイド抵抗性，ステロイド依存性といわれる難治性の状態になることが明らかになってきた。血球成分除去療法は軽症，中等症，重症患者のみならず，ステロイド抵抗例，依存例の難治性潰瘍性大腸炎にも適応範囲が広げられてきた。また，2010年4月より1週間に1回としてきた治療頻度の改訂があり，1週間に2回以上の集中治療が可能となった。

　GMA（アダカラム®），LCAP（セルソーバ®E）ともに海外の報告を含めて寛解導入率が50〜80％を示し，70％以上に有効性を示している。

　症例Aはステロイドの強力静注療法の10日間で十分な反応を得られなかった後にGMAを11回実施し，臨床的に，内視鏡的に寛解状態に導入しえた症例の大腸粘膜の改善（▶図11）と臨床経過（▶図12）を提示したものである[18]。

図11 潰瘍性大腸炎症例A：ステロイド抵抗性

20歳代　女性
GMAによる治療

強力静注施行後
GMA実施前
CAI：15

GMA 8回終了後
6週間後の内視鏡所見
CAI：3

GMA 11回終了後
12週間後の内視鏡所見
CAI：0

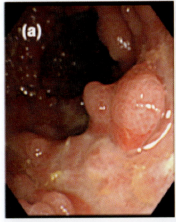
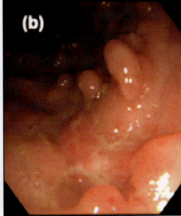
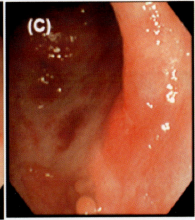

初発の重症患者（Rachmilewitzの活動指数CAI：23）10日間の強力静注療法でCAI：15まで改善するも内視鏡所見の活動性が高いので（a）GMAを開始した．GMA8回終了時にはCAI：3となり，12週後にはCAI：0となり内視鏡所見も著明に改善している（c）．

（花井洋行，飯田貴之，池谷賢太郎，ほか：炎症性腸疾患の治療 血球成分除去療法の適応と有効性．胃と腸，48：681-688, 2013．より許諾を得て転載）

図12 症例Aの臨床経過

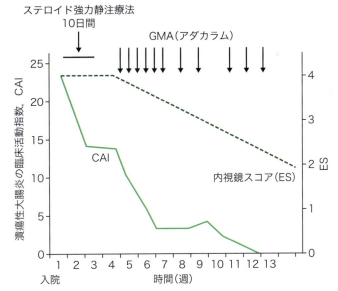

（花井洋行，飯田貴之，池谷賢太郎，ほか：炎症性腸疾患の治療 血球成分除去療法の適応と有効性．胃と腸，48：681-688, 2013．より引用）

症例B（▶図13）はプレドニゾロンを1日7.5 mgまで減量すると臨床症状が増悪していたが，LCAPで寛解導入をしながら免疫調節薬を併用しステロイドの完全離脱が得られた例である。

図13 潰瘍性大腸炎症例B：ステロイド依存性

30歳代　男性
LCAPによる治療

LCAP実施前
CAI：9

LCAP 6回実施後
6週間後の内視鏡所見
CAI：2

LCAP 11回実施後
12週間後の内視鏡所見
CAI：0

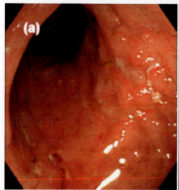
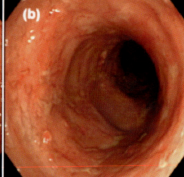
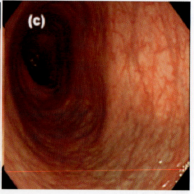

慢性持続型の中等症（Rachmilewitzの活動指数CAI：9）のステロイド依存性患者
LCAPを開始してCAIの低下を確認してからイムラン®を使い始め12週後には粘膜治癒を達成（C）
CAI：clinical activity index

（花井洋行，飯田貴之，池谷賢太郎，ほか：炎症性腸疾患の治療 血球成分除去療法の適応と有効性．胃と腸，48：681-688, 2013. より許諾を得て転載）

■**クローン病に対する内科的治療とGMAの効果**

　5-ASA，栄養療法，ステロイドと過去20年間ほとんど変化がなかった，クローン病に対する内科的治療に，この10年間で大きな変化があった．それは生物学的製剤「抗TNF（tumor necrosis factor）-α抗体」の出現である（2002年インフリキシマブ，レミケード®，2010年アダリムマブ，ヒュミラ®が保険適用）．生物学的製剤は劇的な効果をもたらすと同時に「粘膜治癒」，つまり潰瘍を治す治療がクローン病の再燃を防ぐうえで重要だということを教えてくれた．

　また，GMAも従来治療法に抵抗性のクローン病に対し，有効性が報告されている．

　▶図14，15はGMAで治療した大腸型クローン病の患者の内視鏡所見の改善と臨床経過を示す．

図14 大腸型クローン病症例

20歳代 男性

盲腸　　　　横行結腸

GMA治療前

CDAI：210
CRP：6.8
EI：13

GMA 10回治療後

CDAI：95
CRP：0.8
EI：6

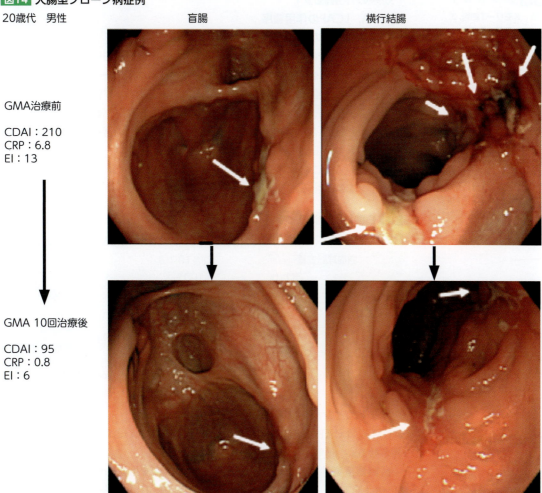

症例は20歳代，男性で栄養療法とペンタサ®3 gr/dayの投与4週間でCDAI：255から210，CRP：7.5から6.8まで改善するも内視鏡所見で盲腸と上行結腸，横行結腸の活動性潰瘍の改善が認められないのでGMAを週1回実施した．上段は実施前，下段は開始12週後の内視鏡所見である．盲腸では潰瘍の瘢痕化が認められ，横行結腸の潰瘍は縮小し，粘膜全体の浮腫性病変も改善している．CDAIは210から95に低下し，臨床的寛解を得られ，EI（endoscopic index：内視鏡指数）も当院独自のスコアで13から6と改善している．

（花井洋行, 飯田貴之, 池谷賢太郎, ほか：炎症性腸疾患の治療 血球成分除去療法の適応と有効性. 胃と腸, 48: 681-688, 2013.より許諾を得て転載）

図15 大腸型クローン病症例の臨床経過

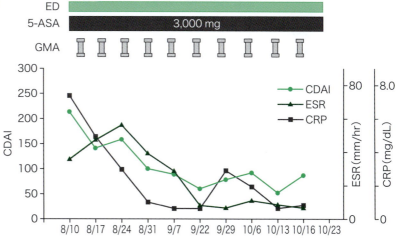

（花井洋行, 飯田貴之, 池谷賢太郎, ほか：炎症性腸疾患の治療 血球成分除去療法の適応と有効性. 胃と腸, 48: 681-688, 2013.より引用）

効果の作用機序
■GMA，LCAPの作用機序
①炎症関連細胞の除去

　GMA，LCAPは，▶表3に示すように多くの免疫担当細胞を除去する。活動期潰瘍性大腸炎やクローン病の炎症の持続には，**メモリーT細胞**[*3]の関与が考えられている。血球成分除去療法後の末梢血中メモリーT細胞数が減少しており，エフェクターメモリーT細胞が有意に減少している。また，GMA，LCAPともに炎症性サイトカインを産生する炎症惹起性単球を選択的に除去することが報告されている。当然，活動期の潰瘍性大腸炎，クローン病ではこの単球が増加している。この単球は大量のTNF-αやIL（interleukin）-1などの炎症性サイトカインを産生する。

表3 白血球除去能の比較

		LCAP*（セルソーバ®）	GMA**（アダカラム®）
白血球除去量		$1.1×10^{10}$個	$0.28×10^{10}$個
各分画の除去量	顆粒球	100%	25%
	単球	100%	20%
	リンパ球	40%	7%
	血小板	55%	6%
	赤血球	8%	1%

*杉　憲侑：Bio Clinica, 12: 309-342, 1997
**GMA製品カタログ情報概要より引用

②サイトカインバランスの是正

　GMA，LCAPは炎症性サイトカインを低下させ抗炎症性サイトカインを上昇させる。

　活動期潰瘍性大腸炎の血中サイトカイン濃度をinとoutで測定するとIL-6，IL-18は低下し，抗炎症性サイトカインのIL-10，IL-1raが有意に増加していることが観察された。また，カラム通過後の血漿中の可溶性TNF-α receptor Ⅰ，Ⅱなどの抗炎症性サイトカインの上昇が認められている。このようなサイトカインの増加は生物学的製剤を使わない抗TNF-α療法ともいえよう。

③アダカラム®を通過した顆粒球・単球の機能変化

血管外遊出能の低下：カラム通過後の顆粒球表面のL-selectinが脱落し，Mac-1が出現してL-selectin^{Low}，Mac-1^{Hi}の状態になり，この顆粒球は血管外遊出能がきわめて低い。▶図16にGMAの作用機序の概観を示す。

用語アラカルト

＊3　メモリーT細胞，エフェクターT細胞

T細胞（CD4陽性）は特異的な抗原を認識すると，エフェクターT細胞あるいはメモリーT細胞への分化を開始する。サイトカイン産生などにより免疫応答の中心的役割を担う。メモリーT細胞は組織や臓器に定着し，より長期間にわたりとどまり生体にとって有害である。活性化されたT細胞（エフェクターT細胞）は同じ抗原の暴露が持続しなければ短命である。

▼One Point Advice

サイトカイン：免疫担当細胞など種々の細胞から分泌されるタンパク質で多くの種類があるが，特に免疫系の調節，炎症反応の惹起，細胞の増殖や分化の調整，抗腫瘍作用に関係し，感染防御，生体機能の調節などに関係するものがある。

　代表的なものにインターロイキン（IL），インターフェロン，腫瘍壊死因子，ケモカイン，増殖因子などがある。

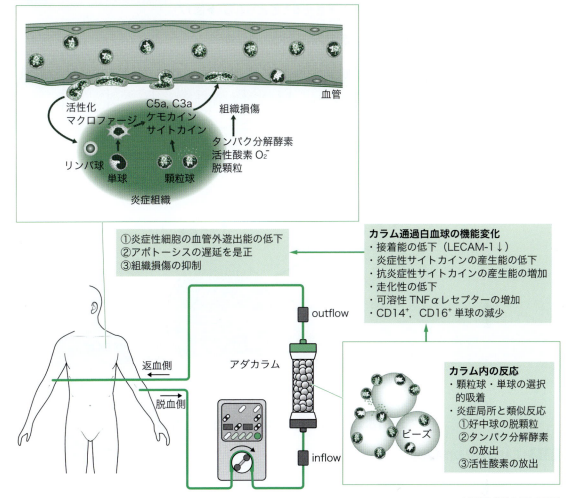

(JIMRO資料より改変引用)

④骨髄細胞の誘導

　GMA, LCAPともに血球成分除去療法後に骨髄の血液プールから幼若な細胞が動員されていることが示されている。ヒトの骨髄由来細胞は腸管上皮の再生に関与している可能性があり，これら動員された細胞は腸粘膜修復にも関与していることが示唆されている。

⑤免疫細胞バランスの是正

　過剰な免疫反応の抑制に関与すると考えられている**制御性T細胞**[*4]数が血球成分除去療法後に増加する。また，制御性T細胞/エフェクターT細胞の比が増加するなどの研究結果がGMA, LCAPともに報告されている。LCAP後にはTh1優位の改善が認められ，末梢血中の制御性T細胞の割合が上昇することが報告されている。こういった効果が血球成分除去療法により免疫細胞バランスが是正される機序の1つと考えられる。

⑥LCAP後の活性酸素の産生抑制

　LCAP後では**活性酸素**[*5]産生能を有した顆粒球の数が著しく減少している。活性化血小板は白血球に作用して活性酸素産生能を高めることが示されてい

用語アラカルト

*4 制御性T細胞
過剰な免疫応答を抑制する細胞も生体内には存在する。その代表的な細胞集団が制御性T細胞である。

*5 活性酸素
活性酸素は白血球から放出され，その強い殺菌力で細菌やウイルスを撃退する役目を有している。しかし，活性酸素が過剰に蓄積すると，正常な細胞や遺伝子をも酸化してしまう

るが，LCAP後は活性化血小板数が減少しているので，この機序によって活性酸素産生能を低下させると考えられる（▶図17）。

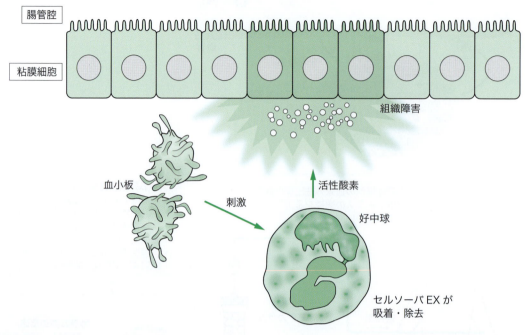

図17 血小板除去による好中球からの活性酸素産生抑制（模式図）

（旭化成メディカル資料より引用）

▶図18はLCAPの効果に関する作用機序の概観を示す。

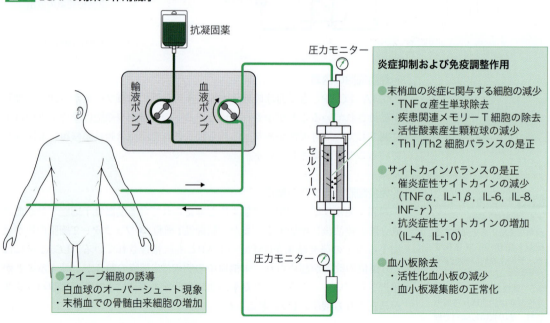

図18 LCAPの効果の作用機序

> **One Point Advice**

Th1/Th2 インバランス：
リンパ球には，T細胞と，抗体をつくるB細胞がある。T細胞には，さらに，単球・マクロファージから抗原を提示され，免疫反応を調節するヘルパーT細胞(Th)と，ウイルス感染細胞などを障害するキラーT細胞がある。
細菌感染（炎症）やアレルギーなどの免疫応答の鍵となるのが，Th1細胞とTh2細胞の拮抗作用（Th1/Th2細胞バランス）である。Th1細胞が優位になりすぎると単一臓器の自己免疫疾患（クローン病など）になりやすく，Th2細胞優位になりすぎるとアレルギー疾患になりやすいといわれる。
Th1/Th2細胞バランスが崩れることをTh1／Th2インバランスという(▶図19)。

図19 Th1/Th2細胞バランスの破綻

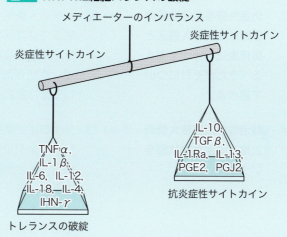

⑦LCAPの活性化血小板の除去

潰瘍性大腸炎患者では末梢血の活性化血小板[*6]が増加していることが知られている。この血小板はさまざまな因子を分泌し，免疫反応や炎症反応に影響を及ぼす。LCAPはこの活性化血小板を除去する。また，活動期に高率に認められる血小板凝集能の亢進がLCAPにより正常化する。これらの効果からLCAPにより血小板の活性化が改善することが示唆される(▶図20)。

図20 末梢血の活性化血小板除去と血小板凝集能の改善

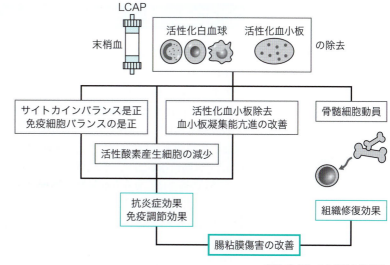

（旭化成メディカル資料より引用）

用語アラカルト
＊6 活性化血小板
活性化された血小板では脱顆粒が起こり，ADPやセロトニンが，細胞外に放出される。セロトニンなどによる血管の一過性の収縮は，血流を低下させ凝血塊をつくりやすくする。また，損傷した血管内皮細胞からは，血小板活性化因子が分泌され，さらに凝血塊生成が促進され，止血されることになる。その後，血管の拡張が生じ周囲の血流量が増加する。この血流量の増加が『炎症』の徴候を生じる。

まとめのチェック

☐☐ 1	潰瘍性大腸炎とクローン病の罹病範囲の違いを述べよ。	▶▶ 1 潰瘍性大腸炎は直腸，大腸に発症する。クローン病は口腔から肛門までの消化管のあらゆる部位におこりうる。
☐☐ 2	炎症性腸疾患の病因を説明せよ。	▶▶ 2 病因は不明であるが，衛生環境，遺伝的素因，免疫異常，食餌・習慣，粘膜防御機構，腸内細菌叢など多くの要因が考えられている。
☐☐ 3	炎症性腸疾患の治療の原則は寛解導入療法と維持療法を分けて考えるべきだがそれについて述べよ。	▶▶ 3 寛解導入療法では疾患の活動性を抑える。維持療法では寛解状態を長く維持する。ステロイドは，長期投与による副作用の発現が多くなるので，症状が改善すれば漸減中止が望ましい。決して維持療法としては使われるべきでない。
☐☐ 4	難治性の潰瘍性大腸炎とはどのような状態をいうか？	▶▶ 4 ステロイド抵抗性，ステロイド依存性の状態をいう。ステロイド抵抗性はステロイド製剤を一定量，一定期間投与しても効果が不十分な場合である。ステロイド依存性は増悪なしにステロイド減量不可能な場合とステロイドを完全離脱しても数カ月以内に再燃をきたす場合である。
☐☐ 5	血球成分除去療法の炎症性腸疾患治療における位置づけを述べよ。	▶▶ 5 潰瘍性大腸炎で血球成分除去療法は軽症，中等症，重症患者のみならずステロイド抵抗例，依存例の難治性潰瘍性大腸炎にも適応がある。クローン病では血球成分除去療法は中等症から重症での併用が推奨されている。

血球成分除去療法の方法

治療の種類と方法

現在，炎症性腸疾患領域で主に使用されている血球成分除去療法はビーズ法のアダカラム®（GMA）とフィルタ法のセルソーバ®E（LCAP）の2種である。血球成分除去能はそれぞれ▶表3のようになっている。

血液還流をしてどの程度の選択性があるのか，カラムに流入した白血球数と吸着白血球数を経時的に観察し，吸着効率が概算されている。それによるとGMAでは顆粒球が25％，単球20％，リンパ球7％となっている。

LCAPの場合は，カラム前後の白血球除去率は顆粒球と単球について100％で，リンパ球では最初60％以上除去するが経時的に低下する。この除去作用の原理はサイズバリア（ふるい）メカニズムと異物に対する粘着性によるものと考えられている。

■アダカラム®(選択的顆粒球・単球除去療法，GMA)
①開発の経緯

担がん患者では，がんの進行に伴って末梢血の顆粒球が増加する。このことががんの転移の促進因子の1つであると考えて，人為的に顆粒球：リンパ球比率(G/L 比)を変え，がんを免疫制御する治療法を考案した。これが顆粒球・単球吸着除去療法(GMA)である。その後，臨床応用の対象はがんよりもより顆粒球・単球の影響が大きい炎症へと発展させ，関節炎モデル，肺水腫モデルなどで基礎研究を重ね，その後，炎症性腸疾患への臨床応用へと発展させた。

アダカラム®は特殊加工した酢酸セルロース製の直径2mmのビーズが充填されている(▶図21)。

図21 顆粒球吸着療法(GMA)

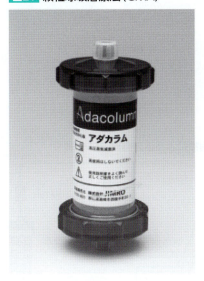
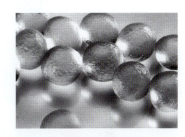

構造・仕様

吸着担体	酢酸セルロース製ビーズ
担体量	220 g
容器	ポリカーボネート
寸法	60 mmφ×206 mm
充填液	生理食塩水
血液充填量	130 mL
滅菌方法	高圧蒸気滅菌

(JIMROより許諾を得て掲載)

②性能

吸着白血球の選択性の機序はいまだ十分に解明されていないが，酢酸セルロースは還流血液中の免疫グロブリン(IgG)や補体の活性化フラグメントであるC3b/C3biを吸着することが示唆されている。これらの小分子が顆粒球・単球上に表出されているレセプターと結合して特異的な吸着除去が行われると考えられている。▶図22はアダカラム®の顆粒球・単球の選択的吸着のメカニズムの概略図である。

▶図23はアダカラム®治療による体外循環フロー図である。血液はカラムの下から流入し上から出て返血される。

図22 顆粒球/単球のアダカラム®ビーズへの吸着

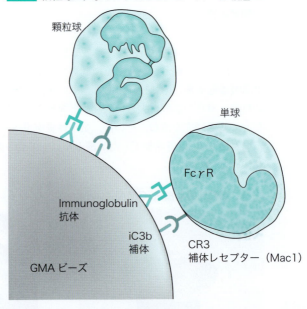

(JIMRO資料より改変引用)

図23 アダカラム®治療による体外循環フロー図

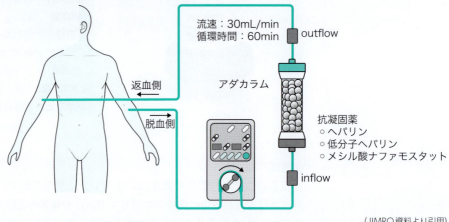

(JIMRO資料より引用)

■セルソーバ®(白血球除去療法, LCAP)
①開発の経緯

　旭化成メディカルは, 白血球の吸着特性を各種繊維で検討し, その結果, ポリエチレンテレフタレートの白血球吸着特性を確認すると同時に, 白血球の吸着には繊維径が大きく影響することを見出した. これらの知見に基づき, ポリエチレンテレフタレートの極細繊維不織布を用いた白血球除去フィルタの開発を進め, アフェレシス分野に応用した製品がセルソーバ®である. セルソーバ®の製品化(▶図24)により, 体外循環によって白血球を効率的かつ簡便に除去することが可能となった. 2001年に製造承認を取得, 保険適用となった. その後, 小児や低体重者を対象とした小型カラムが開発されている(セルソーバ®EI).

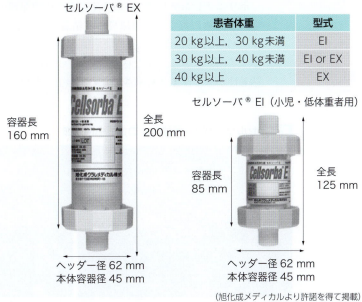

図24 セルソーバ®E(型式：EX, EI)の外観

患者体重	型式
20 kg以上，30 kg未満	EI
30 kg以上，40 kg未満	EI or EX
40 kg以上	EX

（旭化成メディカルより許諾を得て掲載）

②構造

セルソーバ®には，潰瘍性大腸炎に適応のある「セルソーバ®E（型式：EX，小児用EI）」と関節リウマチに適応のある「セルソーバ®（型式：CS-100，CS-180S）」がある。その構造は，長方形のポリエチレンテレフタレート不織布をロール状に巻き，両端を固定および密閉した円筒状である。

容器の入口（上側）から入った血液は，不織布円筒を外側から内側に向かって流入し，容器の中心から出口（下側）に流れ出る。不織布を血液が通過する際に，白血球が吸着除去される。

▶図25はLCAPの体外循環フロー図である。

図25 体外循環治療フロー図

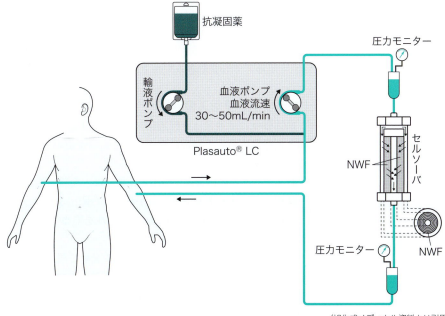

（旭化成メディカル資料より引用）

③性能

ポリエチレンテレフタレート不織布への白血球の吸着原理は，ふるいによるものと異物に対する白血球自体の粘着性によるものと考えられている。セルソーバ®による白血球除去では，顆粒球とリンパ球を比較すると顆粒球のほうがサイズが大きく，また粘着性も高いため除去されやすい。一方，リンパ球は粘着性が低くサイズも小さいため，除去されにくい。▶図26はセルソーバ®EX不織布にとらえられた白血球である。

図26 セルソーバ®EX不織布上の捕捉白血球像

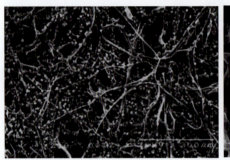
×200

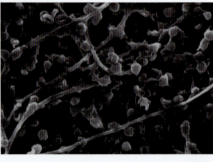
×800

(旭化成メディカルより許諾を得て掲載)

実施における注意点と問題点

血球成分除去療法は副作用が少ないことが特徴の1つである。穿刺の痛みが強い場合にはリドカインテープ（ペンレス®）の使用により痛みが軽減される。治療開始の約1～2時間前に穿刺部に貼るように患者に伝える。

アダカラム®の体外循環では30 mL/minの血流量を確保できる装置であればよい。血漿交換用装置，持続緩徐式血液濾過用装置，血液透析用装置などが使用可能である。専用装置としてはアダモニタがあり，取り扱いに優れた簡便な小型装置である。

1回の治療での目標血液処理量はGMAでは1,800 mL，LCAPは2,000～3,000 mLとされている。LCAPでは近年，目標処理量を少量（1.5 Lや30 mL/kg）で実施しても寛解導入率が下がらないという報告がある。

ブラッドアクセスの確保

血管確保には通常は透析用18～19G留置針を用い，左右の肘窩静脈から脱血側と返血側の血管を別個に確保する。血管が細い一部の患者には20Gを使用することもある。

肘窩静脈からの血管確保が困難な場合は，大腿静脈よりアクセスを確保する。

循環中にカテーテルトラブルが起こった際，シリンジを接続し，吸引できるときは吸引し，凝血塊がある場合はそれを廃棄した後，生理食塩水でフラッシュを行う。

重症IBD患者の場合は，頻回の下痢や発熱で脱水状態にあり，貧血と栄養状態の悪化が顕著なため，血球成分除去療法用の血管確保を行う場合には困難を伴うことが多い。その場合は治療直前に300～500 mL程度の補液を行うと効果的である。

| 抗凝固剤の使用 |

抗凝固剤はヘパリンまたはメシル酸ナファモスタット（nafamostat mesilate：NM）が使用可能である。ヘパリンの場合は1,000～3,000単位をワン・ショット，かつ持続で500～1,500単位/hrを使用する。メシル酸ナファモスタットの場合は30～50 mg/hrを使用する。

■抗凝固剤濃度

プライミングで使用する洗浄・充填用抗凝固剤加生理食塩水の濃度と，循環用に使用する抗凝固剤加生理食塩水の至適濃度について，抗凝固剤別に▶表4, 5に記載する。

■抗凝固剤の副作用

体外循環は患者の様子や回路内圧力に注意しながら実施する。
アダカラム®の場合には血液を下から上に流すことが若干異なる点である。
抗凝固薬による副作用としては，ヘパリンの場合にはまれにヘパリン起因性血小板減少症を起こすことがある。
メシル酸ナファモスタットの場合にはショック，アナフィラキシー様症状が現れることがあるので，注意を要する。

| 血球成分除去療法の実施回数 |

血球成分除去療法の潰瘍性大腸炎での実施回数は一連の治療につき10回（劇症患者は11回が限度）が保険適用となっている。治療スケジュールは病態によって調節するが，週1回よりも週2回以上で治療するほうが寛解導入期間は早く，寛解導入率も高いことが確認されている。当院では重症度にもよるが，潰瘍性大腸炎では1週間に2回を3週間行い，その後は1週間に1回のペースで6回実施するのを標準治療としている。5週間で10回実施してしまうとステロイド依存性の患者に頻用するチオプリン製剤の効果発現が間に合わないのでこのようにしている。

| 副作用 |

不安や緊張から急激な顔面蒼白，冷汗，悪心，血圧低下などの血管迷走神経反射を引き起こさないためにも，循環開始直後数分間は特に注意が必要である。
血球成分除去療法の副作用としては頭痛，頭重感，発熱，腹痛，悪寒，嘔気・嘔吐などが認められる。開始前に適量の補液を行うことで改善することもある。
これらの副作用は治療初回から3回目までに発生する傾向がある。

■抗凝固剤濃度

プライミングで使用する洗浄・充填用抗凝固剤加生理食塩水の濃度と，循環用に使用する抗凝固剤加生理食塩水の至適濃度について，フサン®，ヘパリンに分けて▶表4, 5に記載する。

表4 GMA・LCAPにおける洗浄量とフサン®(メシル酸ナファモスタット)の至適濃度について

フサン® (メシル酸ナファモスタット)	顆粒球吸着療法(GMA)	白血球除去療法(LCAP)
洗浄用生理食塩水	①生食500 mLすべて流す。 ②生食500 mLにつなぎ換え,200 mL残す(回収用)。	①生食500 mLすべて流す。 ②生食500 mLにつなぎ換え,任意でポンプ停止し,200 mL残す(回収用)。
洗浄・充填用抗凝固剤加生理食塩水	③生食500 mLにNM20 mg添加する。上記につなぎ換え,洗浄・置換する。患者側に接続する動脈ラインも置換する。100〜150 mL残す。	③生食500 mLにつなぎ換え,300 mL残るように任意で目標洗浄量を少なくし,洗浄モードを終了させ,置換モードに移行する。残り300 mLにNM10 mg添加し100〜150 mLで置換する。
体外循環用抗凝固剤加生理食塩水	生食100 mLにNM30 mg添加する。	生食500 mLにNM40 mg添加する。

(文献21より改変引用)

表5 GMA・LCAPにおける洗浄量とヘパリンの至適濃度について

ヘパリン	顆粒球吸着療法(GMA)	白血球除去療法(LCAP) 目標洗浄量860〜890mL
洗浄用生理食塩水	①生食500 mLすべて流す。 ②生食500 mLにつなぎ換え,200 mL残す(回収用)。	①500 mL(すべて流す)。 ②生食500 mLにつなぎ換え,任意でポンプ停止し,200 mL残す(回収用)。
洗浄・充填用抗凝固剤加生理食塩水	③生食500 mLにヘパリン1,500単位添加する。上記につなぎ換え,洗浄・置換する。100〜150 mL残す。	③500 mLにヘパリン1,000単位添加する。上記につなぎ換え,300 mL残るように任意で目標洗浄量を少なくし,洗浄モードを終了させ,置換モードに移行する。100〜150 mLで置換する。
体外循環用抗凝固剤加生理食塩水	生食100 mLにヘパリン1,500単位添加する。全身ヘパリン化用2,000単位回路内ショットする。	生食500 mLにヘパリン2,000単位添加する。全身ヘパリン化用2,000単位回路内ショットする。

(文献21より改変引用)

↓ One Point Advice

血球成分除去療法を行うと,血液中の白血球や血小板がなくなってしまうのか?

血球成分除去療法を行っている間は血液中の白血球や血小板は一時的に減少する。しかし,血液中の白血球は新たに骨髄などでつくられるので,治療終了後すぐに元の数にもどる。血小板も次の治療の前までには元の数にもどる。(▶図26)

図26 血球成分除去療法における白血球数

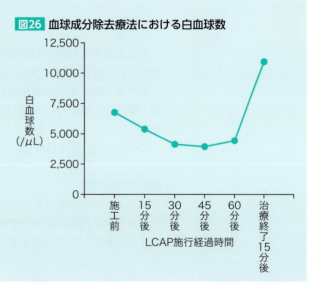

(文献15より一部改変引用)

まとめのチェック

☐☐	① 現在，炎症性腸疾患治療で主に用いられている2種類の血球成分除去療法について述べよ。	▶▶① ビーズ法のアダカラム®（GMA）とフィルター法のセルソーバ® E（LCAP）。
☐☐	② GMAとLCAPの白血球除去能の違いについて述べよ。	▶▶② GMAでは，顆粒球が25％，単球20％，リンパ球7％。LCAPではカラム前後の白血球除去率は顆粒球と単球については100％，リンパ球では最初は60％以上除去するが経時的に低下する。
☐☐	③ GMAとLCAPの白血球除去法の原理の違いを述べよ。	▶▶③ GMAは，ビーズの成分である酢酸セルロースが，灌流血液中の免疫グロブリン（IgG）や補体の活性化フラグメントであるC3b/C3biを吸着すると示唆されている。この小分子が顆粒球・単球上に表出されているレセプターと結合して特異的に吸着除去が行われる。LCAPは，ポリエチレンテレフタレートの白血球吸着特性と極細の繊維径により吸着除去を行う。
☐☐	④ どのくらいの量の血液を灌流するのか，治療時間などを説明せよ。	▶▶④ 図23，25参照
☐☐	⑤ GMAが炎症を抑える機序に関して説明せよ。	▶▶⑤ ・炎症関連細胞を減少させる。 ・サイトカインバランスの是正。 ・顆粒球の血管外遊出を抑える。 ・骨髄由来細胞の誘導による腸管上皮の再生 ・免疫細胞バランスの是正
☐☐	⑥ LCAPが炎症を抑える機序に関して説明せよ。	▶▶⑥ ・炎症関連細胞を減少させる。 ・サイトカインバランスの是正。 ・活性化血小板を減少させる。 ・活性酸素の産生を抑える。 ・骨髄由来細胞の誘導による腸管上皮の再生 ・免疫細胞バランスの是正
☐☐	⑦ 血球成分除去療法の副作用について述べよ。	▶▶⑦ 頭痛，頭重感，発熱，腹痛，悪寒，嘔気・嘔吐など。これらの副作用は治療初回から3回目までに発生する傾向がある。開始前に適量の補液を行うことで改善することもある。

まとめのチェック

☐☐ 8 抗凝固剤の使用の必要性について説明せよ。　▶▶ 8 表4, 5を参照

● 文献

1) Mitsuyama K, Andoh A, Masuda J, et al.: Mobilization of bone marrow cells by leukocytapheresis in patients with ulcerative colitis. Ther Apher Dial, 12: 271-277, 2008.
2) Andoh A, Tsujikawa T, Inatomi O, et al.: Leukocytapheresis therapy modulates circulating Tcell subsets in patients with ulcerative colitis. Ther Apher Dial, 9: 270-276, 2005.
3) Suzuki K, Sugimura K, Hasegawa K, et al.: Activated platelets in ulcerative colitis enhance the production of reactive oxygen species by polymorphonuclear leukocytes. Scand J Gastroenterol, 36: 1301-1306, 2001.
4) Hanai H, Iida T, Takeuchi K, et al.: Decrease of reactive-oxygen-producing granulocytes and release of IL-10 into the peripheral blood following leukocytapheresis in patients with active ulcerative colitis. World J Gastroenterol, 11: 3085-3090, 2005.
5) Sawada K, Ohnishi K, Kosaka T, et al.: Leukocytapheresis with leukocyte removal filter as new therapy for ulcerative colitis. Ther Apher, 1: 207-211, 1997.
6) Fukunaga K, Fukuda Y, Yokoyama Y, et al.: Activated platelets as a possible early marker to predict clinical efficacy of leukocytapheresis in severe ulcerative colitis patients. J Gastroenterol, 41: 524-532, 2006.
7) Hanai H, Iida T, Takeuchi K, et al.: Adsorptive depletion of elevated proinflammatory $CD14^+CD16^+DR^{++}$ monocytes in patients with inflammatory bowel disease. Am J Gastroenterol, 103: 1210-1216, 2008.
8) Hanai H: Positions of selective leukocytapheresis in the medical therapy of ulcerative colitis. World J Gastroenterol, 12: 7568-7577, 2006.

9) Hanai H, Watanabe F, Yamada M, et al.: Correlation of serum soluble TNF-alpha receptors I and II levels with disease activity in patients with ulcerative colitis. Am J Gastroenterol, 99: 1532-1538, 2004.
10) Hanai H, Watanabe F, Takeuchi K, et al.: Leukocyte adsorptive apheresis for the treatment of active ulcerative colitis: a prospective, uncontrolled, pilot study. Clin Gastroenterol Hepatol, 1: 28-35, 2003.
11) Hanai H, Takeda Y, Eberhardson M, et al.: The mode of actions of the Adacolumn therapeutic leucocytapheresis in patients with inflammatory bowel disease: a concise review. Clin Exp Immunol, 163: 50-58, 2011.
12) Hanai H, Iida T, Ikeya K, et al.: A new paradigm in ulcerative colitis: regulatory T cells are key factor which induces/exacerbates UC through an immune imbalance. Mol Immunol, 54: 173-180, 2013.
13) Sakuraba A, Motoya S, Watanabe K, et al: An open-label prospective randomized multicenter study shows very rapid remission of ulcerative colitis by intensive granulocyte and monocyte adsorptive apheresis as compared with routine weekly treatment. Am J Gastroenterol, 104: 2990-2995, 2009.
14) Yokoyama Y, Matsuoka K, Kobayashi T, et al: A large-scale, prospective, observational study of leukocytapheresis for ulcerative colitis: treatment outcomes of 847 patients in clinical practice. J Crohns Colitis, 8: 981-991, 2014.
15) 杉　憲侑：潰瘍性大腸炎治療に期待されるフィルター法白血球除去療法．Bio Clinica, 12: 339-342, 1997.
16) 金井隆典，渡辺　守，日比紀文，ほか：白血球除去療法は全身循環性腸炎惹起性メモリーT細胞を除去する？ 日本アフェレシス学会雑誌, 28: 8-15, 2009.
17) 花井洋行，飯田貴之，竹内　健，ほか：炎症性腸疾患に対する顆粒球・単球除去療法－有用性とそのメカニズム－．日本アフェレシス学会雑誌, 28: 21-30, 2009.
18) 花井洋行，飯田貴之，竹内　健，ほか：潰瘍性大腸炎の治療：5) 血球成分除去療法の現状とその作用機序．Progress in Medicine, 31: 2383-2389, 2011.
19) 花井洋行，飯田貴之，竹内　健：炎症性腸疾患の内科的治療 炎症性腸疾患に対する血球成分除去療法の適応と有効性．日本臨床, 70: 348-353, 2012.
20) 花井洋行，飯田貴之，池谷賢太郎，ほか：炎症性腸疾患の治療 血球成分除去療法の適応と有効性．胃と腸, 48: 681-688, 2013.
21) 大堂麻衣子，澤田康史：血球成分除去療法の利点を引き出す治療の工夫とその実際．日本アフェレシス学会雑誌, 35: 118-124, 2016.

07 内分泌

西手芳明

内分泌機能とは

分泌細胞(内分泌腺)が血中にホルモンを分泌し，それを標的細胞が受け取ることで作用し促進や制御が行われることである。

メカニズムからの視点

- ●内分泌系と自律神経系により生体恒常性(ホメオスタシス)を維持する。
- ●化学物質(ホルモン)により情報伝達を行う。
- ●発育・成長，血圧，水分・電解質，血糖値，性周期の調節を行う。

ホルモンとは

内分泌腺が産生する分泌物(化学的情報伝達物質)のことを指し，身体の成長や発達，生殖，性徴などのさまざまな過程に影響を与える。各種の内分泌腺はいろいろなホルモンを産生し導管を経由せずに直接血管内に送り出す(▶表1)。

内分泌腺組織内には毛細血管が多く分布しているためホルモンを全身に循環させることができ，各内分泌腺から離れた標的細胞に運ばれ作用を発揮させる仕組みがある(▶図1)。標的細胞に到達すると，カギがカギ穴に合うようにホルモンは受容体と結合し，標的細胞が特定の作用を起こすための情報を伝達する(▶図2)。

ホルモン受容体は，細胞の表面や内部，核内に存在している。

表1 ホルモン分泌の3つのタイプ

分泌タイプ	分泌方法	対象
内分泌	血管内に伝達物質を分泌	通常の内分泌
神経内分泌	軸索内輸送により血管内に分泌	下垂体後葉ホルモン
傍分泌(パラクリン*)	細胞の近くに分泌(細胞間伝達)	サイトカイン

＊パラクリン＝局所ホルモン

図1 内分泌腺細胞

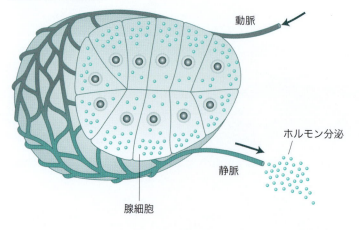

図2 ホルモンの動き（移動）

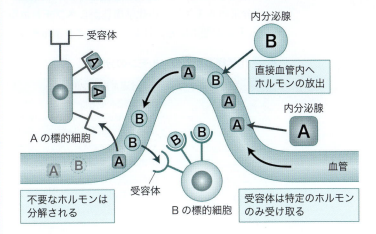

主な内分泌腺

内分泌腺には，脳内の松果体，下垂体，頸部の甲状腺と上皮小体（副甲状腺），腎臓上端に位置する副腎，膵臓（ランゲルハンス島），精巣，卵巣などがある（▶図3）。

図3 主な内分泌腺

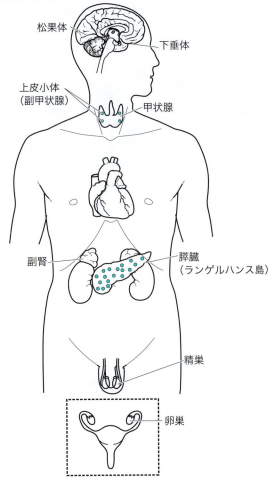

（坂井建雄　編：集中講義　解剖学, p.10, メジカルビュー社, 2012. より引用）

内分泌ホルモンとその作用機序

内分泌ホルモンはその化学構造から**ペプチドホルモン**（ポリペプチドホルモン）と**アミン型ホルモン**および**ステロイドホルモン**の3つに分類できる（▶表2）。

表2 化学構造からのホルモンの分類

種類	分泌ホルモン例	構造
ペプチドホルモン（水溶性）	・視床下部ホルモン ・下垂体ホルモン ・上皮小体ホルモンなど	アミノ酸がペプチド結合により長く連なったポリペプチドからなる。
アミン型ホルモン（水溶性）	・カテコールアミン ・甲状腺ホルモン	少数のアミノ酸で構成される。
ステロイドホルモン（脂溶性）	・副腎皮質ホルモン ・性ホルモン など	コレステロールから合成されステロイド骨格をもつ。

ペプチドホルモンとアミン型ホルモンは水溶性ホルモンであり，細胞膜（脂質二重層）を透過できないため細胞膜上の受容体と結合して，細胞内シグナル伝達系を始動させる必要がある。そのためには受容体に共役した細胞内の**セカンドメッセンジャー**[*1]（Gタンパク質，酵素など）を介し，細胞機能を調節する（▶図4）。

ステロイドホルモンは脂溶性ホルモンのため細胞膜（脂質二重層）を透過して，細胞質内または核の受容体に結合する。多くの場合ホルモン受容体の複合体は転写調節因子として核内で標的遺伝子の発現を調節する。

▼ One Point Advice

ホルモンの血中濃度
・10^{-6}〜10^{-12} mol/L
標的器官の細胞に存在するホルモン受容体のみに結合する。

用語アラカルト

＊1 セカンドメッセンジャー
細胞膜受容体[*2]にホルモンが結合することにより始動する，合成や分泌の指令を送るシグナル。

＊2 細胞膜受容体
水溶性ホルモンが結合する細胞膜上にある受容体のこと。ホルモンと結合した受容体は，**セカンドメッセンジャー**などを介してタンパクをリン酸化（活性化）し核内へ移動する。

図4 ホルモンの動き（細胞）

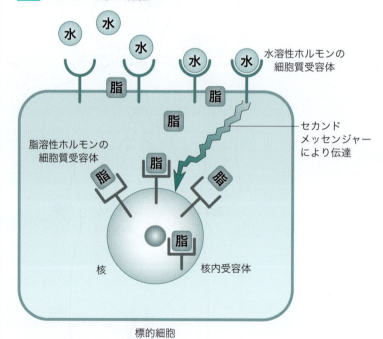

標的細胞

▶表3に主なホルモンの産生部位と作用を表示する[2]。

表3 ホルモン産生部位と作用

産生部位	ホルモン	作　用
視床下部	放出ホルモン	下垂体門脈で前葉に運ばれる
	抑制ホルモン	下垂体門脈で前葉に運ばれる
下垂体前葉	成長ホルモン	成長と発育を制御 タンパク質の合成を促進
	黄体形成ホルモンと卵胞刺激ホルモン (性腺刺激ホルモン＝ゴナドトロピン)	精子と精液の産生，卵子の成熟，月経周期などの生殖機能を制御 男女の性徴を制御する（体毛の分布，筋肉の形成，皮膚の厚さ，声など）
	オキシトシン	子宮筋と乳房の乳腺の収縮
	プロラクチン (乳腺刺激ホルモン)	乳管の腺(乳腺)における乳汁の産生を開始および持続
	甲状腺刺激ホルモン	甲状腺におけるホルモンの産生と分泌の刺激
下垂体後葉	抗利尿ホルモン(バソプレシン)	腎臓の水分保持，アルドステロンとともに血圧を制御
	副腎皮質刺激ホルモン(ACTH)	副腎皮質におけるホルモンの産生と分泌を制御
副甲状腺(上皮小体)	副甲状腺ホルモン(パラソルモン)	骨の形成とカルシウムとリンの排泄を制御
甲状腺	サイロキシン	体の機能(代謝率)の調整
	カルシトニン	カルシウムのバランスを調整
副腎皮質	アルドステロン	Na^+の再吸収 塩分と水分のバランスの調整を助ける
	コルチゾール	抗炎症作用 血糖値，血圧，筋力の維持 塩分と水分のバランスの制御
	デヒドロエピアンドロステロン(DHEA)	骨，免疫系影響
副腎髄質	アドレナリンとノルアドレナリン	心臓，肺，血管，神経系の刺激
膵臓	グルカゴン	血糖値を上げる
	インスリン	血糖値を下げる 全身の糖，タンパク質，脂肪の処理過程に影響を与える
腎臓	エリスロポエチン	赤血球の産生の刺激
	レニン	血圧の制御
卵巣	エストロゲン	女性の性徴と生殖器管の発達の制御
	プロゲステロン	子宮内膜への受精卵の着床や，乳腺による乳汁分泌の準備
精巣	テストステロン	男性の性徴と生殖器管の発達の制御 筋肉タンパク同化作用

　　ペプチドホルモン　　　　アミン型ホルモン　　　　ステロイドホルモン

One Point Advice

・ペプチドホルモン
・アミン型ホルモン
・ステロイドホルモン
・受容体＝レセプター
・細胞質受容体[*3]
・核内受容体[*4]

用語アラカルト

＊3　細胞質受容体
脂溶性のホルモンが細胞膜を通過して結合する細胞質内の受容体。ホルモンと結合した受容体は核内へ移動する。

＊4　核内受容体
脂溶性のホルモンが細胞膜を通過して結合する核内の受容体。

受容体とは

①細胞表面あるいは細胞質内部において，ホルモン，抗原，神経伝達物質などの特定の因子と結合する構造タンパク分子のこと。
②皮膚，深部組織，内臓，特殊感覚器にある知覚神経末端のどれもがこれに該当する。

ネガティブ・フィードバック(抑制)（▶図5）

血中のホルモン濃度が一定に保たれる，フィードバックによる調節機能のこと。下位のホルモンがある一定の濃度に達すると，その分泌を刺激している上位のホルモンの分泌が抑制され血中濃度が一定に維持される機能のこと。

ポジティブ・フィードバック(促進)（▶図5）

下位のホルモン分泌が，上位のホルモン分泌をさらに促進させる機能のこと（排卵など）。

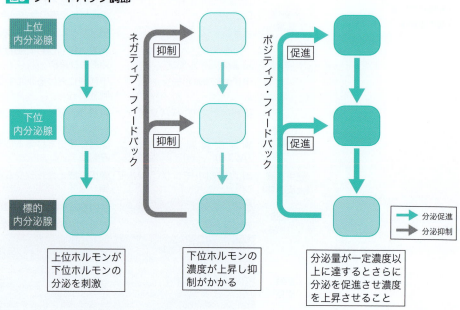

図5 フィードバック調節

One Point Advice

- 内分泌腺は導管がない。
- 内分泌腺はホルモンを血液中に直接分泌する。
- ホルモンには，水溶性と脂溶性がある。
- 標的部位に到達して受容体と結合して情報伝達する。
- 受容体は細胞膜表面や細胞質内，核の内部に存在する。
- ニューロン(神経内分泌)で産生されたホルモンは，軸索を経由して血中に放出される(バソプレシン，オキシトシン)。

まとめのチェック

☐☐ 1 ホルモンの化学構造からの3つの分類を述べよ。

▶▶ 1 ①ペプチドホルモン
②アミン型ホルモン
③ステロイドホルモン

視床下部と下垂体の構成

メカニズムからの視点

- 視床下部から下垂体前葉には：成長ホルモン放出ホルモン，成長ホルモン抑制ホルモン，甲状腺刺激ホルモン放出ホルモン，副腎皮質刺激ホルモン放出ホルモン，ゴナドトロピン放出ホルモン，プロラクチン抑制ホルモンを分泌する。
- 視床下部から下垂体後葉には：バソプレシン，オキシトシンを分泌する。
- 視床下部の神経内分泌細胞 → 正中隆起 → 下垂体門脈 → 下垂体前葉
- 視床下部の神経内分泌細胞 → 軸索 → 下垂体後葉 → 毛細血管網に放出

下垂体とは

ヒトの下垂体は間脳の視床下部に位置する約0.5〜0.8 gの内分泌腺で，蝶形骨のトルコ鞍におさまる。下垂体は腺性下垂体（前葉）と神経性下垂体（後葉）に分かれて構成されている（▶図6）[3]。

図6　視床下部と下垂体（前葉，後葉）

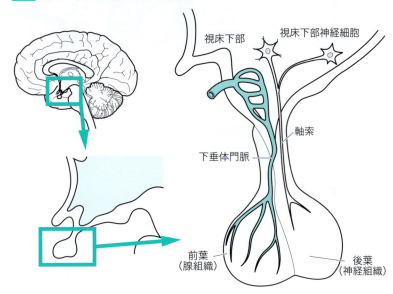

(坂井建雄　編：集中講義　解剖学，p.200，メジカルビュー社，2012．より改変引用)

■下垂体前葉

腺性下垂体ともよばれ，腺細胞が島状あるいは索状の集団をなし，それらを細網線維からなる結合組織と洞様毛細血管が取りまいている。

■下垂体後葉

神経線維，神経膠細胞および血管とそれらに随伴する結合組織からなる。神経線維は主として無髄で太く，神経分泌顆粒が集積している。その視床下部神経細胞でバソプレシンとオキシトシンを産生し，軸索内輸送により後葉に運ばれ，神経終末に貯蔵された後，これらのホルモンを分泌する。分泌されたホルモンは後葉に分布する洞様毛細血管へと入る（▶図7）。

POINT!!

汎下垂体前葉機能低下症：すべての前葉ホルモンが欠乏した状態のこと。
シーハン症候群：分娩時の大出血またはショックにより生じる下垂体前葉ホルモンのすべてが欠乏すること。

下垂体前葉ホルモン
① 成長ホルモン（growth hormone：GH）
② プロラクチン（prolactin：PRL）
③ 甲状腺刺激ホルモン（thyroid stimulating hormone：TSH）
④ 副腎皮質刺激ホルモン（adrenocorticotropic hormone：ACTH）
⑤ 黄体形成ホルモン（luteinizing hormone：LH）
⑥ 卵胞刺激ホルモン（follicle stimulating hormone：FSH）

図7 下垂体ホルモンの分泌機構

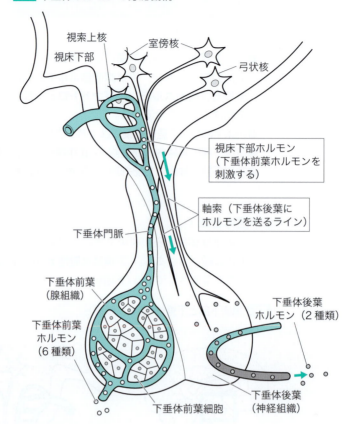

下垂体の働き

■下垂体前葉のホルモン

下垂体前葉は6種類のホルモンを産生・分泌する（▶図8，9）。

①成長ホルモン（GH）の作用

成長，発達	・乳幼児，小児，青年期で促進。成人では代謝に作用する。 ・GHは肝臓に作用してソマトメジン（IGF-i）を分泌して成長促進。 ・思春期女子のエストロゲンの分泌はGH分泌促進（早期成長）
骨成長の促進	・骨代謝（甲状腺ホルモンもかかわる）
同化作用	・タンパク合成と筋肉増加，血糖上昇。
概日リズム	・24時間周期。小児ではノンレム（徐波）睡眠で分泌増加。

②甲状腺刺激ホルモン（TSH）の作用

・甲状腺を刺激して甲状腺ホルモンの分泌を促進させるホルモン。

③副腎皮質刺激ホルモン（ACTH）の作用

・主に副腎皮質の束状帯，網状帯を刺激してホルモンを分泌させる。
・メラニン色素を刺激して色素沈着を起こす（アジソン病）

④卵胞刺激ホルモン（FSH）：ゴナドトロピン＊（性腺刺激ホルモン）の作用

女性への作用	・卵胞の発育促進。卵胞ホルモン（エストロゲン）の分泌促進。 ・排卵直前ではエストロゲンが上昇しLHも上昇して排卵を誘発する。
男性への作用	・精子形成（アンドロゲン結合タンパクを生成して，精子形成＊にかかわる）

＊セルトリ細胞で育成される。

One Point Advice

ゴナドトロピン（性腺刺激ホルモン）は卵胞刺激ホルモン（FSH）と黄体形成ホルモン（LH）の2種類を分泌させる。

⑤黄体形成ホルモン（LH）：ゴナドトロピン（性腺刺激ホルモン）の作用

女性への作用	・排卵，黄体を刺激して黄体ホルモン（プロゲステロン）の分泌促進。
男性への作用	・精巣の精細管間細胞のライディッヒ細胞に働きテストステロンを分泌させる。

⑥乳腺刺激ホルモン（プロラクチン）（PRL）

乳汁生成	・妊娠4カ月頃より上昇し，出産で急激に増加し乳腺を刺激。
妊娠の維持 排卵抑制	・黄体を刺激して黄体ホルモンの分泌促進。 ・妊娠中や授乳期の授乳性無月経（出産半年後に月経再開）

これら前葉のホルモン分泌は，脳の視床下部から下垂体門脈を通ってやってくる放出ホルモンや抑制ホルモンによって調節される。

One Point Advice

下垂体前葉と下垂体後葉では，ホルモンの血中への放出方法が違うことをその構造から理解しよう。

■**下垂体後葉のホルモン**

下垂体後葉は視床下部の視索上核，室傍核で産生されたホルモン（バソプレシンとオキシトシン）（▶表4）の**貯蔵**と**放出**を行う器官であり，**ホルモン産生細胞は含んでいない**。

表4 下垂体後葉ホルモン

バソプレシン	分泌刺激（きっかけ）は血漿浸透圧の上昇（脱水） ・腎臓での水の再吸収促進：尿の濃縮作用，体内の水分保持作用（抗利尿作用）
オキシトシン	分泌刺激（きっかけ）は乳児の乳頭吸引刺激，分娩時の腟伸展刺激 ・妊娠末期の子宮収縮と陣痛を起こす（正のフィードバック） ・分娩後の射乳（乳腺腺房の筋上皮細胞の収縮に作用）

図8 下垂体前葉・後葉系の階層的ホルモンの流れ

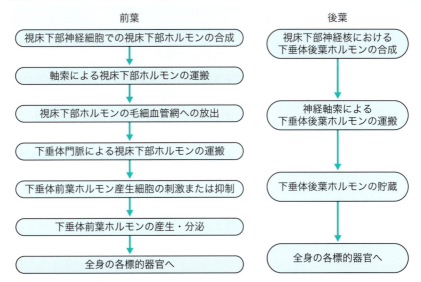

（医療情報科学研究所　編：病気が見える Vol.3 糖尿病・代謝・内分泌，メディックメディア，p.170, 194, 2014.より引用）

図9 下垂体の各ホルモンとその作用

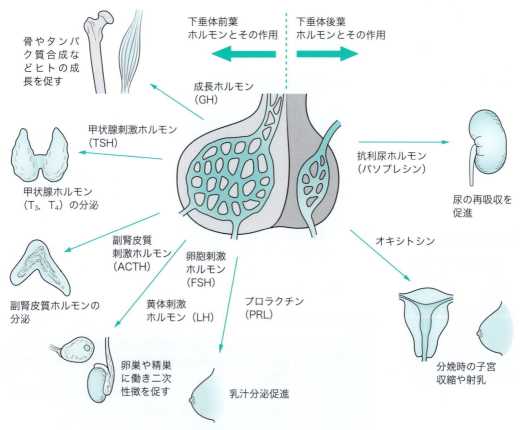

(見目恭一 編：先手必勝！ 弱点克服完全ガイド, p40, 図1, メジカルビュー社, 2015. より改変引用)

甲状腺

メカニズムからの視点

- 視床下部（甲状腺刺激ホルモン放出ホルモン）→ 下垂体前葉（甲状腺刺激ホルモン）→ 甲状腺
- 甲状腺ホルモン：ヨード化合物であるT_3（トリヨードサイロニン），T_4（テトラヨードサイロニン）およびカルシトニンを分泌する。
- エネルギーの産生：心機能増強作用，神経興奮作用がある。
- カルシトニン：血中カルシウム，リンを低下させる。

甲状腺とは

　気管上部の前面に位置し左葉右葉と峡部からなる。重さは約20gで内分泌器官として最も大きい。甲状腺は血管が豊富で，上甲状腺動脈，下甲状腺動脈，最下甲状腺動脈などが分布する（▶図10）。

　濾胞細胞で産生されるサイログロブリンが濾胞腔へ分泌され，そこでヨウ素化されて甲状腺ホルモンとなり，濾胞細胞へ再取り込みされて毛細血管に分泌される。甲状腺ホルモンと傍濾胞細胞からはカルシトニンが分泌される。

図10 甲状腺とその周囲の構造

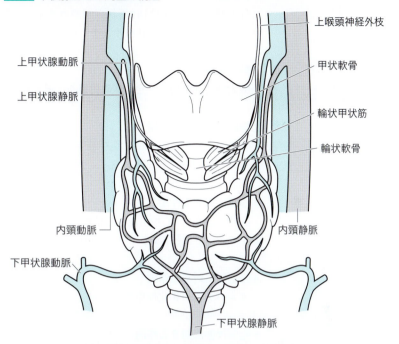

(坂井建雄 編：集中講義 解剖学, p.203, メジカルビュー社, 2012. より引用)

甲状腺ホルモンの種類

　甲状腺ホルモンは，チロシン残基へのヨード結合の数と場所によって3種類に分けられる。
①甲状腺から最も多く分泌されているのはT_4(サイロキシン：約90％)である。
②核内で受容体に結合してホルモン作用を発現するのはT_3(トリヨードサイロニン：約10％)。T_4(約80％)が脱ヨウド化されてT_3になる。
③rT_3(リバーストリヨードサイロニン)は，ほとんど作用をもたない。

傍濾胞細胞

　甲状腺の濾胞の間には傍濾胞細胞による細胞群が存在し，カルシトニンを分泌する。カルシトニンは副甲状腺から分泌されるパラトルモンと拮抗し血中のカルシウム濃度を下げる作用がある(▶図11)。

図11 血中カルシウム濃度の調節

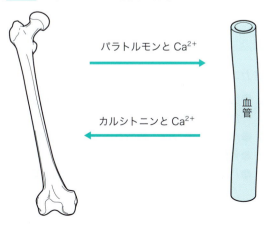

甲状腺ホルモンの作用

分泌刺激（きっかけ）は甲状腺刺激ホルモン（TSH）と血中濃度低下，寒冷，興奮，妊娠による。甲状腺ホルモンの作用には以下のものがある。

①熱産生作用[6]

酸素消費量を増加させ，基礎代謝を上昇させる。

②神経系に対する作用

カテコールアミンの反応性を増強させ（思考の迅速化および被刺激性の亢進作用），脳の発育を促進させる（シナプス，ミエリン形成作用）。

③心臓に対する作用

心機能を亢進（心拍出量と心拍数の増加）させ，交感神経を増強させる（アドレナリンのβ2受容体を介する作用の亢進）。

④骨格筋に対する作用

タンパク質の異化作用を示す。

⑤脂質代謝に対する作用

肝臓のLDL受容体増加により脂肪酸合成と消費を促進させ，コレステロール値を低下させる（中性脂肪を低下させる作用もある）。

⑥糖代謝に対する作用

血糖値を上げる（消化管からの糖吸収促進）が高血糖は生じない。

⑦成長と成熟への作用

身体，脳の正常な発育と骨格の成熟に関与する。

カルシトニンの作用

傍濾胞細胞（C細胞）から分泌されるホルモン。食後の血中カルシウム増加によって分泌され，**血中カルシウム濃度を下げる**。骨への**リン酸カルシウムの沈着**を促進させ，血中カルシウムイオンを低下させる。
エストロゲンは破骨細胞の骨吸収を抑制する。閉経後は分泌低下で骨粗鬆症を招く。エストロゲン減少はカルシトニンを抑制する。カルシトニンは破骨細胞を抑制する。

▼ **One Point Advice**

カルシウムの働き
・血液凝固反応
・ホルモン分泌
・筋収縮
・神経興奮

副甲状腺（上皮小体）

メカニズムからの視点

- 血中のカルシウム低下の刺激により副甲状腺ホルモン（パラトルモン）が分泌される。
- パラトルモンは，骨のカルシウムを血中に遊離させる。
- 骨代謝の促進，破骨細胞の分化促進，骨の再構築を行う。
- パラトルモンは，腸でのカルシウム吸収，腎臓の尿細管でのカルシウム再吸収の促進を行う。

副甲状腺とは

甲状腺の被膜の外側で，左右の甲状腺の後面に存在する上下2対計4個の米粒大の器官である。上副甲状腺は下副甲状腺よりも安定しており輪状軟骨下縁の高さに位置する。下甲状腺動脈から血液の供給を受ける(▶図12)。

実質細胞は不規則な形の索状につながっており，索の間に血管を伴った少量の結合組織が存在する。実質細胞には主細胞と好酸性細胞の2種類がある。

図12 副甲状腺と周囲の動脈

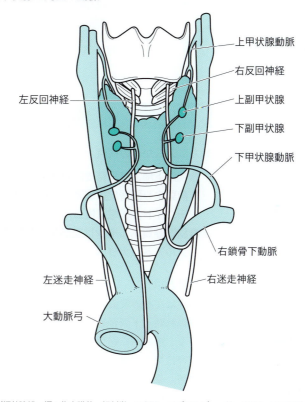

(坂井建雄 編：集中講義 解剖学, p.205, メジカルビュー社, 2012. より引用)

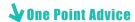

One Point Advice

カルシウム代謝
- パラトルモン(PTH)と活性型ビタミンDにより緻密に調整される。
- テタニー：強直性痙攣＝低カルシウムによる症状

POINT!!

●カルシウムとリン濃度の関係
- 副甲状腺ホルモンは血中カルシウム濃度を上昇させ，血中リン濃度を減少させる。
- 活性型ビタミンDは血中カルシウム濃度を上昇させ，血中リン濃度も上昇させる。
- カルシトニンは血中カルシウム濃度を減少させ，血中リン濃度も減少させる。

副甲状腺の作用

副甲状腺の作用として以下のものがある。
- 副甲状腺ホルモン(パラトルモン：PTH)の分泌。遠位尿細管でのカルシウムの再吸収を促進する(▶表5)。
- 血中のカルシウム量の減少により主細胞が刺激され，ホルモンが分泌される。
- 破骨細胞の分化を促進し，さらにその骨吸収活動を亢進させることで骨のカルシウムを血中に動員する。
- 骨の代謝が促進され，骨の再構築が進み骨組織を新しく正常に保つ。
- パラトルモンは，近位尿細管(腎臓)でのビタミンDの生成を促進させ，ビタミンDの活性化により腸におけるカルシウムとリンの吸収や，腎臓の尿細管でのカルシウム再吸収とリンの排泄の調節，その結果血中カルシウム含量を増加させる。
- 副甲状腺の機能が低下し血中カルシウムが減少すると，テタニーとよばれる筋肉の強い痙攣を引き起こす[7]。

表5 副甲状腺ホルモン（PTH）とCa²⁺, Pの関係

	分泌器官	血中Ca²⁺	血中P	作　用
副甲状腺ホルモン（PTH）	副甲状腺	↑	↓	・破骨細胞を活性化して骨吸収を促進し，骨からCa²⁺を遊離させる。 ・骨からCa²⁺とともに遊離したP，OH⁻の腎臓（近位尿細管）からの排泄を促進する。 ・腎臓（近位尿細管）での活性型ビタミンDの産生を促進する。 ・腎臓（遠位尿細管）でのCa²⁺の再吸収を促進する。
活性型ビタミンD	腎臓	↑	↑	・小腸からのCa²⁺，Pの吸収を促進する。 ・骨吸収と骨形成を促進し，骨代謝を高める。 ・腎臓（遠位尿細管）でのPTHのCa²⁺再吸収作用を増強する。

副腎

メカニズムからの視点

- 視床下部より副腎皮質刺激ホルモン放出ホルモン（CRH）分泌 → 下垂体前葉より副腎皮質刺激ホルモン（ACTH）分泌 → 副腎皮質で①糖質コルチコイド，②電解質コルチコイド，③副腎アンドロゲンが産生される。
- 副腎髄質ホルモンは交感神経の刺激によりチロシン → ドーパミン → ノルアドレナリン → アドレナリンの順で反応が起こる。

副腎とは

副腎は左右の腎臓の上に位置する後腹膜臓器である（▶図13）。上副腎動脈，中副腎動脈，下副腎動脈が多数の終末枝に分枝して洞様毛細血管となり分布している。最終的に髄質の中心静脈へ注ぐ。

副腎は発生起源の異なる皮質と髄質からなる。中胚葉由来の皮質は球状帯，束状帯，網状帯の3層からなり，それぞれが副腎皮質ホルモンの電解質コルチコイド，糖質コルチコイドおよび性ステロイドを産生・分泌する。外胚葉由来の髄質はクロム親和性細胞からなり，副腎髄質ホルモンのカテコールアミンを産生・分泌する。交感神経線維が豊富に分布する。

▼ One Point Advice

副腎は
皮質―中胚葉由来
髄質―外胚葉由来
2つが合体して形成される。

図13 副腎

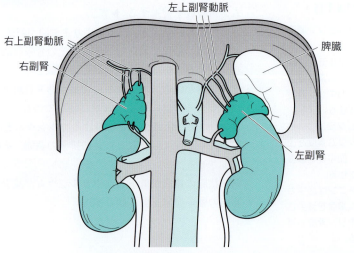

（坂井建雄　編：集中講義　解剖学, p.208, メジカルビュー社, 2012. より改変引用）

■副腎皮質の構造とホルモン（▶図１４）

①副腎の構造
・副腎皮質(90％)副腎皮質刺激ホルモンにより分泌
・副腎髄質(10％)交感神経刺激により分泌

図14 副腎の組織と分泌ホルモン

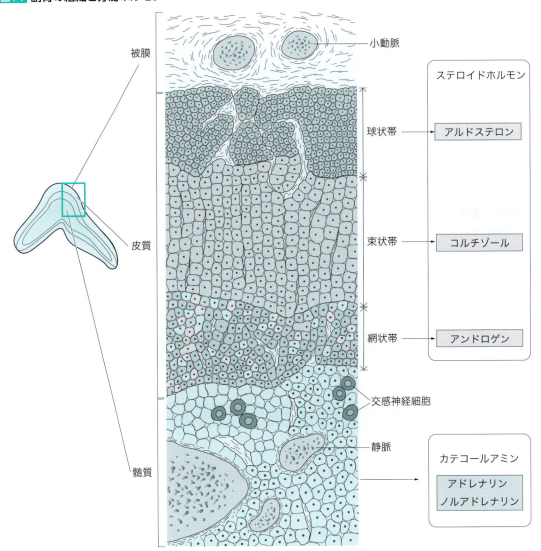

（坂井建雄　編：集中講義　解剖学, p.208, メジカルビュー社, 2012. より改変引用）

②副腎皮質の3層構造と分泌するホルモン
　コレステロールからステロイドホルモンを合成・分泌する。
(1)球状層(10％)電解質コルチコイド―アルドステロン：レニン(AGⅡ)の支配
アルドステロンの作用

球状帯細胞　産生・分泌　アルドステロン	・電解質代謝の調節 ・腎でNa^+再吸収とK^+排出, H^+排出（体液量の調節, 血圧維持）

(2)束状層(75％)糖質コルチコイド―コルチゾール・コルチゾン：ACTHの支配
コルチゾールの作用

束状帯細胞　産生・分泌	・免疫抑制作用
コルチゾール	・抗炎症作用 ・抗インスリン作用(血糖上昇) ・脂質代謝 ・アルドステロン作用 ・アンドロゲン作用 ・骨形成抑制

(3) 網状層(15％)男性ホルモン―アンドロゲン：ACTH の支配

アンドロゲンの作用

網状帯細胞　産生・分泌 アンドロゲン	・精巣から分泌されるものと同様に作用する。 ・女性の網状帯細胞からも分泌される。

③副腎髄質が分泌するホルモン

　髄質では，チロシン→ドーパ→ドーパミン→ノルアドレナリン→アドレナリンの順に分泌刺激反応が起こる(交感神経に支配される)。アドレナリンは副腎以外の組織では合成されない。

(1) アドレナリン(80％)：副腎髄質で合成(N-メチル転移酵素)
(2) ノルアドレナリン(20％)：脳・交感神経・副腎髄質で合成
(3) ドーパミン

髄質ホルモンとその作用

アドレナリン	β1受容体 β2受容体	・心拍数・心拍出量の増加。血圧の上昇 ・気管支平滑筋拡張(気管支拡張薬) ・血糖上昇，グリコーゲンの分解促進 ・インスリン分解抑制 ・脂肪分解促進
ノルアドレナリン	α1受容体	・血管収縮による収縮期血圧・拡張期血圧の上昇(末梢血管収縮はアドレナリンより強い) ・グリコーゲン分解作用はない。

膵ランゲルハンス島の構造とホルモン

メカニズムからの視点

- ●膵臓にランゲルハンス島(膵島)は存在する。
- ●A細胞(α細胞)はグルカゴン分泌：グリコーゲン分解，糖新生 → 血糖値を上げる。
- ●B細胞(β細胞)はインスリン分泌：グルコースを細胞内に取り込む → 血糖値を下げる。
- ●D細胞(δ細胞)はソマトスタチン分泌：グルカゴンやインスリンの分泌を抑制する。
- ●膵臓はホルモンを放出する内分泌機能と膵液を十二指腸へ放出する外分泌機能をもっている。

　膵ランゲルハンス島(膵島)は内分泌細胞の塊(▶図15)で，膵臓の中に散在している。ホルモンを分泌する4種類の細胞が存在する。膵ランゲルハンス島で分泌されたホルモンは，毛細血管から門脈へ分泌される。

↓One Point Advice

アドレナリン
ノルアドレナリン
ドーパミン
総称：カテコールアミン

＼POINT!!／

●褐色細胞腫について
　副腎髄質および傍神経節に発生する腫瘍のこと。カテコールアミン分泌過剰により発症する。高血圧，頭痛，発汗過多，動悸，便秘，胸痛，悪心，振戦，発作性顔面紅潮など(必ずしも特有の症状ではない)。

分泌細胞とホルモン（▶表6）

① α（A）細胞：グルカゴン
② β（B）細胞：インスリン
③ δ（D）細胞：ソマトスタチン
④ PP細胞：膵ポリペプチド

表6 膵ランゲルハンス島の分泌細胞とホルモン

細胞		膵島細胞内占有率	ホルモン
α（A）細胞	好酸性細胞	20％	グルカゴン
β（B）細胞	主細胞	70％	インスリン
δ（D）細胞		10％	ソマトスタチン

図15 膵ランゲルハンス島

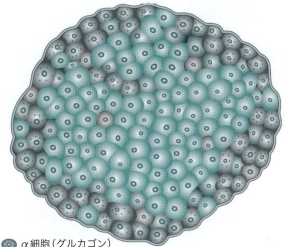

- α細胞（グルカゴン）
- β細胞（インスリン）
- δ細胞（ソマトスタチン）
- PP細胞

（岡田隆夫　編，改訂2版　カラーイラストで学ぶ　集中講義　生理学，p306，メジカルビュー社，2016.より引用）

ホルモンの作用

①グルカゴン（α細胞）

(1) 分泌刺激
- 血糖値の低下で分泌促進
- 血糖値の上昇で分泌低下

(2) 作用
- 肝臓のグリコーゲンからグルコースを産生して血中に放出
- 血糖値上昇作用（インスリンの存在下で協同的に作用する）
- アミノ酸などの非炭水化物からグルコースをつくる（糖新生）
- 脂肪分解とケトン体生成

②インスリン（β細胞）

インスリンは，血糖値を下げる唯一のホルモンである。

(1) 分泌刺激
- 食後の血糖値上昇で分泌促進（副交感神経がランゲルハンス島に作用して分泌）
- 血糖値が正常に戻れば分泌は低下する。

(2) 作用
- 肝，筋，脂肪細胞に作用しグルコース，脂肪酸，アミノ酸を取り込む。さらにK^+取り込みの促進。
- インスリンがないと細胞はグルコースを利用できない。
- 脳はインスリンがなくても糖利用可能。
- 糖をグリコーゲンに変換して肝臓および筋肉に貯蔵する。
- 糖を脂肪に変換して脂肪細胞に貯蔵する。

まとめのチェック

☐☐ 1 血圧を上昇させるホルモンを述べよ。

▶▶ 1 同じ血圧を上昇させるといっても，各ホルモンの働きかける（標的）器官の違いに注意すること。

ホルモン	分泌臓器	分泌刺激	働き
レニン	腎臓	腎血流量低下	血圧を上昇させる。
バソプレシン	下垂体後葉	血漿浸透圧上昇	集合管で水の再吸収促進
アドレナリン	副腎髄質	ストレス	心臓の収縮を速める
コルチゾール	副腎皮質	クッシング	アルドステロン作用
アルドステロン	副腎皮質	AGⅡ	Na再吸収，K排出，血圧上昇
甲状腺ホルモン	甲状腺	バセドウ	交感神経増強

☐☐ 2 血糖値を上昇させるホルモンを述べよ。

▶▶ 2 ①糖質コルチコイド
②アドレナリン
③成長ホルモン
④グルカゴン

☐☐ 3 血糖値を下げるホルモンを述べよ。

▶▶ 3 インスリン（のみ）。

ホルモン過剰状態と病態

メカニズムからの視点

- 下垂体：成長ホルモン（GH）分泌過剰 → 下垂体性巨人症（成長期），先端巨大症（成長終了後）。プロラクチン分泌過剰 → 性欲低下など（男性），無月経など（女性）。バソプレシン分泌過剰 ⇒ 低ナトリウム血症
- 甲状腺：T_3，T_4分泌過剰 → 甲状腺機能亢進症（バセドウ病，甲状腺クリーゼなど）
- 副甲状腺：パラトルモン（PTH）分泌過剰 → 副甲状腺機能亢進症
- 副腎皮質：コルチゾール分泌過剰 → クッシング症候群。アルドステロン分泌過剰 → 原発性アルドステロン症
- 副腎髄質：カテコラミンの分泌過剰 → 褐色細胞腫

One Point Advice

1) 下垂体性巨人症
2) 先端巨大症（末端肥大症）
3) 甲状腺機能亢進症
4) 副甲状腺機能亢進症
5) クッシング症候群
6) 原発性アルドステロン症

One Point Advice

下垂体性巨人症，先端巨大症（末端肥大症）はともに下垂体前葉からの成長ホルモン（growth hormone：GH）の分泌過剰で起きる。
・発症年齢で下垂体性巨人症または先端巨大症に分類される。
・両者の特徴的症状：手足の容積増大，巨大舌，眉弓部の膨隆，鼻・口唇の肥大，下顎の突出。
・両者とも高血糖の原因疾患になりうる。

One Point Advice

甲状腺機能亢進症は甲状腺中毒症の同義語として扱われることもあるが，ホルモンの分泌そのものの亢進と細胞の破壊によるホルモン漏出を含んだ病態の区別をしておこう。

One Point Advice

バセドウ病のメルゼブルグ三徴候
①甲状腺腫
②眼球突出
③頻脈

ホルモン過剰による内分泌疾患は？

①下垂体性巨人症（▶図16）
・成長期に発症（骨端線が閉鎖する前）
・症状：高身長（子どものときから発症）

②先端巨大症（末端肥大症）（▶図16）
・成人してからの発症（骨端線が閉鎖した後）
・特徴：あまり高身長にならない

図16 下垂体性巨人症と先端巨大症

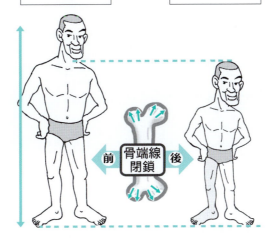

(見目恭一　編：臨床工学技士　イエロー・ノート　臨床編，p511，メジカルビュー社，2015.より改変引用)

③甲状腺機能亢進症

甲状腺刺激ホルモン（TSH）の過剰な分泌により，下位層の甲状腺ホルモンの分泌過剰が発生し血中濃度が高値を示すこと（▶表7）。

(1) よく認められる器官別臨床症状

代謝機能	体重減少，手指振戦など
体温調節	体温上昇，発汗過多
精神・神経機能	イライラ，不安，落ち着きがない
循環調節	頻脈，動悸
消化機能	下痢，腸運動亢進
その他	月経不順 甲状腺腫大（甲状腺刺激抗体による増殖刺激作用）

(2) 疾患名

甲状腺機能亢進症の代表的な疾患には以下のものがある。

・バセドウ病　　・亜急性甲状腺炎　　・甲状腺クリーゼ

亜急性甲状腺炎，甲状腺クリーゼは分泌過剰だけではなく，甲状腺の破壊によりホルモンが漏出したものも含めた，甲状腺中毒症の代表的疾患で，複数

の臓器に機能不全を引き起こす病態である。特に，甲状腺クリーゼは緊急治療が必要となる病態である。

表7 甲状腺機能亢進症の病態と鑑別

	正常	バセドウ病	亜急性甲状腺炎
好発年齢	—	20〜40歳代　女性	30〜40歳代　女性
病態	TSHにより甲状腺ホルモンが産生され，ネガティブ・フィードバック（抑制）によりホルモンの産生が調節されている。	TSH受容体抗体がTSH受容体を刺激するためホルモンの産生が亢進する。	ウイルス感染により甲状腺が破壊され一過性に甲状腺中毒症を呈する。ホルモン産生能は低下している。
症状	—	①甲状腺腫 ②眼球突出 ｝メルゼブルグ三徴候 ③頻脈 動悸，息切れ，全身倦怠感，収縮期高血圧，食欲亢進，体重減少，下痢，発汗過多，筋力低下，振戦 ・コレステロール減少 ・ALP増加	自発痛，圧痛を伴う甲状腺腫，高熱（しばしば38℃以上），動悸，全身倦怠感，発汗過多，振戦 ・赤沈亢進 ・CRP上昇
血中TSH値	0.45〜4.5 μU/mL	↓	↓
血中FT$_4$・FT$_3$値	FT$_4$：0.7〜1.7 ng/dL FT$_3$：2.5〜4.5 pg/mL	↑	↑一過性に
TSH受容体抗体	—	＋	＋まれに，一過性に
抗甲状腺抗体	—	＋	—

↓ One Point Advice

副甲状腺機能亢進症は
・原発性副甲状腺機能亢進症
・続発性副甲状腺機能亢進症（慢性腎不全がほとんど）
の2つに分類される。

④副甲状腺機能亢進症

　副甲状腺ホルモン（PTH）の分泌過剰をきたす疾患。原発性と続発性（主に慢性腎不全に伴う）に分類される。

　原発性では副甲状腺に腫瘍，過形成あるいはがんが生じ，PTHが自律的に過剰に分泌され，高カルシウム血症，低リン血症，骨病変など呈する（▶表8）。続発性は慢性腎不全による高リン血症，ビタミンD活性化障害，それらに伴う低カルシウム血症などによりPTHの過剰分泌を呈する。

＊副甲状腺ホルモン（PTH）：パラトルモン

POINT!!

● **ホルモンの分泌異常により生じる疾患**

・先端巨大症：成長終了後に発症する，**成長ホルモンの分泌過剰**による下垂体疾患である。耐糖能異常，高血圧，睡眠時無呼吸症候群などを呈する。

・クッシング症候群：副腎皮質からの**コルチゾール分泌過剰**により発症する。満月様顔貌，中心性肥満，紫赤色皮膚線条，多毛などをきたし，耐糖能異常，高血圧，白血球増加，好酸球減少などを呈する。

・バセドウ病（甲状腺機能亢進症）：**甲状腺ホルモンの分泌過剰**により発症する。甲状腺腫，眼球突出，頻脈の三徴候が特徴である。

・原発性アルドステロン症：副腎皮質からの**アルドステロン分泌過剰**により発症する。高血圧，低カリウム血症を呈する。高血圧患者の5％以上を占める。

・アジソン病：**副腎皮質からのホルモン分泌低下**により発症する。低血糖，低血圧，低ナトリウム血症，高カリウム血症，色素沈着，全身倦怠感を呈する。

表8 副甲状腺機能亢進症の原発性と続発性の比較

	原発性副甲状腺機能亢進症	続発性副甲状腺機能亢進症
病態	副甲状腺の腫瘍・過形成 ↓ PTH自律性過剰分泌 ↓ 血清カルシウム高値	副甲状腺以外の病因による低カルシウム血症 ↓ 代償性のPTH産生亢進 ↓ 血清カルシウム低値〜正常
症状	●高カルシウム血症による ・悪心，嘔吐，腹痛（消化器） ・口渇，多飲，多尿，脱水，尿路結石（腎臓） ・近位筋の筋力低下，倦怠感，易疲労感（神経，筋肉） ・心電図異常（心臓） ●骨変化 ・繊維性骨炎，骨粗鬆症様変化	●異所性石灰化による ・血中のリンが骨吸収により生じたカルシウムと結合して関節周囲，皮膚，結膜，血管壁に沈着し関節痛，皮膚瘙痒などの症状が生じる。 ●慢性腎不全の場合：CKD-MBD（慢性腎臓病に伴う骨ミネラル代謝異常）

⑤クッシング症候群（▶表9）

副腎皮質から分泌されるコルチゾール（糖質コルチコイド）の過剰による症候群（総称）。病因は副腎皮質の腺腫，がん，原発性副腎皮質結節性過形成，異所性副腎皮質刺激ホルモン（ACTH）産生腫瘍，下垂体過形成および下垂体腺腫（クッシング病）である。

図9 クッシング症候群

		過剰分泌ホルモン
好発年齢	40〜50歳代　女性	
症状	満月様顔貌，中心性肥満，水牛様肩，赤色皮膚線条，皮膚の菲薄化，高血圧，浮腫，高血糖，脂質異常症，骨粗鬆症，腎・尿路結石，皮下益血，易感染症，筋力低下，精神異常．	コルチゾール
	にきび，月経異常，男性化徴候（多毛）	アンドロゲン
所見	・ナトリウム↑，カリウム↓，代謝性アルカローシス，白血球数↑（好中球↑，リンパ球↓，好酸球↓） ・血中or尿中遊離コルチゾール→〜↑ ・血中コルチゾールの日内変動消失	コルチゾール

(1) クッシング症候群の病型分類

①内因性

●ACTHの過剰分泌
　・クッシング病（ACTH産生下垂体腫瘍）
　・異所性ACTH症候群（肺小細胞がん，胸腺腫，カルチノイド，膵がんなど）
　・CRH産生腫瘍（視床下部腫瘍など）

●コルチゾールの自律性過剰分泌
　・副腎腺腫
　・副腎がん
　・副腎皮質（結節性）過形成

POINT!!

● 二次性高血圧症について

高血圧症とは：収縮期血圧140mmHg以上/拡張期血圧90mmHg以上の両方あるいはどちらか一方を満たすもの。そのなかの原因が明らかな高血圧のことを**二次性高血圧症**という（5〜10％）。
① 腎性高血圧
② 内分泌性高血圧
　原発性アルドステロン症，クッシング症候群，褐色細胞腫，甲状腺機能亢進症および低下症，末端肥大症
③ 心臓血管性高血圧
④ 神経性高血圧
⑤ 妊娠性高血圧
⑥ 薬物性高血圧

② 外因性
・医原性（ステロイド長期投与など）
・偽性（アルコールなど）

⑥原発性アルドステロン症

腺腫や過形成などにより低カリウム血症を伴った，アルドステロンの自律的過剰分泌により，腎集合管に作用してナトリウム貯蔵による高血圧（低レニン性高血圧）を呈する疾患（▶表10）。病因は，アルドステロン産生腺腫，特発性アルドステロン症がほとんどである。

二次性高血圧の主な原因となっている。

表10 原発性アルドステロン症（分泌過剰）

病態・症状	●高血圧 ・Na再吸収亢進により，Naと水分が体内に貯留し，循環血症量が増加することで高血圧となる。 ●低カリウム血症 ・Kの排泄亢進による。高度な低K血症（3.0 mEq/L以下）では脱分極状態の延長により心電図異常や筋力低下を示す。 ・インスリン分泌低下やアルドステロン過剰によるインスリン抵抗性などの関与により，二次性糖尿病が生じることがある。 ・長期になれば腎臓の間質に変性が生じ，尿濃縮力や腎機能の低下による，多飲，多尿（夜間）を呈する。 ●代謝性アルカローシス ・Hの排泄亢進により代謝性アルカローシスになる。

まとめのチェック

☐☐ 1	ホルモンの分泌過剰による主な内分泌疾患を述べよ。	▶▶ 1	①下垂体性巨人症 ②先端巨大症（末端肥大症） ③甲状腺機能亢進症 ④副甲状腺機能亢進症 ⑤クッシング症候群 ⑥原発性アルドステロン症
☐☐ 2	下垂体性巨人症，先端巨大症（末端肥大症）の違いを述べよ。	▶▶ 2	子どものときから発症した場合，下垂体巨人症に分類され，高身長となる。成人してからの発症は先端巨大症に分類され，高身長にならない。

↓ One Point Advice

・バセドウ病：甲状腺ホルモン分泌過剰で発症（甲状腺機能亢進）
・橋本病：甲状腺ホルモン分泌低下で発症（甲状腺機能低下）

甲状腺と自己抗体（バセドウ病・橋本病）

自己免疫性甲状腺疾患にはバセドウ病（前節に述べている）と慢性甲状腺炎（橋本病）がある。これらの疾患は，臓器特異的自己免疫疾患の一種である。自己免疫性甲状腺疾患では甲状腺刺激ホルモン（TSH）受容体に対する抗体と細胞成分（TPO，Tg）に対する抗甲状腺抗体が認められる。

TSH受容体に対する抗体は測定方法により，TSH受容体抗体（TSH receptor antibody：TRAb）または甲状腺刺激抗体（thyroid stimulating antibody：

TSAb）とよばれる。

　TRAbとTSAbはバセドウ病の診断に有用であるが，橋本病の確定診断には有用ではない[11]。

血液浄化が必要な内分泌疾患

メカニズムからの視点

> ●腎不全の疾患に対して施行する透析療法の技術を基礎として，自己免疫疾患や肝不全などの疾患や病態の治療法として発展している。
> ●血圧，水分・電解質，血糖値などの異常を引き起こす病因物質を血液あるいは血漿中より選択的に除去すること。
> ●現在施行されている療法は，①透析療法：血液透析，血液濾過，血液透析濾過，腹膜透析など。②血漿交換療法：単純血漿交換，二重濾過血漿交換，冷却濾過療法など。③吸着療法：直接血液吸着，血漿吸着療法，白血球除去など。
> しかしながら，選択的にホルモン除去が行える血液浄化療法は現在のところ確立されてはいない。

甲状腺クリーゼ

■原因と病態

　甲状腺中毒症の原因となる未治療またはコントロール不良の甲状腺基礎疾患が存在し，これになんらかの強いストレス（身体的，精神的）が加わったときに甲状腺ホルモン作用過剰に対する生体の代償機構が破綻し，複数臓器が機能不全となり生命の危機に直面した状態に陥ること。緊急な治療が必要となる病態である。バセドウ病由来で発症するのがほとんどである。

■症状（▶表11）

表11　甲状腺クリーゼ

誘　因	感染，外傷，手術，ストレス，分娩など
症　状	・中枢神経症状（不穏，せん妄，精神異常） ・発熱（38℃以上） ・頻脈130回/分） ・心不全症状 ・消化器症状（嘔吐，下痢，黄疸など）

■適応

　甲状腺クリーゼに対する血液浄化療法はいまだ確立されてはいない。しかしながら，甲状腺クリーゼは，糖質コルチコイド代謝を促進し，相対的な副腎不全を呈するため[12]，血液浄化療法では副腎の機能を回復させる治療法を選択することも考える。

悪性眼球突出症

■原因と病態

　バセドウ病甲状腺機能亢進症に伴う眼症状，特に高度な眼球突出症を指す。純粋な眼科的疾患などは含まない。日本人の場合，ヘルテル眼球突出計で

17 mm以上であり，近視を伴っていない場合に当てはまる[13]。原因は外眼筋の肥厚や眼窩後部脂肪組織の増殖である。

■症状

閉眼できないため，角膜の乾燥による潰瘍形成，眼球運動が妨げられるため二重視が起こったりする。

■適応

眼球突出症に対する血液浄化療法はいまだ確立されてはおらず，甲状腺クリーゼに準じる血液浄化療法を選択することになると考えられる。

内分泌疾患における血液浄化療法

メカニズムからの視点

- 現在の血液浄化療法では，病因物質のホルモンを選択的には除去できない。
- 今のところホルモンを選択的に除去できないので，血球と血漿を分離（膜，遠心）して廃棄・交換を行う血漿交換が有効な治療方法となっている。血管内の物質除去には有効ではあるが，血管外に広く分布した物質の除去効率は低い。
- 病因ホルモンにより出現した病態を改善するための対処的血液浄化療法が行われる。

内分泌系における血液浄化療法は，標的器官の細胞と結合し作用（促進・抑制）するホルモンを除去するか，分泌の指令を出す刺激ホルモン（上位層のホルモン）の除去を行うのか，またはホルモン伝達（カスケード）の過程で受容体をブロックするのか，いくつかの方法が考えられる。

しかしながら，いずれも特殊な抗体（自己抗体など）やホルモンを除去およびブロックするデバイスは開発されていないため，血液中よりすべて除去する血漿交換療法（PEまたはPP）が選択されることとなる。

|血漿交換療法|

体外循環法を用いて血球と血漿とに分離し，血漿のみを廃棄し同量の新たな血漿を補充し患者の血球とともに体内に返血することにより血液の浄化を行う治療方法（▶図17）である。

血漿分離には膜分離法と遠心分離法があるが，前者の方が一般的である。置換する血漿としては健常者の新鮮な血漿を用いる場合と，アルブミンなどの血漿製剤を用いる場合がある。血漿を置換することから抗体，免疫複合体などの大分子量物質も除去できる。血管内の物質の除去には有効であるが，体液に広く分布している物質の除去効率は低い。また血漿の補充により新たな疾患の感染の危険などの欠点もある。

> **▼ One Point Advice**
>
> PE（plasma exchange），PP（plasmapheresis）どちらも血漿交換を指す。

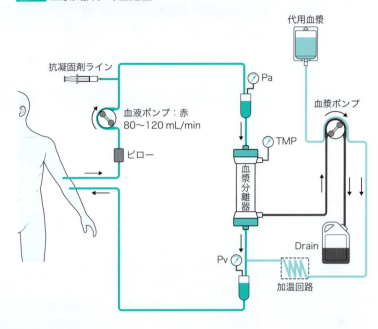

図17 血漿交換(PE)回路図

まとめのチェック

☐☐	1 自己抗体について述べよ。	▶▶ 1 自分自身の細胞や組織を抗原とする抗体のこと。全身の組織に対して非特異的に反応する抗体と，特定の臓器に対し特異的に反応する抗体の，2種類に分けられる。
☐☐	2 血漿交換(PE)用の回路図を描け。	▶▶ 2 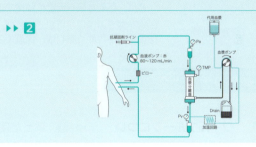

血液浄化中の主なトラブルと対処方法

　血液浄化療法は，体外循環治療であること，治療を受ける患者の病態が複雑かつ多様であることなどから，ヒューマンエラー(▶表12)を含めたトラブル(▶表13)や事故が発生しやすい。いったんトラブルが起きたときに対処法を間違えると患者の生命にかかわる，重篤な事故にまで発展するおそれがある。

　安全に治療を行うには，血液浄化装置の構造と管理に習熟することとともに，治療中に起こりうる可能性のある事故とその対策を十分に理解しておくことが必要である[14]。

表12 ヒューマンエラーと対処法

ヒューマンエラーの種類	要因	対策
ルール違反	安全操作を守らない（マニュアル無視）	マニュアル遵守教育
ミステイク	意識的行為 判断ミス，目標のミス	教育と訓練 行為の理解 フェイルセーフ
スリップ	無意識的行為 操作・手技の失敗	体系的対策は困難 指導と訓練 フールプルーフ フェイルセーフ 二重チェック

図13 血液浄化中のトラブルと対策

血液浄化時のトラブル	対処法
空気誤入	①血液ポンプ停止 ②静脈側血液回路の閉塞（鉗子） ③頭を下げた左側臥位にする ④モニタ装着（心電図など） ⑤酸素吸入 ⑥気道確保，呼吸・循環の管理，高気圧酸素療法の検討
出血	①血液ポンプ停止 ②出血量，バイタルサインの確認 ③-1 自他覚的所見に異常なし：出血部位の修復 ③-2 自他覚的所見に異常あり：下肢挙上，生理食塩水の急速補液と出血部位の修復 ③-3 ショックに陥った場合：ショック体位，急速補液，救急蘇生処置（呼吸確保，酸素吸入，強心剤，昇圧剤，緊急輸血） ④ヘマトクリット，ヘモグロビンの検査．必要に応じて輸血準備
血液凝固	①凝固が疑われたら，生理食塩水を100 mL程度注入し，血液凝固の状況を確認 ②-1 治療継続が困難ならば，生理食塩水で置換を行い血液凝固箇所の回路を交換する． ②-2 生理食塩水での置換が不可能な場合は，すべて破棄し，新たな回路を準備する． ③凝固した部分のみ交換するような煩雑な手技により周囲を血液で汚染することを避け，可能な限り安全に簡便で迅速な交換を心がける．
装置の故障	①短時間での復帰が可能であれば，対処を行い治療を継続する． ②復帰が不可能であれば，代替えの装置と交換する．

まとめのチェック

☐☐ ① フールプルーフについて述べよ。

▶▶ ① 誤った使用法への対処機能。誤りの検出・訂正や使用法の制限などの機能を機械などにもたせること。

☐☐ ② フェイルセーフについて述べよ。

▶▶ ② 安全機能の一種。たとえ誤りが起きても，安全を保障するための機構。機械やシステムを暴走させないための歯止めや異常時の自動停止機能を含む。

●文献

1) 坂井建雄, 編: 集中講義 解剖学, p.10, メジカルビュー社, 2012.
2) 見目恭一, 編: 先手必勝！弱点克服完全ガイド, p.41, メジカルビュー社, 2015.
3) 坂井建雄, 編: 集中講義 解剖学, p.200, メジカルビュー社, 2012.
4) 見目恭一, 編: 先手必勝！弱点克服完全ガイド, p.40, 図1, メジカルビュー社, 2015.
5) 坂井建雄, 編: 集中講義 解剖学, p.203, メジカルビュー社, 2012.
6) 医療情報科学研究所, 編: 病気が見えるvol.3 糖尿病・代謝・内分泌, 第4版, p205, メディックメディア, 2014.
7) 坂井建雄, 編: 集中講義 解剖学, p.205, メジカルビュー社, 2012.
8) 坂井建雄, 編: 集中講義 解剖学, p.208, メジカルビュー社, 2012.
9) 岡田隆夫, 編: カラーイラストで学ぶ 集中講義 生理学, 改訂2版, p.306, メジカルビュー社, 2014.
10) 見目恭一, 編: 臨床工学技士 イエロー・ノート 臨床編, p.511, メジカルビュー社, 2013.
11) 医療情報科学研究所, 編: 病気が見えるvol.3 糖尿病・代謝・内分泌, 第4版, p.209, メディックメディア, 2014.
12) Marino PL, 著, 稲田英一, 唐沢富士夫, 監訳: ICUブック, 第2版, メディカル・サイエンス・インターナショナル, p.648, 2001.
13) 伊藤正男, 井村裕夫, 高久史麿, 総編集: 医学書院 医学大辞典（電子辞書）, 第2版, 医学書院, 311023, 2009.
14) 透析療法合同委員会, 編: 血液浄化ハンドブック, p66, 共同医書出版社, 2014.

08 皮膚

半蔀　勝

自己抗体と皮膚疾患

メカニズムからの視点

- 皮膚疾患のなかで自己抗体によるものは，天疱瘡（てんぽうそう）と類天疱瘡である。
- 天疱瘡は，尋常性天疱瘡，落葉状天疱瘡その他の3型に大別される。
- 天疱瘡と類天疱瘡は，血漿交換療法の適応である。

　皮膚疾患のなかで自己抗体によるものは，天疱瘡と類天疱瘡が代表的である。
　自己免疫疾患（▶図1）とは，自分の組織成分に反応する抗体は存在しないが，あるときに自分の組織成分に反応する抗体（自己抗体）が出現し，自己の組織を傷害する疾患のことである。類天疱瘡は，血液中に存在する皮膚の基底膜に対する自己抗体が自己抗原に反応して，皮膚を傷害し，皮膚に水疱をつくる病気である。天疱瘡とまとめて自己免疫性水疱症ともいう。

図1　自己免疫疾患

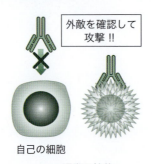
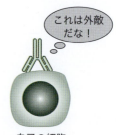

a　通常の抗体　　　b　自己免疫疾患に関わる抗体

天疱瘡

　天疱瘡は，『天疱瘡診療ガイドライン』によれば「皮膚・粘膜に病変が認められる自己免疫性水疱性疾患であり，病理組織学的に表皮細胞間の接着が障害される結果生じる棘融解（きょくゆうかい）（acantholysis）*1による表皮内水疱形成を認め，免疫病理学的に表皮細胞膜表面に対する自己抗体が皮膚組織（表皮角化細胞表面）に沈着するあるいは循環血中に認められることを特徴とする疾患」と定義される[1]。

■天疱瘡の種類

　天疱瘡は，尋常性天疱瘡，落葉状天疱瘡，その他の3型に大別される（後述）。その他として，腫瘍随伴性天疱瘡，増殖性天疱瘡，紅斑性天疱瘡，疱疹状天疱瘡，薬剤誘発性天疱瘡の5疾患が知られている。これらについて特徴は表1にまとめた。

用語アラカルト

*1　棘融解（acantholysis）
角化細胞の細胞間接着が離解し，細胞が分散している状態をいう[1]。

表1 その他の天疱瘡分類

	疾患の臨床症状（特徴）
増殖性天疱瘡	尋常性天疱瘡の亜型でNeumann型とHallopeau型とがある Neumann型：水疱，びらん病変から生じる．比較的進行性で難治 Hallopeau型：間擦部など嚢胞性病変から生じる．自然消退で予後良好 自己抗体は尋常性天疱瘡と同じ抗Dsg3 IgG抗体である
紅斑性天疱瘡	落葉状天疱瘡の局所型である 顔面の蝶形紅斑様の皮疹を伴うことが特徴 特徴的な抗表皮細胞膜IgG抗体を認める
腫瘍随伴性天疱瘡	難治性の口腔内病変が最も頻度が高い 口腔内から咽頭にかけた広範囲の粘膜部にびらん潰瘍が生じ，赤色となる 口唇まで血痂，痂皮を伴うびらんを認める 大多数の患者は眼粘膜病変を伴う
疱疹状天疱瘡	掻痒性紅斑と環状に配列する小水疱が特徴 蛍光抗体法所見（▶図2）で天疱瘡と同様IgGクラスの表皮細胞膜表面に対する自己抗体が検出される
薬剤誘発性天疱瘡	薬剤投与の後に天疱瘡様所見を呈する 多くの症例は原因薬中止後に症状は軽快する 代表薬剤はD-ペニシラミン（抗リウマチ薬），カプトプリル（高血圧治療薬，アンジオテンシン変換酵素阻害薬）など

図2 蛍光抗体法写真

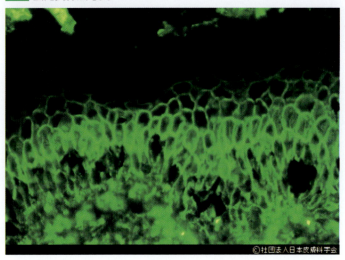

（日本皮膚科学会ホームページより許諾を得て掲載）

類天疱瘡

類天疱瘡は，やけど，虫刺されや各種の感染症などの明確な原因なしに皮膚に水疱をつくる．水疱は基底膜に対する自己抗体が自己抗原に結合し，表皮と真皮の接着を障害することで起こる．類天疱瘡は高齢者に多く，60歳以上，特に70～90歳代にみられる．まれに18歳以下の若年者および小児にも認めることがある[2]．

薬剤や感染症から発症する皮膚疾患

メカニズムからの視点

- 薬疹には，薬剤性過敏症症候群，中毒性表皮壊死症，スティーブンス・ジョンソン症候群などがある。
- 薬疹は，一度使用した薬により発症する。発症には，時間を要する。
- 薬疹の原因薬は，抗痙攣薬が最も多く，中止しても悪化することがある。
- 重症薬疹には，中毒性表皮壊死症，スティーブンス・ジョンソン症候群である。
- 中毒性表皮壊死症，スティーブンス・ジョンソン症候群は，血漿交換療法の適応である。

補足

薬剤性過敏症症候群は，薬の他にウイルス感染が関与する。原因薬は抗痙攣薬が圧倒的に多く，その他に尿酸を下げる薬などがある[2]。

　薬疹とは，薬を内服または注射することで生じる発疹のことである（アレルギー性薬疹）。通常，薬に反応するこのような細胞や抗体ができるのには内服を始めて1～2週間ほどかかり，そこで初めて発症すると考えられている[2]。薬疹で重症になると，中毒性表皮壊死症，スティーブンス・ジョンソン症候群となる。また，ウイルスが関与する薬剤性過敏症症候群が知られている。これらの重症薬疹では，原因薬を中止しただけでは軽快せず，さらに悪化するので，早期対応が重要である。▶表2に薬疹の原因となる主な薬剤を示す。

表2 薬疹の原因となる主な薬剤

抗てんかん薬
フェニトイン(アレビアチン®)
ゾニサミド(エクセグラン®)
ラモトリジン
バルプロ酸ナトリウム(デパケン®)
ジアフェニルスルフォン(レクチゾール®, プロトゲン®)
抗リウマチ薬　サラゾスルファピリジン(サラゾピリン®)
クラス1b/抗不整脈治療剤　メキシレチン(メキシチール®)
高尿酸血症治療薬　アロプリノール(ザイロリック®, アロシトール®)
テトラサイクリン系抗生物質　ミノサイクリン(ミノマイシン®)
血管拡張薬　ジルチアゼム(ヘルベッサー®)
非ステロイド性抗炎症薬　ピロキシカム(バキソ®)
抗痙攣薬
フェノバルビタール　カルバマゼピン(テグレトール®)
鎮痛解熱剤
アセトアミノフェン　ジクロフェナクナトリウム　アスピリン　イブプロフェン　セフェム系抗生物質

図3 薬剤性過敏症症候群症状①

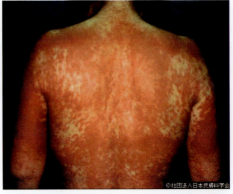

（日本皮膚科学会ホームページより許諾を得て転載）

図4 薬剤性過敏症症候群症状②

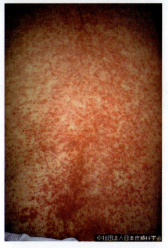

(日本皮膚科学会ホームページより許諾を得て転載)

治療方法は，ステロイド剤の内服が原則であるが，場合により**パルス療法**[*2]が行われることもある[2)]。一方，ステロイドを使わずに軽快する例もある。ステロイドの使用方法で，絶対してはいけないのは，漸増（ゆっくり増量していく）と，急激な減量である[2)]。本症ではいったん軽快しても，次々と別の臓器症状が現れることがあるため，ゆっくりと減量することが重要である。また，高熱を認めることもあるが，解熱剤の使用は症状を悪化させる可能性があるので，注意が必要である。

用語 アラカルト
*2 パルス療法
3日間ステロイド薬（500～1,000mg）を大量に点滴する方法。1週間に3日間を1クールとして，1カ月に1クール行うのが通常であるが，重症の場合は継続することもある。

まとめのチェック

□□	① 皮膚疾患のなかで自己抗体によるものを挙げよ。	▶▶ ①	天疱瘡と類天疱瘡
□□	② 天疱瘡の種類を挙げよ。	▶▶ ②	尋常性天疱瘡，落葉状天疱瘡とその他の3型に大別される。
□□	③ その他の天疱瘡とは何か。	▶▶ ③	増殖性天疱瘡，紅斑性天疱瘡，腫瘍随伴性天疱瘡，疱疹状天疱瘡，薬剤誘発性天疱瘡
□□	④ 薬疹の種類を挙げよ。	▶▶ ④	薬剤性過敏症症候群，中毒性表皮壊死症，スティーブンス・ジョンソン症候群など
□□	⑤ 薬疹の原因薬は何か。	▶▶ ⑤	抗痙攣薬が最も多い。
□□	⑥ 薬疹の特徴を挙げよ。	▶▶ ⑥	一度使用した薬剤により発症し，原因薬を中止しても悪化することがある。

血液浄化が必要な皮膚疾患

天疱瘡

メカニズムからの視点

- 天疱瘡は，自己免疫疾患の1つ。
- 粘膜表面の接着に関与するタンパク（デスモグレイン）に対して自己抗体(IgG)が産生される。
- 疾患には，尋常性天疱瘡（pemphigus vulgaris：PV）と落葉状天疱瘡（pemphigus foliaceus：PF）がある。
- 尋常性天疱瘡抗原はデスモグレイ3（Dsg3），落葉状天疱瘡抗原はデスモグレイン1（Dsg1）である。

天疱瘡では，皮膚表皮成分を攻撃する抗体が体内でつくられ，表皮細胞がバラバラに離れて皮膚に水疱が多数現れる。皮膚，口腔粘膜，食道などの粘膜の表面にあるデスモグレインに対して自己抗体（IgG）が産生される。IgGがデスモグレインの接着機能を抑えるため水疱ができ，容易に破れてびらんが生じる[2]。痒みはあまりないが，表皮形成が悪く治りにくい病気である。疾患には，大きく分けて二種類あり，尋常性天疱瘡（pemphigus vulgaris：PV）と落葉状天疱瘡（pemphigus foliaceus：PF）がある（▶表3）。

表3 天疱瘡の原因抗原抗体

	尋常性天疱瘡	落葉状天疱瘡
抗原	デスモグレイン3（Dsg3）	デスモグレイン1（Dsg1）
抗体	粘膜優位型 抗Dsg3 IgG抗体 粘膜皮膚型 抗Dsg3IgG抗体 抗Dsg1IgG抗体	抗Dsg1IgG抗体

（旭化成メディカル資料より引用）

補足

● デスモグレイン代償説（desmoglein compensation theory）

同じ細胞に2種類以上のデスモグレインアイソフォームが発現している場合，細胞間接着機能を補い合う[1]。

日本全国では，患者は約4,000人，発症は40〜60歳代女性に多く，尋常性天疱瘡抗原はデスモグレイン3（Dsg3），落葉状天疱瘡抗原はデスモグレイン1（Dsg1）である。両者の抗体については▶表3を参照（▶図5，6）。

図5 天疱瘡の病態生理①

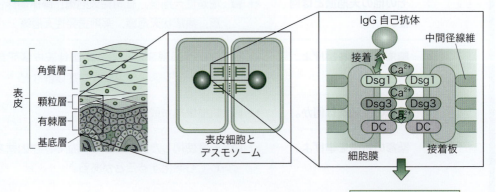

（旭化成メディカル株式会社「天疱瘡・類天疱瘡」より引用）

図6 天疱瘡の病態生理（細胞間）②

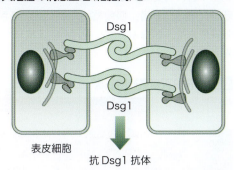

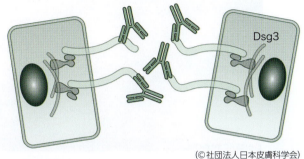

（©社団法人日本皮膚科学会）
（日本皮膚科学会ホームページより引用）

　天疱瘡の抗原について，表皮においてDsg3は表皮下層，特に基底層・傍基底層に強く発現し，Dsg1は表皮全層に発現がみられ，上層にいくに従い発現が強くなる。

　粘膜では，Dsg3が上皮全層に強く発現しており，Dsg1は基底層を除く全層に弱く発現している[1]。

　落葉状天疱瘡は，血清中に抗Dsg1IgG抗体のみが含まれるが，表皮では，Dsg3による接着機能の代償がない表皮上層に水疱形成が誘導されるが，粘膜では，全層で多く発現しているDsg3によりDsg1の接着機能障害が代償され明らかなびらんを形成しない[1]。

　尋常性天疱瘡は，血清中に抗Dsg3抗体のみが認められる粘膜優位型は，皮膚ではDsg1が表皮全層にわたり発現が認められるが，抗体によるDsg3の接着機能阻害をDsg1が代償し，水疱形成は認められないか，認められても限局されたものとなる[1]。

■主な天疱瘡の特徴
①尋常性天疱瘡（pemphigus vulgaris）

　天疱瘡のなかで頻度が高く臨床的所見は，口腔粘膜に認められる疼痛を伴う難治性のびらんと潰瘍である。

　症状としては口腔粘膜症状が頻度が高く（▶図7），重症例で摂食不良となる。全身に発赤や弛緩性水疱が現れ，やけどをしたようになり，皮膚表面の感染を起こすこともある。臨床症状から粘膜病変が主で，皮膚の水疱，びらんはあっても限局している粘膜優位型と，粘膜のみならず皮膚も広範囲に侵される粘膜皮膚型の2つに分類できる。この疾患は，天疱瘡のなかで最も多く，最も重症度が高い。

　特徴は，口唇・口腔内に水疱・びらん性病変が認められる。特に頬の内側の

粘膜や舌に病変が多発し，痛みがあり摂食不良となる。口腔粘膜以外に，口唇，咽頭，喉頭，食道，眼瞼結膜，腟などが侵される。口腔粘膜以外に皮膚にも，弛緩性水疱，びらんを生じる。水疱は破れやすく，辺縁に疱膜を付着したびらんとなる。

補足

●ELISA法

測定原理

試料溶液中に含まれる目的の抗原あるいは抗体を，特異抗体あるいは抗原で捕捉するとともに，酵素反応を利用して検出・定量する方法であり，抗原抗体反応の組み合せによって直接法，間接法，サンドイッチ法，競合法などがある。

図7 尋常性天疱瘡初期症状

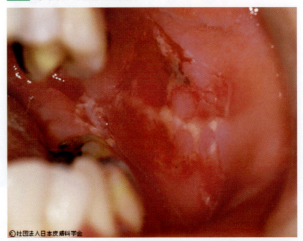

（日本皮膚科学会ホームページより許諾を得て転載）

図8 尋常性天疱瘡皮膚背部の水疱，びらん症状

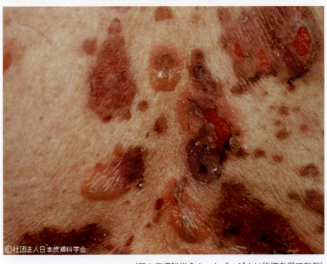

（日本皮膚科学会ホームページより許諾を得て転載）

②**落葉状天疱瘡（pemphigus foliaceus）**

落葉状天疱瘡は，全身に非常に浅い水疱とびらんが発症するが，口腔内病変は認められず，比較的軽症である。

臨床的特徴は，皮膚に生じる薄い鱗屑，痂皮を伴った紅斑，弛緩性水疱，びらんである。紅斑は，爪甲大までの小紅斑が多いが，まれに広範囲な局面となり，紅皮症様となることがある。好発部位は，頭部，顔面，胸，背部などのいわゆる脂漏部位で，口腔など粘膜病変はほとんどない[1]（▶図9）。**ニコルスキー現象**[*3]も認められる。

用語アラカルト

＊3 ニコルスキー現象

皮膚に起きる症状の1つである。一見，正常にみえる皮膚だが表皮は薄く擦ると剥離や水疱が起きる現象をいう。

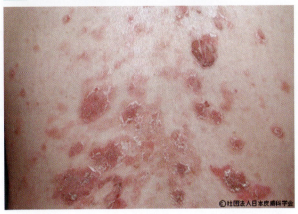
図9 落葉状天疱瘡背部の水疱・びらん症状

（日本皮膚科学会ホームページより許諾を得て転載）

POINT!!

●創傷治癒関連
- 創傷治癒過程
  創傷治癒過程は，①出血凝固期，②炎症期，③増殖期，④成熟期の4段階に分類される。
  ①出血凝固期：出血により凝固因子が活性し，フィブリン塊が形成され止血される時期。
  ②炎症期：炎症性細胞が傷を遊走し，壊死組織や挫滅組織などを攻める時期。
  ③増殖期：血管内皮細胞が新しく血管を形成され，肉芽組織が形成される時期。
  ④成熟期：コラーゲンが十分になり，線維芽細胞が減少し，瘢痕形成が軽微になる時期。
- 創傷治癒遅延因子
  創傷治癒遅延因子には，全身的な障害因子と局所的障害因子の2つがある。
  全身的な障害因子
  ①血液の組成と循環障害（貧血や低タンパク血症，心疾患，血管病変，低酸素血症など）
  ②栄養障害（低栄養や栄養素の不足）
  ③代謝障害
  ④糖尿病，肝硬変などの全身疾患
  ⑤薬剤（抗がん剤，免疫抑制剤，ステロイド剤など）
  ⑥放射線など
  局所的障害因子
  ①壊死組織の存在
  ②感染
  ③浮腫
  ④乾燥など
- 創傷治癒の形式
  ①一次治癒（一次縫合）：細菌感染など起こらず，組織損傷がわずかで，傷跡が残らず治癒でき，組織の修復に要する時間も短い。
  ②二次治癒（二次縫合）：感染などで組織が広い範囲で壊死した場合，組織が傷害されて欠けた部分が大きい場合，壊死や欠けた部分には滲出液が溜まる。それを取り除くため溜まった部分には，炎症細胞が集まる。そして，血管が生成され，肉芽組織ができる。一定期間が経過すると，肉芽組織は瘢痕組織になる。組織の欠けた部分は，その周りの組織が収縮することで縮む。このように，組織の修復には長時間がかかる。傷跡（瘢痕）を残した状態で治癒する。
  ③三次治癒（三次縫合）：二次治癒の途中で感染や異物がないことがわかった時点で，傷の周りを切り縫合する。

■天疱瘡の治療

- 早期診断と初期治療の重要性を認識する。
- 皮膚科専門医により治療がなされるべきである。
- 病初期にその予後を予測するのは困難な場合が多い。
- 初期治療が不十分であるとステロイド減量中に再発を認めることがある。
- 重症例はステロイド漸減後，少量のステロイド（プレドニゾロン：0.2 mg/kg/day以下）のみで臨床的に症状を認めない寛解が維持されることが必要である。

　天疱瘡治療は，治療導入期と治療維持期に分け，方針を立てて行う。初期治療はステロイド剤が第一選択である。ステロイド単剤により2週間ほど経過をみて治療効果が不十分と判断した場合は，速やかに免疫抑制剤，大量γグロブリン療法〔大量IVIG（intravenous immunoglobulin）療法〕，血漿交換療法，ステロイドパルス療法などを考慮する。また，重症例においては，初期より免疫抑制剤を併用することもある[1]。

① 予後

　尋常性天疱瘡は，落葉状天疱瘡に比べ，難治性で予後は悪い。ステロイド療法導入により，予後は著しく向上したが，その副作用による合併症が問題である。

| 類天疱瘡（水疱症）|

メカニズムからの視点

- 水疱症はやけど，虫刺されや各種の感染症などのはっきりした原因なしに皮膚に水疱をつくる病気。
- 表皮の基底膜にある自己抗原（180kDa水疱性類天疱瘡：BP180, 230kDa水疱性類天疱瘡：BP230）に結合して表皮と真皮の接着が悪くなり水疱ができる。
- 尋常性天疱瘡と比べ一般に治療に対する反応は良好である。
- 治療はステロイド治療の内服が中心。

　水疱症はやけど，虫刺されや各種の感染症などの明確な原因なしに皮膚に大型の緊満性水疱が生じる（▶図10）。類天疱瘡では血液中に表皮と真皮の境となる基底膜部に対する自己抗体ができ，それが表皮の基底膜にある自己抗原に結合して，表皮と真皮の接着が悪くなり，水疱ができる[2]。

図10 類天疱瘡の症状

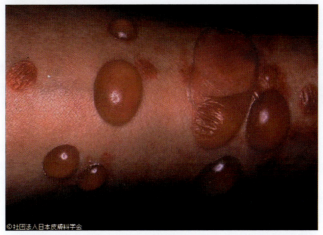

(日本皮膚科学会ホームページより許諾を得て転載)

類天疱瘡は高齢者に多く発症するが，まれに18歳以下の若年者および小児にもみられる。

尋常性天疱瘡と比べ一般に治療に対する反応は良好である。治療抵抗性を示す場合は，増悪するとびらんが拡大し全身熱傷様の状態になることがある。また，全身のびらんに細菌感染を起こして，敗血症から播種性血管内凝固症候群（disseminated intravascular coagulation：DIC）を起こすこともあるので注意が必要である。

■**治療方法**

ステロイド内服が治療の中心となる。限局性および軽症例では，ステロイド外用ないしレクチゾール®（diaminodiphenyl sulfone：DDS）内服のみでコントロール可能なことがある。また，近年，ロキシスロマイシン内服療法またはテトラサイクリンとニコチン酸アミドの併用内服療法の有効性が明らかになり，今後期待される。

治りにくい場合は，重症の尋常性天疱瘡と同様の治療法であるステロイドパルス療法，免疫抑制剤内服併用，血漿交換療法併用などを行う。

副作用として，ステロイドの長期・大量投与では，満月様顔貌，体重増加をはじめとして，感染症・胃潰瘍・高血圧・糖尿病・骨粗鬆症による骨折や免疫抑制薬投与による白血球・肝機能障害・日和見感染症など注意が必要であるため，消化性潰瘍として胃粘膜保護薬，骨粗鬆症の予防薬などを考慮する必要がある。また，その他，糖尿病，高コレステロール血症，高血圧を起こすため，定期的な検査が必要である。

血漿交換療法に関しては，自己抗体の除去による低タンパク血症に伴う感染症の危険性や副腎皮質ステロイドおよび免疫抑制薬を併用していることからカテーテル挿入部からの感染に注意が必要である。

天疱瘡に比べて，類天疱瘡では比較的早期に寛解状態になることが多いが，高齢者に発症することが多いので，ステロイド内服の副作用に注意する必要がある。

まとめ

天疱瘡と類天疱瘡を▶表4にまとめた。

表4 天疱瘡と類天疱瘡のまとめ

	天疱瘡(尋常性・落葉状)	類天疱瘡
症状	自己免疫水疱症といい，皮膚表皮のある成分を攻撃する抗体が体内でつくられた結果，表皮細胞がバラバラに剥がれ皮膚に水疱がたくさん現れる	
患者数(国内)	3,500～4,000人	15,000～20,000人(天疱瘡の約3～5倍)
発症傾向	発症年齢40～60歳代の女性に多い	70～90歳代の高齢者
原因	自分の表皮成分を攻撃する抗体が病気を引き起こす自己抗体がつくられる詳細原因はまだよくわかっていないが，本来の体質(内因)に生活習慣や環境(外因)の影響が加わり生じていると考えられる。	
自己抗体の抗原	表皮細胞間の接合部に存在する細胞膜通過タンパク 尋常性天疱瘡：デスモグレイン3(Dsg3) 落葉状天疱瘡：デスモグレイン1(Dsg1)	基底膜細胞の接合部に存在する膜通過タンパク 180kDa 水疱性類天疱瘡抗原(BP180) 230kDa 水疱性類天疱瘡抗原(BP230)
予後	尋常性天疱瘡 　近年は，血漿交換療法や免疫抑制剤の導入により比較的良好 落葉状天疱瘡 　尋常性天疱瘡に比べて予後は良好 　ステロイド療法で離脱可能な症例もある	比較的早期に寛解状態になることが多い
経過	長期治療が必要。 10年以上治療を継続する例もある	
特定疾患の指定	指定されている	指定されていない
医療費	主治医に申請書類を記入，都道府県の所轄課に申請する。認定されると補助が受けられる。毎年再審査を受ける必要がある	補助を受けられない
その他	高齢者・長期療養中の患者は，ステロイド多量投与や合併症の増悪により不幸な転帰をとる場合もある	

中毒性表皮壊死症(toxic epidermal necrolysis：TEN)

メカニズムからの視点

- 主に薬剤が原因で表皮や粘膜の壊死性障害をきたし，発熱，皮膚と粘膜に広がる広範な紅斑や水疱・びらんを形成する疾患。
- 水疱など皮膚が剥がれた面積が10%以下：スティーブンス・ジョンソン症候群(Stevens-Johnson Syndrome：SJS)
- 水疱など皮膚が剥がれた面積が30%以上：中毒性表皮壊死症(TEN)
- 水疱など皮膚が剥がれた面積が10～30%：SJS/TENのオーバーラップと診断

多発紅斑が広範囲に出現し，眼や粘膜病変，発熱，水疱・びらんを形成する重症疾患である。薬剤投与や感染症を契機に発症する。

中毒性表皮壊死症は，全身の皮膚が紅くなり，擦るだけでズルズルと剥離し(▶図11)，やけどのようになる。薬疹のなかでは最も重症であり，死亡率20～30%と考えられている[2]。

スティーブンス・ジョンソン症候群(SJS)との違いは，水疱やびらんなど皮膚が剥がれた面積が10%以下のものをSJS，30%以上をTENとし，その中間の10～30%の場合をTEN/SJSのオーバーラップとする診断基準であるが，日本では10%以下をSJS，それ以上をTENとしている。皮膚だけでなく眼，口唇，陰部などの粘膜が損傷される[2]。初期からのこの粘膜症状が強い場合には，本

症の可能性がある。発症は，急激な場合と，薬疹などからゆっくり進行する場合とがある[2)]。治療は大量のステロイドあるいはステロイドのパルス療法が行われるが，これらの治療で反応しない場合には血漿交換療法も行われる。この疾患は早期に治療することが大事である。

図11 中毒性表皮壊死融解症の症状

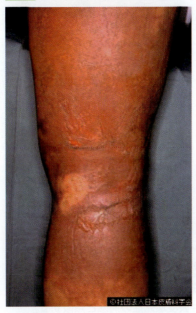

（日本皮膚科学会ホームページより許諾を得て転載）

■特徴

TENの発生機序は，可溶性Fasリガンドが正常時に比べて増加しており，表皮細胞表面に発現するFas[*4]と結合してアポトーシスが誘導されて起こる可能性が示唆されている。また，細胞傷害性T細胞の浸潤が著明なことから，細胞傷害性T細胞より放出される細胞傷害物質であるパーフォリン，グランザイム，TNF（tumor necrosis factor）の関与も推測されている（▶図12）。

用語アラカルト
*4 Fas
Fasとは，表皮のアポトーシス（プログラムされた細胞死）に関与する受容体であり，正常の表皮角化細胞に発現している。TENは，FasL（リガンド）が誘導されるので，Fas/FasLの結合により表皮のアポトーシスが起こり，壊死が進行するとされている。

図12 中毒性表皮壊死症

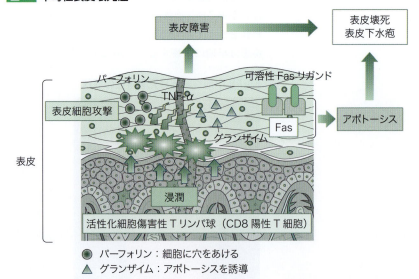

- パーフォリン：細胞に穴をあける
- グランザイム：アポトーシスを誘導

（旭化成メディカル資料より引用）

スティーブンス・ジョンソン症候群（SJS）

メカニズムからの視点

- 多発紅斑が広範囲に出現し，眼や粘膜病変，発熱などの全身症状を伴い中毒性表皮壊死症の病態と類似する。
- 表皮壊死の壊死性剥離性病変が体表面積の10％未満。
- 早期からステロイド剤の投与を十分に行う。

多発紅斑が広範囲に出現し，眼や粘膜病変，発熱などの全身症状を伴い中毒性表皮壊死症の病態と類似するが，表皮壊死の壊死性剥離性病変が体表面積の10％未満である。

TENと同様，最も重症の薬疹の1つだが，予後は多少よい[2]。口唇に厚い血液の混じったかさぶたがつくような潰瘍を認める（▶図13）。眼や口唇などの粘膜症状が強く，特に眼の症状が強い場合には，しばしば後遺症を残すことがある[2]。これを防ぐためには，早期からステロイド剤の投与を十分に行い，眼科の診療が必要である。薬剤以外に細菌・ウイルス感染があり，特にマイコプラズマ細菌感染が基盤にあることがある。他に単純ヘルペスウイルスが関係していることもある。

図13 スティーブンス・ジョンソン症候群（SJS）の症状

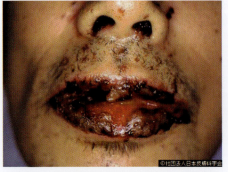

（日本皮膚科学会ホームページより許諾を得て転載）

■TEN/SJS血漿交換療法の効果

TEN/SJS血漿交換療法は，単純血漿交換療法（plasma exchange：PE）と二重濾過血漿交換療法（double filtration plasmapheresis：DFPP）がある（▶表5）。PEのほうが，DFPPより可溶性Fasリガンドの除去効率がよいことから有効性が高いとされる。IVIG療法同様，ステロイド薬が使用できない重症感染症やステロイド薬で効果が十分にみられない重症例にステロイド薬との併用または単独で施行される。

表5 単純血漿交換療法（PE）と二重濾過血漿交換療法（DFPP）の特徴

	単純血漿交換療法（PE）	二重濾過血漿交換療法（DFPP）
方法	膜型血漿分離器により分離した血漿を廃棄し，FFPと置換する	大小の孔径をもつ2つの濾過器を使用することにより，アルブミンを含む自己血漿を残して高分子有害物質を選択的に分離する
効果	効果がみられるときには投与開始後24〜48時間以内に明らかな症状の改善が認められることが多い。	
利点	低分子物質の除去効果が即効性で高い ・薬剤代謝物の除去 ・表皮壊死の原因となる可溶性Fasリガンドの除去 ・分子量の小さいサイトカイン除去 ・FFPに含まれる抗Fas抗体などによりケラチノサイトのアポトーシス抑制	高分子有害物質の選択的除去が可能である ・自己血漿の大部分を返却するためアルブミンの置換ですむ ・sFasL（26kD），TNF-α（51kD）は三量体が存在する可能性があるため ・膜孔径の小さい血漿成分分離器で除去可能
欠点	・大量のFFPを用いるため，コストがかかる ・FFPによる不規則性抗体産生，アレルギー反応の危険性，未知のウイルス感染の危険性 ・急速にFFPを入れることによる膠質浸透圧低下で脳浮腫や肺水腫の危険性 ・FFPに含まれるクエン酸ナトリウムにより代謝性アルカローシス，高ナトリウム血症，低カルシウム血症などの危険性	PEに比べると除去効果が低いとされている

（旭化成メディカル資料より引用）

山田の報告では，1998〜2012年末まで107例のTENでのアフェレシス治療患者をまとめている（▶表6）。そこでの開始時期では，TENと診断されてから3日以内と4日以降と群を分けて検討した結果（▶表7），有効率はそれぞれ96.9％，85.4％，死亡率は6.3％，17.1％であった。この2群間には血漿交換療法については大差なく，2群間の相違点は開始時期のみである。このことにより，診断日から早期に開始するほうが有効率がさらに高く，死亡率ははるかに低く治療成績が優れていることが示唆される。一方，血漿交換の方法PEとDFPPとの群に分けた検討（▶表8）は，症例数の数は違うが，死亡率は近似していた。また，有効率は，PEのほうが高かった。その原因としては，母体集団の重症度に由来する可能性が高く，PEとDFPPの技術的差によるものではないと推測される。血漿交換療法は，びまん性紅斑型TENは予後不良であるが，治療回数は，3〜4回で良好な結果が出ているため早期に開始することが推奨される。

表6 山田らによるアフェレシス治療を施行したTEN症例のまとめ

症例数	107例
年齢	1～96歳　平均55.25±20.54
男女比	1：1.49
型	SJS　61例(67.8%) DE 29例(32.2%)(n=90)
ステロイドの前治療	あり：82例(79.6%) なし 21例(20.4%)(n=103)
開始時期	1～18日　平均4.97±3.50日　(n=73)
血漿交換の種類	PE 72例 DFPP 21例 PE＋DFPP 4例 その他10例
治療回数	1～16回　平均3.58±1.96回(n=96)
ステロイドの併用	あり：61例　なし：23例(n=84)
治療効果	著効71例 有効23例 やや有効5例 無効7例 不明1例 (有効率87.9%)
転帰	生存89例 死亡18例 (死亡率16.8%)

(山田裕道：中毒性表皮壊死症―本邦のアフェレシス報告例の解析―. 日本アフェレシス学会雑誌, 32: 111-120, 2013. より引用)

表7 血漿交換開始時期による比較検討

	開始1～3日目	開始4～18日目
症例数(n=73)	32例	41例
平均年齢	54.09±22.22	54.00±20.12
男女比	1：1.29	1：1.73
型	SJS 20例(74.1%) DE 7例(25.9%) (n=27)	SJS 27例(73.0%) DE 10例(27.0%) (n=37)
血漿交換の種類	PE 21例 DFPP 5例 PE±DFPP 2例 その他4例	PE 26例 DFPP 11例 PE±DFPP 1例 その他3例
平均治療回数	3.77±1.52回	3.55±2.47回
ステロイドの前治療	あり：23例 なし：8例(n=31)	あり：35例 なし：6例(n=41)
ステロイドの併用	あり：23例 なし：8例(n=31)	あり：26例 なし：11例(n=37)
有効例(有効率)	31例(96.9%)	35例(85.4%)
死亡例(死亡率)	2例(6.3%)	7例(17.1%)

(山田裕道：中毒性表皮壊死症―本邦のアフェレシス報告例の解析―. 日本アフェレシス学会雑誌, 32: 111-120, 2013. より引用)

表8 PE施行群とDFPP施行群の比較検討

	PE	DFPP
症例数(n=93)	72例	21例
平均年齢	58.35±21.11	46.43±17.88
男女比	1：1.57	1：1.33
型	SJS44例(73.3％) DE16例(27.6％) (n=60)	SJS13例(65.0％) DE7例(35.0％) (n=20)
開始時期	1〜18日 平均4.97±3.82日　(n=47)	1〜9日 平均5.25±2.46日　(n=16)
平均治療回数	3.44±1.50回	3.24±1.04回
ステロイドの前治療	あり：53例 なし：16例(n=69)	あり：19例 なし：2例(n=21)
ステロイドの併用	あり：37例 なし：17例(n=54)	あり：17例 なし：2例(n=19)
有効例(有効率)	67例(93.1％)	18例(85.7％)
死亡例(死亡率)	10例(13.9％)	3例(14.3％)

(山田裕道：中毒性表皮壊死症—本邦のアフェレシス報告例の解析—. 日本アフェレシス学会雑誌, 32: 111-120, 2013. より引用)

まとめ

最後にTEN/SJSの特徴を▶表9にまとめる。

表9 TEN/SJSの特徴まとめ

	TEN	SJS
特徴	広範囲な紅斑と全身の30％以上の壊死性障害による水疱，表皮剥離，びらんを認め，高熱と粘膜疹を伴う	高熱とともに口唇・口腔，眼粘膜，外陰部に高度の発赤・びらん・出血などの粘膜症状が生じ，さらに全身の皮膚に紅斑，水疱，びらんが認められる重篤な全身疾患
原因〈薬剤関与なし〉	薬剤〈5.6％〉	多くは薬剤が原因〈21.5％〉
診断基準 極期皮膚の剥離面積	30％以上	10％以下
年間患者数 (100万人あたり)	0.4〜1.2人	1〜6人
死亡率	39％	13％

(旭化成メディカル資料より引用)

まとめのチェック

□□	① 天疱瘡の原因抗原を述べよ。	▶▶ ① 尋常性天疱瘡はデスモグレイン3，落葉状天疱瘡はデスモグレイン1。
□□	② 天疱瘡の原因抗体を述べよ。	▶▶ ② 尋常性天疱瘡の粘膜優位型は抗Dsg3 IgG抗体，粘膜皮膚型は抗DsgIgG抗体と抗Dsg1IgG抗体である。落葉状天疱瘡は抗DsgIgG抗体である。
□□	③ 天疱瘡の標準的治療法は何か。	▶▶ ③ ステロイド内服
□□	④ 類天疱瘡の原因を述べよ。	▶▶ ④ 表皮と真皮の接着が悪くなり水疱ができる。
□□	⑤ 類天疱瘡の治療について述べよ。	▶▶ ⑤ 副腎皮質ステロイドホルモン（ステロイド）内服が治療の中心である。限局性および軽症例では，ステロイド外用やレクチゾール内服のみでコントロール可能なことがある。

皮膚疾患における血液浄化療法

メカニズムからの視点

- 血漿交換療法の適応疾患は，自己免疫水疱症（天疱瘡・類天疱瘡）と中毒性表皮壊死症・スティーブンス・ジョンソン症候群である。
- 血漿交換療法は，単純血漿交換（PE）と二重濾過血漿交換（DFPP）であり，疾患ごとに実施回数が決まっている。
- PEは，循環血漿量を考慮し，FFPまたは，PPF置換液を使用する。
- FFP内には，クエン酸が含有しているため治療中にテタニー症状が現れる可能性があるので，適宜カルシウム剤を投与する必要がある。
- DFPPは，ターゲット物質を考慮し二次膜を決定する。補充液早見表を確認し，除去効率を把握し補充液を決定する。

血液浄化療法の保険適応

皮膚疾患におけるアフェレシス療法の保険適応の歴史は，1992年に自己免疫性水疱症である天疱瘡と類天疱瘡が認可され，2006年にスティーブンス・ジョンソン症候群（SJS），中毒性表皮壊死症（TEN）が認可された。その方法は，血漿交換療法（単純血漿交換：PE，二重濾過血漿交換療法：DFPP）である。

天疱瘡・類天疱瘡における実施回数は，一連につき週2回を限度とし，3カ月間に限って算定する。ただし，3カ月間治療を行った後であっても重症度が中等度以上（厚生省特定疾患調査研究班の天疱瘡スコア）の天疱瘡の患者については，さらに3カ月間に限って算定する。

> - 天疱瘡ターゲット物質（IgG：分子量150000）
>   尋常性天疱瘡（PV）：抗デスモグレイン3（Desg3）抗体
>   落葉状天疱瘡（PF）：抗デスモグレイン1（Desg1）抗体
> - 類天疱瘡ターゲット物質（IgG：分子量150000）
>   水疱性類天疱瘡（BP）：抗BP180抗体，抗BP230抗体など

　中毒性表皮壊死症（TEN），スティーブンス・ジョンソン症候群（SJS）の実施回数は，一連につき8回を限度として算定をする。

- 中毒性表皮壊死症（TEN）スティーブンス・ジョンソン症候群（SJS）
  ターゲット物質：TNF-α（分子量51000），可溶性Fasリガンド（分子量26000）

血漿交換療法

①単純血漿交換（plasma exchange：PE）（▶図14）

方法

- 血漿分離器（膜孔径0.3 μm程度）を用い，血球と血漿を分離し，その血漿を廃棄。
- 廃棄した血漿と等量を新鮮凍結血漿（flesh frozen plasma：FFP）で補う。
- 血液流量は，60～150 mL/min，血漿分離速度は，血液速度の30％以下で実施する。
- 抗凝固剤は，ヘパリンが一般に用いられるが，出血傾向がある場合は，メシル酸ナファモスタットを使用する。
- 抗凝固剤使用の指標は，ACT（活性化凝固時間）が一般的であり，150～180秒を目安に行う。

＊使用手順詳細については（▶図15），日本アフェレシス学会監修のアフェレシス使用マニュアル（簡易版）2011を参照。

　除去効率（▶図16）は，患者の循環血漿量と補充量により決定される。
－循環血漿量の算出方法－

> （式）　体重÷13＝循環血液量
> 　　　循環血液量÷〔1－ヘマトクリット（Ht）〕＝循環血漿量

－PE補充液設定早見図（体重→循環血漿量）（▶図17）－
　これは，体重，循環血漿量とヘマトクリットで補充液量を決定する図である。

注意

低カルシウム血症

- FFPには，保存液にクエン酸ナトリウムが含まれており，大量の交換を実施すると，体内でイオン化カルシウムがキレートされ，低カルシウム血症になるおそれがある。
- このため，PE施行中にはカルシウム剤の補充または電解質の調整が必要となる。

副作用

- ナトリウム負荷，血圧低下，出血，アレルギーなどがある。
- 血圧低下は，患者の血漿中の膠質浸透圧と補充液（FFPなど）の膠質浸透圧が

異なる場合があり，それにより起こる．
・膠質浸透圧の変化による血管内外の水移動により，呼吸困難や溢水になることもあるので注意する．
・出血は，アルブミンで置換する場合は，凝固因子が補充されないためPE終了時に助長することもある．
・アレルギーは，メシル酸ナファモスタットやFFP使用でみられることがある．

図14 単純血漿交換（PE）のフロー図

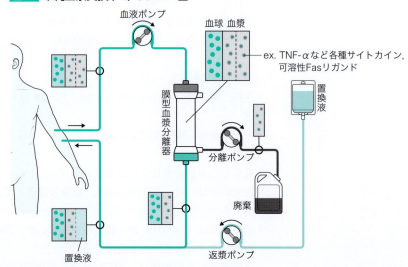

（旭化成メディカル資料より引用）

図15 日本アフェレシス学会監修のアフェレシス使用マニュアルPE（簡易版）2011
血漿分離器―単純血漿交換法（PE）―

〈適用疾患〉
多発性骨髄腫，マクログロブリン血症，劇症肝炎，薬物中毒，重症筋無力症，悪性関節リウマチ，全身性エリテマトーデス，血栓性血小板減少性紫斑病，重度血液型不適合妊婦，術後肝不全，急性肝不全，多発性硬化症，慢性炎症性脱髄性多発根神経炎，ギラン・バレー症候群，天疱瘡，類天疱瘡，巣状糸球体硬化症，溶血性尿毒症症候群，家族性高コレステロール血症，閉塞性動脈硬化症，インヒビターを有する血友病，中毒性表皮壊死症，スティーブンス・ジョンソン症候群，慢性C型ウイルス肝炎，川崎病

〈必要物品〉
血漿分離器 (OP-02/05/08W, PE-02/05/08, FP-02/05/08)	1本
血液回路	1セット
抗凝固薬	適宜
抗凝固薬加生理食塩液	1,000 mL以上
回収用生理食塩液	200 mL以上
鉗子，手袋など	適宜
補充液（アルブミン，FFP，PPF）	早見図参照（裏面）

※PEは多くの疾患に適応可能だが，一部の疾患においては他法（吸着療法など）が選択される場合がある

〈使用装置〉血液浄化装置

【洗浄・充填】
血漿分離器の中空糸外側の充填液を廃棄後
抗凝固薬加生理食塩液を1,000～2,000 mL流す
（中空糸内側に500～1,000 mL流し，中空糸外側を濾過法にて500～1,000 mL流す）

・ヘパリンを使用する場合は生理食塩液1,000 mLに1,000単位を添加
・気泡の残存は血液凝固の原因となるため十分に除去を行う
・気泡の混入など必要に応じて洗浄量を追加する

【治療】
血液流量　80～150 mL/min
血漿分離速度は血液流量の30％以下に設定
分離血漿を廃棄し，等量の補充液を補充

・患者やバスキュラーアクセスの状態に合わせて血液流量，血漿分離速度や膜面積等を設定する
・抗凝固薬使用の目安（適宜増減）
　ACTは150 sec以上を確保
　ヘパリン　初回投与1,000～1,500単位　持続投与500～1,500単位/h
　ナファモスタットメシル酸塩　持続投与20～30 mg/h
・最初に血液循環のみを行い，血液循環が安定した後に血漿分離を開始する
・膜間圧力差（TMP）は60 mmHg（8 kPa）以下に保つ
・静脈圧は200 mmHg（26.6 kPa）以下に保つ

【返血】
血液流量　50～60 mL/min
生理食塩液　100～200 mL/min 使用

・血漿分離器および回路内の患者血液を生理食塩液にて置換する

〈治療時の注意点〉
▶補充液は疾患により，ヒト血清アルブミン，FPP，PPFなどを使い分ける
▶一般的に凝固因子の補充を目的にする場合はFFPが用いられる
▶FFPは多量のクエン酸を含有するため，低Ca血症の予防的処置（Ca製剤投与，HD併用）を講じる
▶FFPを補充液として使用した際，アレルギー反応・未知のウイルスによる感染が起きる場合がある
▶裏面の早見図は単純に患者の循環血漿量に対する置換比率（除去率）を示したものである

（日本アフェレシス学会誌, 30: 382-385, 2011. より引用）

図16 PE補充液設定早見図（循環血漿量 → 補充液量）

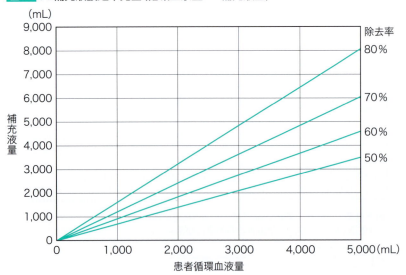

（日本アフェレシス学会誌, 30: 382-385, 2011. より引用）

図17 PE補充液設定早見図（体重→循環血漿量）

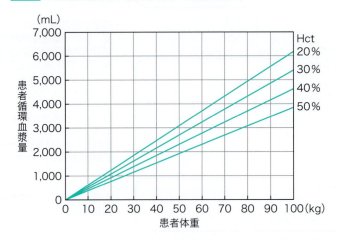

（日本アフェレシス学会誌, 30: 382-385, 2011. より引用）

②二重濾過血漿交換療法（double filtration plasmapheresis：DFPP）
（▶図18）

方法
・血漿分離膜（膜孔径0.3μm程度）で血球と血漿を分離し，さらに膜孔径の小さい血漿成分分離器によって，分子サイズの差を利用して血漿分離を行う。
・病因物質を含むグロブリン分画や高分子量タンパクを除去し，アルブミンなどの低分子量タンパクを血球成分とともに身体に戻す治療法。
・PEと比較して選択的に病因関連物質の除去が行えるため，置換液として加える血液製剤の量を少量にすることが可能である。
・廃棄した血漿は，新鮮凍結血漿（FFP）または，アルブミンで補充を行う。

補足

血漿成分分離器は，病因関連物質を含む分画（IgG，IgA，IgM，C3，C4，フィブリノゲン，LDLなど）と可能な限り体内へ戻すことが望ましい物質であるアルブミンにふるい分けされ病因関連物質を廃棄できる細孔径である。一般にIgGを標的物質とするときは，小さな孔径を使用し，IgMやLDLを標準とするときは，大きな孔径のものを使用する。膜は，2A（20W）＜3A（30W）＜4A（40W）＜5A（50W）4種類あり，材質は，エチレンビニルアルコール（EVAL）膜，膜面積は，2.0m^2，2Aと4Aは，1.0m^{2}も発売されている。疾患により病因関連物質が異なるためこの膜孔径を利用して治療を行う。

注意
副作用

- アナフィラキシーは，0.1%未満と非常に少ないが，血液製剤による発症が報告されており，多くの場合，血漿分離開始（補充液使用開始）から10分以内に発現する。症状が現れた場合は速やかに中止する。
- 膠質浸透圧低下に伴う症状は，アルブミン濃度を調整してもアルブミン喪失から低下し，血圧低下につながることがある。このため，BV（blood volume）を監視できる機器を使用し，BVが低下した場合，アルブミン追加投与や補充液の流速変更などの対策をとる。

図18 二重濾過血漿交換療法（DFPP）のフロー図

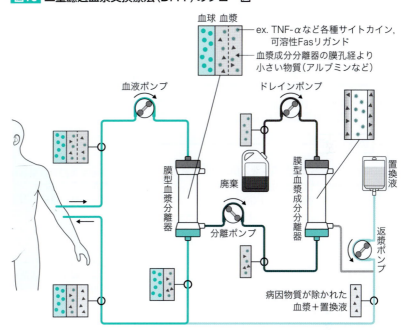

（旭化成メディカル資料より引用）

▶図19は，使用手順詳細である。これは，日本アフェレシス学会監修のアフェレシス使用マニュアル（簡易版）2011を参照されたい。

図19 日本アフェレシス学会監修のアフェレシス使用マニュアルDFPP（簡易版）2011

血漿成分分離器（Cascadeflo EC，Evaflux）
―二重膜濾過（血漿分離交換）法（DFPP）―

〈適用疾患〉
多発性骨髄腫，マクログロブリン血症，重症筋無力症，全身性エリテマトーデス，血栓性血小板減少性紫斑病，重度血液型不適合妊娠，術後肝不全，急性肝不全，多発性硬化症，慢性炎症性脱髄性多発根神経炎，ギラン・バレー症候群，天疱瘡，類天疱瘡，巣状糸球体硬化症，溶血性尿毒症症候群，家族性高コレステロール血症，閉塞性動脈硬化症，同種腎移植，血友病，中毒性表皮壊死症，スティーブンス・ジョンソン症候群，慢性C型ウイルス肝炎，悪性関節リウマチ，川崎病

※DFPPは多くの疾患に適応可能だが，一部の疾患においては他法（吸着療法など）が選択される場合がある

〈必要物品〉疾患に応じた血漿成分分離器を使用すること
血漿成分分離器（Cascadeflo EC-20W/30W/40W/50W
またはEvaflux 2A/3A/4A/5Aなど）　　　　　　　1本
血漿分離器　　　　　　　　　　　　　　　　　　1本
血液回路　　　　　　　　　　　　　　　　　1セット
抗凝固薬　　　　　　　　　　　　　　　　　　適宜
生理食塩液（回収用含む）　　　　　　　3,000 mL以上
抗凝固薬加生理食塩液　　　　　　　　　1,000 mL以上
鉗子，手袋など　　　　　　　　　　　　　　　適宜
補充液（アルブミン，FFP，PPF）　　早見図参照（裏面）
　　　　　　　　　　　　　　　　　　　　(2A/20W)

〈使用装置〉血液浄化装置

【洗浄・充填】
血漿成分分離器に生理食塩液2,000 mLを流す
　中空糸内側に1,000 mL流し，
　中空糸外側を濾過法にて1,000 mL流す
さらに抗凝固薬加生理食塩液を流し，血漿成分分離器内を置換する

- 使用する血漿分離器については血漿分離器の添付文書を参照のこと
- 気泡の残存は血液凝固の原因となるため十分に除去を行う

【治療】
血漿処理量は患者循環血漿量の1～1.5倍
血液流量　80～120 mL/min
血漿分離速度は血液流量の30％以下に設定
血漿成分分離器より廃棄される濃縮血漿量に応じた血漿成分を補充

- 患者やバスキュラーアクセスの状態に合わせて，血液・血漿分離ポンプ流量や膜面積等を設定する
- 抗凝固薬投与の目安（適宜増減）
  ACTは150～200 secを目標
  ヘパリン　初回投与1,000～2,000単位
  　　　　　持続投与1,000～2,000単位/h
  低分子ヘパリン　ヘパリンの半分量
  ナファモスタットメシル酸塩　持続投与20～40 mg/h
- 最初に血液循環のみを行い，血液循環が安定した後に血漿分離・分画分離を開始する
- 血漿分離器の膜間圧力差（TMP）は60 mmHg（8kPa）以下に保つ
- 血漿成分分離器は入口圧500 mmHg（66.6kPa）以下で使用する，TMPは200 mmHg（26.6kPa）以下が望ましい

【返血】
血液流量　50 mL/min程度
生理食塩液　100～200 mL/min使用

- 動脈回路・血漿分離器・静脈回路内の患者血液を生理食塩液にて置換する
- 血漿成分分離器・血漿回路内の患者血液をエアで回収する（エアを体内に混入しないよう十分に注意）

〈治療時の注意点〉
▶補充液はヒト血清アルブミン，PPFなどを用いる
▶裏面の早見図は次の一定条件下で作製されたものである（Cascadeflo® EC-20W or Evaflux® 2A使用，血漿分離ポンプ流量25 mL/min，血漿廃棄/補充ポンプ流量5 mL/min，患者循環血液減少率10％）

（日本アフェレシス学会誌，30: 382-385, 2011. より引用）

▶図20は，2A（20W）を用いた補充液使用によるIgG除去率の表である．横軸患者体重，縦軸補充液量である．患者体重を確認し，50，60，70，80%の除去率が示されており，補充量と確認し，除去率の目安を確認ができる．

▶図21は，横軸：治療前患者アルブミン濃度と縦軸補充液アルブミン濃度としたDFPP補充液早見表である．患者の治療前アルブミン濃度と補充液アルブミン濃度を確認すると何%IgG除去率を示したグラフである．除去率を検討するには，補充液量および濃度によりIgG除去率が変化するため，患者体重と補充量を決定し，治療前前アルブミンを確認し，何%除去するかを事前に検討し，アルブミン濃度を調整し実施する必要がある．

※▶図20，21の早見表が成立する条件は，以下の内容である．
1. 血漿成分分離器にEvaflux® 2Aまたは，Cascadeflo® EC-20Wを使用
2. 患者の循環血漿量減少率-10%まで許容
3. 血漿成分分画器における流量条件が供給流量25 mL/min，濾過流量20 mL/min，廃液・置換液注入流量5 mL/minの部分療法

　副作用として，アレルギー，アナフィラキシー，膠質浸透圧低下に伴う症状である．アナフィラキシーは，0.1％未満と非常に少ないが，血液製剤によるアナフィラキシー反応が報告されており，多くの場合，血漿分離開始（補充液使用開始）から10分以内に発現する．症状が現れた場合は速やかに中止する．

　膠質浸透圧低下に伴う症状は，アルブミン濃度を調整してもアルブミン喪失から低下し，血圧低下につながることがある．このため，BVを監視できる機器を使用し，BVが低下した場合，アルブミン追加投与や補充液の流速変更など対策をとることが可能である．

　PEとDFPPの特徴は，▶表5を参照のこと．

図20 DFPP補充液設定早見図（体重 → 補充液量）

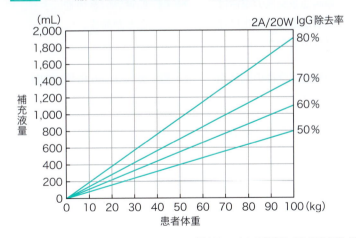

（日本アフェレシス学会誌, 30: 382-385, 2011. より引用）

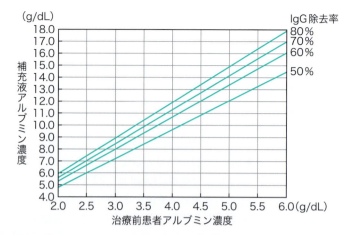

図21 DFPP補充液設定早見図（患者アルブミン濃度 → 補充液アルブミン濃度）

（日本アフェレシス学会誌, 30: 382-385, 2011. より引用）

まとめのチェック

□□ 1	皮膚疾患の血漿交換療法を述べよ。	▶▶ 1 単純血漿交換（PE）と二重濾過血漿交換（DFPP）
□□ 2	新鮮凍結血漿（FFP）使用時の注意点を述べよ。	▶▶ 2 FFPには，クエン酸が含有されているため，テタニー症状が現れることがあり，カルシウム剤投与が必要である。
□□ 3	単純血漿交換の場合は，膠質浸透圧の変化に注意が必要だが，なぜか。	▶▶ 3 血管外の水移動により，呼吸困難や溢水になることがある。
□□ 4	単純血漿交換の副作用を述べよ。	▶▶ 4 ナトリウム負荷，血圧低下，出血，アレルギーなどがある。
□□ 5	二重濾過血漿交換療法の副作用を述べよ。	▶▶ 5 アナフィラキシー，アレルギー，膠質浸透圧低下など。特にアナフィラキシーは，血漿分離開始10分以内に発現する。

● 文献

1) 天疱瘡診療ガイドライン作成委員会：天疱瘡診療ガイドライン. 日皮会誌, 120(7): 1443-1460, 2010.
2) 日本皮膚科学会ホームページ（皮膚科Q&A）(https://www.dermatol.or.jp/qa/index.html)
3) 池澤優子, 高橋一夫, 守田亜希子, ほか：水疱性類天疱瘡に対するアフェレシス療法. 日本アフェレシス学会雑誌, 32: 105-110, 2013.
4) 野入英世, 花房規男, 編著：アフェレシス療法ポケットマニュアル. p.170-176, 医歯薬出版, 2010.
5) 大熊慶湖, 池田志斈：皮膚疾患. アフェレシスマニュアル 改訂第3版（日本アフェレシス学会, 編）学研メディカル秀潤社, 2010.
6) 中村和子, 松倉節子, 河野真純, ほか：血漿交換法が有効であった難治性水疱性類天疱瘡3例の検討. 日本アフェレシス学会雑誌, 34: 219-225, 2015.
7) 山田裕道：皮膚科疾患に対するアフェレシス療法. 臨床透析, 27: 49-54, 2011.

8) 山田裕道: 中毒性表皮壊死症―本邦のアフェレシス報告例の解析―. 日本アフェレシス学会雑誌, 32: 111-120, 2013.
9) 日本アフェレシス学会誌, 30(3): 382-385, 2011.
10) 中園和子: アフェレシスデバイス使用マニュアル(簡易版). 日本アフェレシス学会誌, 30: 369, 2011.
11) 旭化成メディカル: 血漿交換療法について(概要・原理編)
12) 旭化成メディカル: 皮膚疾患　天疱瘡/類天疱瘡. 2012
13) 旭化成メディカル: 皮膚疾患　TEN/SJS. 2012
14) 天谷雅行, 谷川瑛子, 清水智子, ほか: 日本皮膚科学会ガイドライン　天疱瘡診療ガイドライン. 日皮会誌, 120: 1443-1460, 2010.
15) 谷川瑛子, 黒沢美智子, 青山裕美: 診療の手引きアトラス集 PART2 Ⅰ天疱瘡
16) 医学生物学研究所ホームページ(http://www.mbl.co.jp/index.html)

09 集中治療領域の疾患

山下芳久

集中治療や救命救急で血液浄化を必要とされる病態

　集中治療や救命救急で血液浄化療法を必要とする病態は，呼吸，循環，代謝，その他の重篤な急性機能不全であり，集中的に各種治療を行うとともに血液浄化療法を施行することによって，その効果が期待される病態である．具体的には，手術直後および術後合併症を含む周術期，院内における緊急で重篤な疾患，院外からの緊急で重篤な疾患（救急患者）に分けられる．その対象となる病態と疾患を▶表1に示す．

表1 集中治療や救命救急で血液浄化を必要とされる病態と疾患

①大手術の術後（開心術，開胸術など）
②重篤な合併症を有する患者の術後（呼吸器系，循環器系，代謝系など）
③急性心不全（急性心筋梗塞含む）
④急性呼吸不全
⑤慢性呼吸不全の急性増悪
⑥重篤な代謝障害（肝不全，腎不全，重症糖尿病など）
⑦意識障害，昏睡
⑧ショック
⑨救急蘇生後
⑩多臓器不全
⑪急性薬物中毒
⑫熱傷
⑬破傷風
⑭その他

血液浄化が必要な集中治療領域の疾患

メカニズムからの視点

- ●呼吸，循環，代謝，その他の重篤な急性機能不全．
- ●血液浄化療法を施行することによって，その効果が期待される病態．
- ●周術期，緊急で重篤な疾患．

敗血症

■原因と病態

　敗血症（sepsis）は，感染によって引き起こされた全身性炎症反応症候群（systemic inflammatory response syndrome：SIRS）と定義される．さらに敗血症性ショックとは，適切な輸液療法にもかかわらず敗血症に合併した低血圧（収縮期血圧90 mmHg未満または平時の収縮期血圧より40 mmHg以上の血圧低下）が持続される状態と定義される．また，血管作動薬の使用によって血圧が維持されている場合でも臓器障害や乳酸アシドーシスなどの循環不全があれば敗血症性ショックに該当する．

　敗血症性ショックの発症には多数のメディエータがネットワークを形成し，連鎖的反応を起こすことが関与している．感染による連鎖反応の入口は，単球/

マクロファージ上のToll-like receptor（TLR）が担っており，TLR2はグラム陽性菌，TLR4はグラム陰性菌の認識に関与している．感染の種類如何にかかわらず，感染が認識されれば同一の細胞内活性化経路により炎症反応が惹起される．

■血液浄化療法と効果

敗血症性ショックに対する血液浄化療法はいまだエビデンスに基づいたコンセンサスはないが，近年，その治療法の1つとしてわが国で広く認識され，施行されているポリミキシンB固定化ファイバーを用いた直接血液還流療法（direct hemoperfusion with polymyxin B immobilized fiber：PMX-DHP）の有用性が欧州を中心とした海外から報告されている．従って，現在の敗血症性ショックに対する血液浄化療法はPMX-DHPを第一選択と考えてよい．PMX-DHPの保険適応を▶表2に示す．

表2 PMX-DHPの保険適応

1. エンドトキシン血症であるもの，またはグラム陰性菌感染症が疑われるもの
2. 次の①～④のうち，2項目以上を同時に満たすもの
    ①体温が38℃以上または36℃未満
    ②心拍数が90回/min以上
    ③呼吸数が20回/min以上またはPaCO₂が32 mmHg未満
    ④白血球数が12,000/mm³以上もしくは4,000/mm³未満または桿状核好中球が10％以上
3. 昇圧薬を必要とする敗血症性ショックであるもの（肝障害が重篤化したもの〈総ビリルビン10 mg/dL以上かつヘパプラスチンテスト40％以下であるもの〉を除く）

また，敗血症性ショックに併発あるいは続発する急性腎障害には持続的腎機能代替療法（continuous renal replacement therapy：CRRT）が，肝障害には持続的/緩徐血漿交換（continuous plasma exchange：CPE/intensive plasma exchange：IPE）などの血液浄化療法が適応となる．

敗血症性ショックに対する血液浄化療法に期待される効果は，病因物質やメディエータの除去によるショック状態からの速やかな離脱，病態の是正，障害臓器の補助などである．

敗血症性ショック発症からPMX-DHP導入までの時間が予後に関係することから，初期蘇生（early goal-directed therapy：EGDT）にPMX-DHPを組み入れることは理にかなった治療法であり，その適応基準を▶図1に示す．また，PMX-DHPの臨床効果をまとめて▶表3に示す．

図1 EGDTにおけるPMX-DHPの適応基準

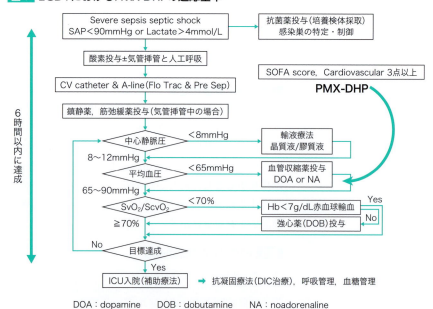

(日本急性血液浄化学会, 編：日本急性血液浄化学会 標準マニュアル, p.185, 医学図書出版, 2013)

表3 PMX-DHPの臨床効果

①平均血圧の上昇
②カテコラミン総投与量の減量
③心係数の増加
④左室仕事係数の増加
⑤酸素摂取率の改善
⑥PaO_2/FiO_2比の改善
⑦SOFA (sequential organ failure assessment) scoreの改善
⑧死亡率の改善

■施行における注意点と問題点

PMX-DHPの施行時間は通常2～3時間であるが，近年長時間施行における有用性も報告され，至適施行時間に関しては結論が出ていない．また，適応病態についても完全には結論が出ていない．

急性腎不全

■原因と病態

急性腎不全は，病院で発症する最も多い疾患の1つだが，その定義や病態，治療に関しては多くの議論があり，統一された見解が得られていない．

従来，急性腎不全は血清クレアチニンの上昇をもって定義されてきており，血清クレアチニン値が50％以上増加する，もしくは0.5 mg/dL以上の上昇とするのが平均的な定義であったが，近年では急性腎不全の定義を一定にさせる試みとしてRIFLE分類〔Risk, Injury, Failure, Loss, ESRD (end stage renal disease)〕が提唱されている．最近になりRIFLE分類を改訂し，急性腎不全のステージ分類が提唱され，それをさらに改訂したKDIGO (Kidney Disease : Improving Global Outcomes) による分類が今後使われるようになると思われる．

急性腎不全の病態の基本は虚血-再灌流によるとされている．虚血が起こるとATPの欠乏が起こりさまざまな細胞内で物質の変化が起こる．さらにここに再灌流が加わる結果，**酸化ストレス**[*1]が起こり，これが一体となってアポ

用語アラカルト

[*1] 酸化ストレス
生体内において，活性酸素などによる酸化反応により引き起こされる細胞や生体に有害な作用のこと．

用語 アラカルト
*2 細胞極性
細胞がもつ空間的な極性の総称であり，細胞膜や細胞内の成分は細胞内に均一に分布しているわけではなく，ある偏りをもって存在しているため極性が生じる。これらの極性は細胞の空間的な制御に重要な役割をもっている。

トーシス，ネクローシス，細胞極性*2の変化などが起こってくることにより急性腎不全の病態ができあがる。

急性腎不全を起こす病因は大きく分けて，敗血症，心臓に関連する疾患，薬剤によるもの，造影剤，腎疾患によるものの5つがある。そのうち心臓に関連する疾患は，心臓に急激な変化が起こる例として急性心不全，虚血変化，造影剤の使用，心臓手術がある。薬剤によるものは，抗生物質，非ステロイド系抗炎症薬，抗腫瘍薬，抗リウマチ薬がある。腎疾患によるものは，全身性血管炎，原発性糸球体炎，その他の多くの糸球体疾患で全身病に伴って生じる腎病変が急性腎不全を起こす。

■血液浄化療法と効果

急性腎不全では血行動態が不安定であり，すべての急性腎不全は持続的血液浄化療法（continuous blood purification therapy：CBP）の適応であるといえる。

CBPの種類は，主に持続的血液透析（continuous hemodialysis：CHD），持続的血液濾過（continuous hemofiltration：CHF），持続的血液透析濾過（continuous hemodiafiltration：CHDF），持続的血漿交換（CPE）がある。CHDを▶図2に示す。

CBPと間歇的血液浄化療法（intermittent blood purification therapy：IBP）の比較を▶表4に示す。

図2 持続的血液透析（CHD）

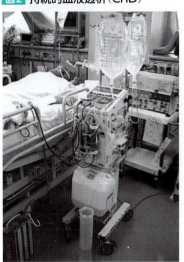

表4 IBPとCBPの比較

	IBP（HDF）	CBP（CHDF）
バスキュラーアクセス	内シャント	DLC
QB	200 mL/min	80 mL/min
QD	500 mL/min	8 mL/min
QF	40 mL/min（10L/回）	8 mL/min
体外循環容量	200 mL	100 mL
施行時間	4時間	持続（24時間）
物質除去効率	高い	低い
除水速度	速い	遅い
対象患者	維持透析患者	救急重症患者

（見目恭一，編：臨床工学技士 イエロー・ノート 臨床編，p.117，メジカルビュー社，2013. より引用）

■施行における注意点と問題点

CBPの利点と欠点を▶表5に示す。問題点としては，抗凝固療法が長時間必要なため，それに伴う病態の悪化や合併症に注意を要する。また24時間連日行われるため患者は拘束され，体動も制限される。そして，CBPを施行管理する臨床工学技士をはじめとするスタッフ体制が必要となり，長時間になるほど労力が必要になる。サイトカインについては，CBPで除去もされるが活性化もされるので病態をみながら施行条件を変えることが重要である。

表5 CBPの利点と欠点

利点	欠点
・心血行動態が安定している ・体液量をゆっくりきめ細やかに調節できる ・栄養補給が行いやすい ・サイトカインの除去	・抗凝固療法が長時間必要 ・患者が動けない ・人手が必要 ・サイトカインの活性化

(見目恭一，編：臨床工学技士 イエロー・ノート 臨床編，p.117，メジカルビュー社，2013. より引用)

重症肝不全

■原因と病態

肝臓が障害され肝不全の病態になるとタンパク合成能の障害により，凝固や免疫に関与するタンパクが枯渇し，出血傾向や易感染性を引き起こす。また，解毒能の障害により肝性脳症とよばれる意識障害を惹起し，脳浮腫や腎不全などの合併症の原因ともなる。このように肝不全が進行すると多臓器不全を呈して死に至るため，急性肝不全は集中治療領域の重要疾患となっている。わが国では歴史的にウイルス性の急性肝炎や薬剤による肝障害などで急激かつ広範に肝細胞が壊されて肝不全に陥るものを劇症肝炎(fulminant hepatitis：FH)として他の急性肝不全から区別してきた。しかしながら，実際には原因が明らかではない症例も多い。十分な肝の再生が得られない限り，現在のところ肝移植しか有効な治療法はない。

■血液浄化療法と効果

血液浄化療法は肝不全症状に対する有力な対症療法であり，全身状態を良好に保ち，移植までのつなぎや肝の再生を待つ治療手段として非常に有効である。急性血液浄化療法を用いた人工肝補助療法(artificial liver support：ALS)は非常に重要である。

FHを含めた急性肝不全に対する血液浄化療法としては，従来より血漿交換(plasma exchange：PE)が盛んに施行されており，90％以上の症例で施行されている。また，血液濾過透析としてHDF(hemodiafiltration)もしくはCHDFが70〜80％程度行われている。

解毒能障害に対しては，CHDFやHDFを行い，血漿タンパクの合成障害に対しては，新鮮凍結血漿(fresh frozen plasma：FFP)を投与する補充療法がわが国のALSの考え方である。

■施行における注意点と問題点

肝不全に対して行う血液浄化療法は症例に合わせた血液浄化法の選択が必要であり，血液浄化法を2つ併用して行う併用療法もしばしば施行される。また，症例の重症度により血液浄化量をコントロールして効果的な血液浄化療法を行

うことも重要である。

重症急性膵炎
■原因と病態

急性膵炎は一過性の軽度な腹痛で軽快するものから，炎症が膵局所に留まらず，全身に及ぶものまでその程度はさまざまである．そのなかでも最も重症となるのが重症急性膵炎で，良性疾患でありながら死亡率は20％と極めて高い．この膵炎の主病態はSIRSによる全身の組織障害による臓器不全であると考えられるようになってきた．さらに急性膵炎の重症度を判定するための膵単独の指標はなく，全身の障害度によりその重症度を判定していることからも重症急性膵炎の治療にあたっては厳重な全身管理が必要である．

急性膵炎はアルコールの過飲，胆石症，高脂血症，薬剤，外傷などの原因により膵酵素[*3]が活性化され，これらの逸脱した膵酵素が全身の遠隔臓器に障害をきたすと考えられていた．しかし，急性膵炎の重症化にはサイトカインをはじめとするhumoral mediator[*4]が直接的にまた間接的に末梢の組織障害（組織酸素代謝を含む）を引き起こすことにより，さらに重要臓器の機能障害から臓器不全へと病態が進行していくことがわかってきた．

■血液浄化療法と効果

全身の炎症（SIRS）や全身の臓器障害の合併には過剰に産生されたサイトカインをはじめとするhumoral mediatorが重要な役割を果たしているために，このmediatorの対策として血液浄化療法が応用されるようになってきた．

高サイトカイン血症の対策としてCHDFを導入して血管の透過性の亢進を抑え，膠質浸透圧を保持して全身組織の浮腫の軽減と尿量減少を補うことが重要となる．また，CHDFにより循環動態が不安定であった腎不全患者の循環動態が安定したり，ARDSによる呼吸不全症例の酸素化能が改善するといった効果もみられている．

また，高脂血症を伴う重症急性膵炎に対しては，CHDFとPEの併用による血液浄化を行うと効果がある．PEにより膵炎の原因といわれる中性脂肪を血漿交換で除去し，膵炎を改善させる．

■施行における注意点と問題点

重症急性膵炎に対する血液浄化は，膵臓と全身への炎症波及を抑制するための対症療法で，膵炎による炎症の消褪を手助けする治療法である．従って，感染合併による病態増悪については，その原因除去の時機を逸することなく適切な治療が望まれる．

多臓器不全
■原因と病態

多臓器不全とは，生命維持に必要不可欠な重要臓器の機能不全が2臓器以上にまたがった状態である．多臓器不全には生体への侵襲そのものが臓器障害をもたらし発症する一次性多臓器不全と，侵襲に対する全身性炎症反応の結果，発症する二次性多臓器不全の2つの発症パターンがある．1つの臓器不全は他の臓器へ影響し，悪循環することも知られている．多臓器不全はクリティカルケア領域における最重症病態であり，不全臓器が多くなるにつれて病態は複雑化し転帰も悪くなる．多臓器不全ではさまざまな治療を必要とするが，そのなか

用語アラカルト

***3 膵酵素**
炭水化物を分解するアミラーゼ，脂肪を分解するリパーゼやホスホリパーゼA2（PLA2），タンパク質を分解するトリプシンやエラスターゼ1などは膵酵素とよばれ，膵炎や膵がんなどの膵疾患の診断や経過観察に測定する．

***4 humoral mediator**
損傷された組織および炎症部位に浸潤した白血球や肥満細胞，マクロファージなどから放出されるサイトカインを代表とする生理活性物質で血管透過性亢進，血管拡張，白血球の遊走・浸潤，組織破壊などの作用を引き起こす．

でも血液浄化療法の果たす役割は大きく，実際に目的に応じて各種血液浄化療法が施行されている。

■血液浄化療法と効果

多臓器不全に対する血液浄化療法の目的は多彩であり，具体的には，❶病因物質の除去，❷不全臓器の補助，❸体液電解質，酸塩基平衡の補正，❹有用物質の投与スペースの確保などがある。

❶病因物質の除去は，代表的なものとして敗血症性ショックに対する血液浄化療法が挙げられる。敗血症は過剰に産生されたさまざまなメディエータを血液中から除去し，ショックを早期に改善させることを目的としたPMX-DHPやサイトカイン除去能のあるヘモフィルタを用いたCHDFなどがある。

❷不全臓器の補助は，代表的なものとして腎不全に対するCHDF，肝不全に対する血漿交換やhigh flow CHDFなどがある。

❸体液電解質，酸塩基平衡の補正は，CHDFが有用である。

❹有用物質の投与スペースは，CHDFを併用し，補正することで確保できる。

■施行における注意点と問題点

多臓器不全では，循環動態が不安定であるため循環系への影響に注意を要する。また，透析時に起こる不均衡症候群など，血漿浸透圧や膠質浸透圧の不均衡から生じる浮腫の増悪に注意する必要がある。さらに播種性血管内凝固症候群（disseminated intravascular coagulation：DIC）を併発していることも多いため，回路内凝固や出血性合併症にも注意が必要である。

\POINT!!/

血小板減少症をきたす疾患には，播種性血管内凝固（DIC），再生不良性貧血などがある。

DICの原因疾患には，敗血症，悪性腫瘍がある。

DICでは，Dダイマーの増加，可溶性フィブリンモノマーの増加，トロンビン・アンチトロンビンⅢ複合体の増加がみられる。

血液透析中の患者で，血小板減少と血栓症を認めた場合はヘパリン起因性血小板減少症（heparin-induced thrombocytopenia：HIT）が原因として考えられる。

まとめのチェック

☐☐	1	集中治療や救命救急で血液浄化療法を必要とする病態はどのような病態か。	▶▶ 1 呼吸，循環，代謝，その他の重篤な急性機能不全であり，集中的に各種治療を行うとともに血液浄化療法を施行することによって，その効果が期待される病態である。
☐☐	2	集中治療や救命救急で血液浄化療法を必要とする疾患を述べよ。	▶▶ 2 急性心不全，急性呼吸不全，重篤な肝不全，重篤な腎不全，重症糖尿病，敗血症，意識障害，急性重症膵炎，ショック，多臓器不全，急性薬物中毒，など
☐☐	3	敗血症（sepsis）とは何か。	▶▶ 3 感染によって引き起こされた全身性炎症反応症候群（SIRS）と定義される。
☐☐	4	敗血症性ショックとは何か。	▶▶ 4 適切な輸液療法にもかかわらず敗血症に合併した低血圧（収縮期血圧90 mmHg未満または平時の収縮期血圧より40 mmHg以上の血圧低下）が持続される状態。また，血管作動薬の使用によって血圧が維持されている場合でも臓器障害や乳酸アシドーシスなどの循環不全があれば敗血症性ショックと同じく定義される。
☐☐	5	PMX-DHPの臨床効果を述べよ。	▶▶ 5 平均血圧の上昇，カテコラミン総投与量の減量，心係数の増加，左室仕事係数の増加，酸素摂取率の改善，PaO_2/FiO_2比の改善，SOFA scoreの改善，死亡率の改善。
☐☐	6	急性腎不全を起こす病因は大きく分けて何があるか。	▶▶ 6 敗血症，心臓に関連する疾患，薬剤によるもの，造影剤，腎疾患によるものの5つがある。
☐☐	7	CBPの種類は主に何があるか。	▶▶ 7 持続的血液透析（CHD），持続的血液濾過（CHF），持続的血液透析濾過（CHDF），持続的血漿交換（CPE）がある。
☐☐	8	CBPの利点を述べよ。	▶▶ 8 心血行動態が安定している，体液量をゆっくりきめ細かく調節できる，栄養補給が行いやすい，サイトカインを除去できるなどがある。

集中治療領域の疾患

まとめのチェック

☐☐ ⑨	CBPの欠点を述べよ。	▶▶ ⑨ 抗凝固療法が長時間必要になる，患者は終了するまで拘束される，関係するスタッフが必要となる，サイトカインは除去もされるが活性化もされる。
☐☐ ⑩	急性膵炎の原因は何か。	▶▶ ⑩ アルコールの過飲，胆石症，高脂血症，薬剤，外傷などである。
☐☐ ⑪	多臓器不全とは何か。	▶▶ ⑪ 生命維持に必要不可欠な重要臓器の機能不全が2臓器以上にまたがった状態である。多臓器不全には生体への侵襲そのものが臓器障害をもたらし発症する一次性多臓器不全と侵襲に対する全身性炎症反応の結果，発症する二次性多臓器不全の2つの発症パターンがある。
☐☐ ⑫	多臓器不全に対する血液浄化療法の目的は何か。	▶▶ ⑫ ①病因物質の除去，②不全臓器の補助，③体液電解質，酸塩基平衡の補正，④有用物質の投与スペースの確保などがある。

集中治療や救命救急における血液浄化療法

メカニズムからの視点

- 持続的血液透析（CHD），持続的血液透析濾過（CHDF），持続的血液濾過（CHF），持続緩徐式限外濾過（SCUF）。
- よくなるまで1日24時間連日に持続緩徐的に物質除去と水分除去ができる。

急性血液浄化療法の種類

急性血液浄化療法の種類は（▶図3）に示すように血液浄化療法全般であり，患者の病態により，間歇法（IBP）と持続法（CBP）を使い分ける。集中治療や救命救急における血液浄化療法としては，CBPが主流となる。CBPの特徴は，間歇法と比較して時間当たりの効率は低下するものの循環血行動態に与える影響は少なく，1日24時間常に持続緩徐的に物質除去と除水ができるため，重症患者の集中治療において，体内での溶質および水分コントロールが容易となり，積極的な治療が可能になるという大きな利点がある。

CBPを施行する必要がある病態を以下に示す。

①重症である
②循環動態が不安定である
③持続的かつ緩やかに施行する必要がある
④移動が困難なため，集中治療室で施行する必要がある
⑤病態が複雑である
⑥維持透析患者の術後　など

図3 急性血液浄化療法の種類

間歇的血液浄化療法（IBP）
・血液透析（HD）
・血液透析濾過（HDF）
・血液濾過（HF）
・限外濾過（ECUM）

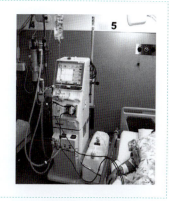

持続的血液浄化療法（CBP）
⇒1日当たり6時間以上ないし24時間/回で持続的かつ緩徐に行う急性期血液浄化治療の総称。
・持続的血液透析（CHD）
・持続的血液透析濾過（CHDF）
・持続的血液濾過（CHF）
・持続緩徐式限外濾過（SCUF）

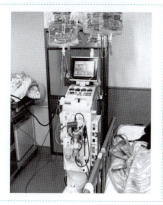

■CBPの利点と欠点
①利点
・循環動態の不安定な症例においても，血圧低下を起こしにくく安定した血液浄化を施行可能
・急激な溶質濃度の変化を起こさないため，脳浮腫などの不均衡症候群や治療終了後のリバウンド現象を起こしにくく，ホメオスタシスの維持に有用
・持続的に施行するため，水分バランスの管理などのきめ細やかな調節が可能
・細胞膜の透過に時間を要する中～大分子量の病因物質の除去効率に優れる
・簡便かつコンパクトな装置であるため，速やかに治療を開始することが可能
②欠点
・持続的な監視体制が必須であるために，スタッフの業務負担量が増大する
・患者の動きを長時間にわたり拘束する
・抗凝固剤を長期間にわたり投与するため，出血の可能性を伴う
・長時間血液ポンプや限外濾過圧による機械的刺激などの影響を受け，赤血球

寿命の短縮や溶血, 白血球・血小板数の減少ならびに活性化を伴う
・治療の長期化に伴う医療費の高額化

■IBPとCBPの違い

IBPとCBPの違いを▶図4に示す。それぞれの施行法には特徴があるため、患者の病態に合わせて選択することが重要である。

図4 IBPとCBPの違い

	間歇的血液浄化療法（IBP）	持続的血液浄化療法（CBP）
	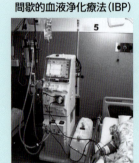	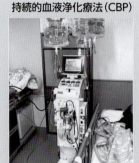
装置	個人用透析装置	血液浄化用装置
水処理装置	必要	不要
血液浄化器	血液透析器（dialyzer）	持続緩徐式血液濾過器
治療時間	2～6時間	6～24時間
患者状態	安定	不安定
循環動態に与える影響	大きい	小さい
老廃物除去性能	大きい 血液流量　200 mL/min 透析液流量　500 mL/min	小さい 血液流量　80～120 mL/min 透析液流量　8～16 mL/min
除水速度	100～1,500 mL/hr	10～100 mL/hr
体外循環量	200～250 mL	100～150 mL
施行場所	透析室・ICU	ICUのみ
スケジュール	隔日	連日
治療時間	3～5時間	24時間
バスキュラーアクセス	シャント・DLC	DLC

\ POINT!! /

CHD, CHF, CHDFの3種類の特徴は, CHDは拡散で物質除去, CHFは濾過で物質除去, CHDFは拡散と濾過の両方で物質除去を行う。

透析液を使用するのは, CHDとCHDFで, CHFは使用しない。

補充液を使用するのは, CHFとCHDFで, CHDは使用しない。

中分子量・大分子量物質の除去特性に優れるのはCHFである。

■CHD, CHF, CHDFの特徴

①溶質除去性能について以下に示す。
・溶質除去レベルは灌流量（透析液および補充液の総量）に依存的である。
・尿素およびクレアチニンなどの小分子量物質はいずれの浄化法を用いてもCHF＝CHDF＝CHDと変わらない。
・分子量10,000 dalton以上の中分子量域に関してはCHF＞CHDF＞CHDとなり、幅広い標的物質を効果的に除去するにはCHFが適している。
②回路図と特徴を▶図5, 表6に示す。また、CBP施行中の写真を▶図6に示す。

図5 CHD，CHF，CHDFの回路図

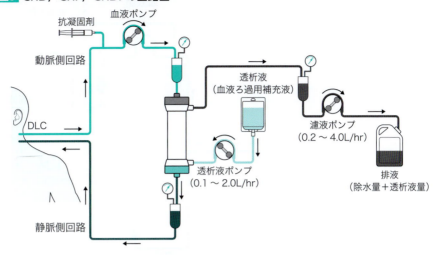

a　CHD

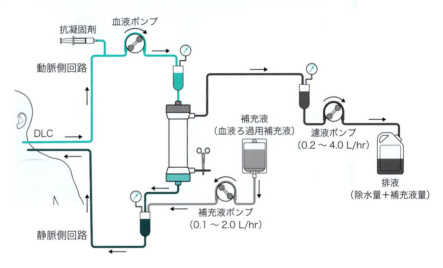

b　CHF

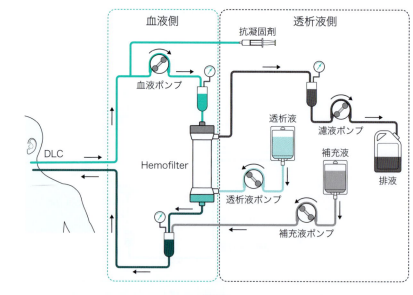

c CHDF

表6 各種CBP

	持続的血液透析（CHD）	持続的血液濾過（CHF）	持続的血液透析濾過（CHDF）	持続緩徐式限外濾過（SCUF）
原理				
	・細孔の小さい透析膜を用いて，拡散と限外濾過を行う。	・細孔の大きい半透膜を用いて，限外濾過を行い，補充液を追加する。	・CHDとCHFの組み合わせた方法で，あらゆる大きさの物質除去に優れている。	・細孔の小さな半透膜を用いて限外濾過を行う。
除去される主な物質	・小分子量物質 ・水分	・中分子量物質 ・低分子量タンパク ・水分	・小〜中分子量物質 ・低分子タンパク ・水分	・水分

図6 CBP施行中の写真

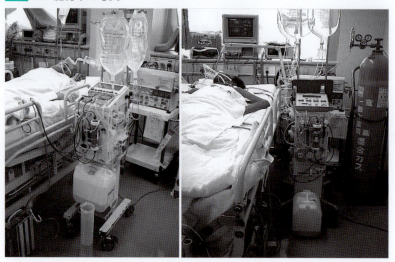

■持続緩徐式血液濾過器（ヘモフィルタ）

①持続緩徐式血液濾過器に求められる特性

(1) 膜面積および血液充填量が少ない
(2) 長時間安定した溶質除去性能を有する（溶質透過性に優れる）
(3) 長時間安定した透水性能を有する（濾過性能が高い）
(4) タンパク漏出（ALB）を最小限に抑える溶質分離特性を有する
(5) 生体適合性が良好な膜素材
(6) 血液凝固を起こしにくい抗血栓性に優れた設計

②ヘモフィルタの比較

▶表7にヘモフィルタの比較を示す。ヘモフィルタは素材，構造，性能などが製品によって異なる。

表7 ヘモフィルタの比較

	メーカー	膜素材	膜構造	膜面積 (m^2)	充填量 (mL)	内径 (μm)	膜厚 (μm)	有効長 (mm)	限外濾過速度 (mL/hr)
AEF-07	旭化成	PS	非対称	0.7	52	225	45	150	2,500
CH-1.0SX	東レ	PMMA	均一膜	1.0	58	200	30	195	2,000
SH-0.8	東レ	PS	非対称	0.8	50	200	40	195	2,200
UT-700S	ニプロ	CTA	均一膜	0.7	45	200	15	176	1,590
D 30N R	ミンテック	PS	非対称	0.66	65	260	70	253	2,200
FS-08DP	JMS	PES	非対称	0.8	45	200	30	205	2,130
SHG-0.8	東レ	PS	非対称	0.8	50	200	40	195	2,200

> **POINT!!**
> 血液透析器のクリアランスが大きくなるのは，血流量を増やす，透析膜面積を大きくする，透析液流量を増やす場合である。
>
> ダイアライザの限外濾過率は透水性を表す指標である。

③ヘモフィルタの溶質除去特性

・CBPの溶質クリアランスは透析液流量（QD）や補液量（QF）に依存し，血流量（QB）の影響は受けない。
・各種ヘモフィルタにおいて小分子領域の溶質クリアランスに大きな差はない（腎補助を目的とする場合）。
・PMMA（polymethylmethacrylate）は他素材と比べ物質吸着特性が大きい。
・拡散による溶質クリアランスは血中濃度に依存しないが，吸着能による溶質クリアランスは血中濃度が高いほどクリアランスは上昇する。

④ヘモフィルタの限外濾過特性

・理論上，限外濾過速度はTMP（transmembrane pressure）とUFR（ultrafiltration rate）に比例するが，実際には限外濾過圧（≒TMP）が100 mmHg以上で限外濾過速度は頭打ち傾向となる。
・血流量，Ht，TPなどでヘモフィルタの除水性能は大きく変化する。カタログ掲載のUFRは参考程度に留める。
・通常のCBP（通常とはQB80，QD500，QF500程度）ならばTMPは100 mmHg以下である。TMPが100 mmHg以上ならばヘモフィルタの寿命と判断し，回路交換などの早急な対応を考慮する（急激に凝固促進）。
・High-volume CHDF（CHF）には，膜面積および血流量の再考が必要である。

⑤ヘモフィルタの経時的特性

・CH，UTは透水性能が低く，CHFやCHDFなどで濾過を必要とする場合，ヘ

モフィルタのライフタイムが著しく短くなることがあり注意を要する。
- ヘモフィルタの膜面積が大きいほどヘモフィルタのライフタイムが長くなる。
- QB30 mL/minではヘモフィルタのライフタイムが有意に短い。80 mL/minと130 mL/minでは有意差はない。
- QB30 mL/minでは血小板の活性化を引き起こす可能性が示唆される。
- 安定した溶質除去，透水性能，生体適合性を考慮し，QB80 mL/minを基準として，24時間ごとにヘモフィルタを交換する。

⑥バスキュラーアクセス（▶図7）

CBPでは十分な安定した血液量を得るためにバスキュラーアクセスが必要となる。現在緊急的バスキュラーアクセスとして短時間で挿入可能であることからダブルルーメンカテーテル（double lumen catheter：DLC）が一般的に使用されている。

DLCにはサイドホール型とエンドホール型があり，現在は後者が主に使用されている。エンドホール型は2本の管が1本にまとめられており，1本から血液を取り入れ，もう1本から血液を出す構造となっており，左右の内頸静脈・大腿静脈・鎖骨下静脈に挿入される。留置後やカテーテル操作時はカテーテル内の血栓による凝固や感染対策に注意が必要である。

▶図8にバスキュラーアクセスの種類と要件を示す。また，▶図9に留置したバスキュラーアクセスを示す。

図7 バスキュラーアクセス

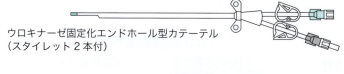

ウロキナーゼ固定化エンドホール型カテーテル
（スタイレット2本付）

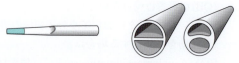

図8 バスキュラーアクセスの種類と要件
- 血液凝固や血栓を起こしにくい
- 感染を起こしにくい
- 操作性や管理法が容易であることが重要！

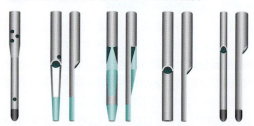

POINT!!

血液透析に用いられる血管アクセスで人工血管シャント造設にはePTFEが用いられる。

バスキュラーアクセスにおいて，動脈表在化は心不全患者に用いられ，スチール症候群ではシャントによって末梢循環障害を生じる。

バスキュラーアクセスの作成の第一選択は自己血管を用いた内シャントである。

バスキュラーアクセスにおいて，透析後は静脈カテーテルをヘパリンロックする，カフ付きカテーテルは感染のリスクを低減できる。

図9 留置したバスキュラーアクセス

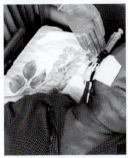

内頸静脈

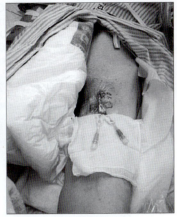

鼠径部

⑦血液浄化装置

長時間にわたり低流量での治療が行われ，厳密なin outバランス管理が重要であり，高精度な水分管理が必要である。▶図10に血液浄化装置，▶図11に各種設定条件を示す。

専用装置に求められる条件として以下を示す。

(1) 施行中の各種モニタ値の監視
(2) 長時間の施行が可能（長時間の使用に耐える）
(3) 狭いスペースで施行可能（コンパクトで移動が容易）
(4) 患者に対する安全性・医療スタッフに対する負担軽減
(5) 操作が容易
(6) 視認性が高い
(7) ポンプ精度が高い・流量精度が高い
(8) 各種警報設定を有する
(9) セッティング・プライミングが容易
(10) 他回路とのマッチング

図10 血液浄化装置

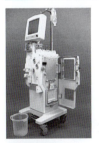

ACH-Σ®
旭化成

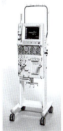

プラソートiQ21®
旭化成

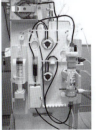

回路
CHDF-SG
CHDF-SGB

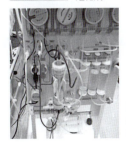

回路
CHDF-21
CHDF-21A

図11 各種設定条件

治療モード：CHD，CHF，CHDF，SCUF
血液流量(Qb)：80〜120 mL/min
補充液流量(Qs)：300〜2,000 mL/hr
透析液流量(Qd)：300〜2,000 mL/hr
濾液流量(Qf)：Qd+Qs+除水速度
抗凝固剤注入速度：1〜5 mL/hr
警報条件設定(アラーム時の装置の動作，圧力の上下限値)

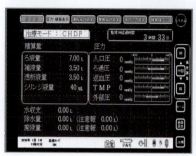
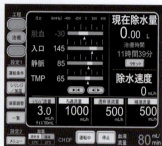

\ POINT!! /

抗凝固薬において，プロタミンはヘパリンの作用を中和する，ヘパリンには抗Ｘa作用がある，メシル酸ナファモスタットは陰性荷電膜に吸着される，クエン酸ナトリウムは血中のカルシウムイオンを低下させる。

抗凝固法において，活性化部分トロンボプラスチン時間はヘパリン量の調節に用いられている。

ヘパリンには抗トロンビン作用がある。

血液透析の抗凝固療法でプロタミンは局所ヘパリン化法に用いられる。

抗凝固薬のメシル酸ナファモスタットは，出血性病変を有する患者に使用できる，また陰性荷電膜に吸着される。

⑧抗凝固法

回路内凝血を防ぐ方法

(1) 体外循環回路内で凝固機転が完成する前に，体内へ血液を戻す。
　→無抗凝固薬透析(血流速度を高めて定期的に生理食塩水でフラッシュする方法で出血リスクが明らかな特殊な場合)
(2) 血小板の活性化を抑制し，血小板血栓の生成を抑える。
　→抗血小板薬の使用(血管拡張作用による頭痛，血圧低下などの問題があるため補助的な使用)
(3) 抗凝固薬を投与し，凝固カスケードを抑制する。
　→抗凝固薬を使用(現在の体外循環の主流で，最も確実な方法)

現在，わが国で体外循環用抗凝固薬として認可されている薬剤は，未分画ヘパリン，低分子ヘパリン，ナファモスタットメシル酸塩，アルガトロバンである。
各種抗凝固薬の種類と特徴を▶表8に示す。
▶表9に各種抗凝固モニタとその性能比較を示す。各装置の特性を考慮して使用する必要がある。
CBP中にはさまざまな原因で凝固や血栓が起きる。▶図12に凝固が起こる原因を示す。

表8 各種抗凝固薬の種類と特徴

抗凝固薬	由来	分子量	抗凝固作用	半減期	血小板に対する影響	モニタリング
未分画ヘパリン	ウシまたはブタの腸管粘膜より抽出精製(ムコ多糖類)	5,000〜30,000	ATⅢを介してⅩa，トロンビンを阻害	1〜1.5 hr	凝集促進	ACT (APTT)
低分子ヘパリン	ウシまたはブタの腸管粘膜より抽出精製(ムコ多糖類)	4,000〜8,000	ATⅢを介してⅩaを阻害	2〜3 hr	軽度の凝集促進	なし (抗Ⅹa活性)
ナファモスタットメシル酸塩	化学合成品(タンパク分解酵素阻害薬)	539.58	トロンビン，Ⅹa，Ⅱa，Ⅶaなどを阻害	5〜8 min	凝集抑制	ACT
アルガトロバン	化学合成品(合成抗トロンビン薬)	526.65	トロンビンを直接阻害	15〜30 min	凝集抑制	ACT APTT

表9 各種抗凝固モニタとその性能比較

	ヘモクロン® 401	ヘモクロン® Jr. シグニチャー+	アクタライク™ MINI II	ソノクロット®
装置外観	(平和物産より許諾を得て掲載)	(平和物産より許諾を得て掲載)	(JMSより許諾を得て掲載)	(IMIより許諾を得て掲載)
測定項目 測定血液量(ml)	ACT 2(高・セライト), 0.4(低・ガラス粒子)	ACT 0.05(高・シリカ・カオリン・リン脂質), 0.05(低・セライト)	ACT 2(セライト), 0.4(ガラス粒子)	ACT, 血小板機能, 他 0.36
攪拌方法 凝固測定メカニズム 凝固検知方式	手動攪拌 回転式 電磁式	自動吸引 流動式 光センサー検知式	手動攪拌 回転式 電磁式	自動攪拌 電子振動式 電気機械式トランスデューサ
測定場所 寸法(cm) 重量(kg)	ベッドサイド可 18×23×12.5 1.7	ベッドサイド可 19×10×5 0.6	ベッドサイド可 16.5×12.7×21.6 2.9	ベッドサイド不可 21.6×24.4×19.1 5.4

凝固活性化因子としてカオリンやセライト・ガラスビーズなどが用いられている。ナファモスタットメシル酸塩を使用している場合にはナファモスタットメシル酸塩がカオリンに吸着されるためにカオリンを活性化因子として利用するのは避ける。

(山下芳久, 塚本 功：抗凝固モニタ. 臨牀透析, 23: 1125-1131, 2007. より一部改変)

図12 凝固が起こる原因

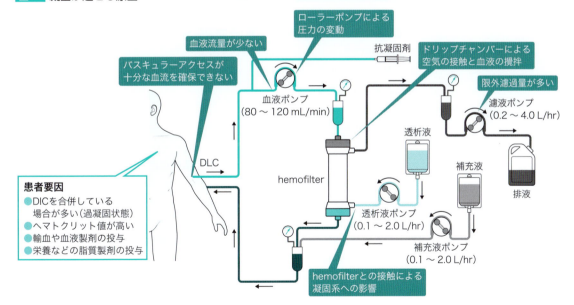

⑨CBP中のモニタリング

　CBP施行中のモニタリングは大変重要である。適正に治療が行われているかどうかを判断し、患者の状態の変化に伴って施行条件を変えるなどCBP施行管理には必須である。患者側のモニタリングを▶図13に装置側のモニタリングを▶図14に示す。

図13 モニタリング：患者側

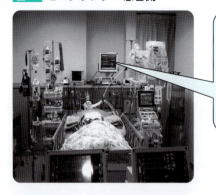

モニタリング
- 意識状態
- 血圧
- 心拍数
- 心電図
- In-outバランス
- 呼吸数
- 体温
- 尿量
- 凝固

これらを24時間管理できる体制が必要

図14 モニタリング：装置側

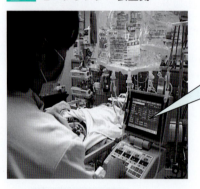

- 圧力（入口，返血，濾過，TMP）
- 透析液・補液・濾液量積算
- 水収支積算
- 除水量積算
- 継続時間

臨床工学技士は，0～24時までの除水量積算を記録する。

⑩エンドトキシン吸着（PMX-20R）－血液吸着法－

＜適用疾患＞
エンドトキシン血症
グラム陰性菌感染症疑い

＜使用限度＞
1回1本，2回まで

＜適用基準＞
　(1)エンドトキシン血症またはグラム陰性菌感染症が疑われるもの
　(2)①～④のうち2項目以上を同時に満たすもの
　①体温が38℃以上または36℃未満，②心拍数が90回/min以上，③呼吸数が20回/min以上またはPaCO$_2$が32 mmHg（4.3 kPa）未満，④白血球数12,000/mm^{3}以上もしくは4,000/mm^{3}未満または桿状核好中球10％以上
　(3)昇圧剤を必要とする敗血症性ショックである
　（T-Bil 10 mg/dL以上かつHPTが40％以下である肝障害を除く）

　▶図15にPMXの準備・治療・終了を示し，▶図16にPMXの施行方法を示す。身体の大きさによりカラムと血液流量を決めて原則2時間で終了する。

図15 PMXの準備・治療・終了

洗浄・充填
血液流量 200 mL/min を上限
生理食塩液を 4,000 mL 以上流す
↓
抗凝固薬加生理食塩液 500 mL を流す

治療
治療時間：2時間程度（原則）
血液流量：80〜120 mL/min

返血
低流量で返血
生理食塩液：200〜300 mL 使用

治療時の注意点：血小板減少に注意する

- 吸着器はラベルが読める方向にセットし、洗浄液が下から上へ流れるように血液回路を接続する。
- 吸着能低下や血液凝固の原因となるため気泡の除去を十分に行う。
- 抗凝固薬投与量の目安（適宜増減）
  ナファモスタットメシル酸塩：持続投与 30〜40 mg/h
  ヘパリン：初回投与 40〜60 単位/kg
  　　　　　持続投与 40〜60 単位/kg/h
- 入口圧、出口圧をモニターする
- 血液の流れは上から下へ重力方向に

（日本アフェレシス学会技術委員会：アフェレシスデバイス使用マニュアル（簡易版）. 2015. より一部引用）

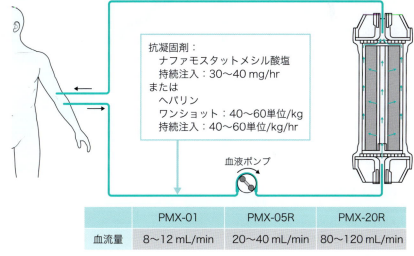

図16 PMXの施行方法

抗凝固剤：
　ナファモスタットメシル酸塩
　　持続注入：30〜40 mg/hr
　または
　ヘパリン
　　ワンショット：40〜60単位/kg
　　持続注入：40〜60単位/kg/hr

血液ポンプ

	PMX-01	PMX-05R	PMX-20R
血流量	8〜12 mL/min	20〜40 mL/min	80〜120 mL/min

（トレミキシンの添付文書より引用）

⑪ 安全に施行する管理体制

CBP施行管理における臨床工学技士（CE）の役割

(1) 迅速な対応

技術的に習熟したCEが効果的にCBPを施行管理し、当直体制により24時間の間、常に導入・トラブルに対し迅速な対応を可能とする。さらに継続的な知識と技術、装置の理解の向上を図り、安全で適正なCBPを施行管理する。

(2) 効率的な連携

病棟スタッフが24時間常在し監視できる病室（ICUなど）で施行し、PHSで常に連絡がとれる状況を確保することで迅速な連携を行う。また病棟スタッフに対し、勉強会などでアラーム発生時の対応を明確にするとともにCBPの監視の方法や、そのポイントを理解してもらうことで連携の向上を図る。

(3) 効果的な機器運用

POINT!!

透析装置（コンソール）の日常点検項目は，パトランプの点灯，バッテリの残量である。

血液透析において，透析液温度が異常上昇すると溶血を起こす。

血液透析監視装置が漏血を検出した際の対処法としては，膜の破損によるリークがないか調べる，脱血不良が起きていないか確認する，漏血の検知器が正しく動作しているか調べる，目視で確認できない場合は試験紙で判断する。

血液浄化法の災害対策では，患者には透析を受けるために必要な情報を常に携帯するよう指導する，透析スタッフは災害時には上級者に情報を集約し，その指示に従う，透析スタッフは災害時の通勤手段をあらかじめ用意しておく，透析中に地震が発生したら落下物から身を守り揺れが収まるまで待つよう患者を教育する。

透析中の溶血の原因としては，配管内消毒液の残存，配管材劣化による有害成分の混入，水処理装置の故障による希釈水の汚染，液温監視装置の故障による透析液温の上昇がある。

装置を一括管理することで，限られた台数で効率的な施行が可能。またCEによる使用前の動作確認の徹底とCEが可能な限り故障対応を行うことで故障時間を短縮する。そして故障原因を分析できるようにデータベースに蓄積していくことで，CE全員が医療安全に必要な情報を共有し，安全の向上に努める。

▶図17に安全・適正なCBPを行うためのチーム医療体制を示す。

①担当医師から腎臓内科医師へ血液浄化の適応・可否などのコンサルト
②腎臓内科医師の診察，治療条件などの決定
③CEによる血液浄化の準備・実施・施行中の巡回など
④24時間常時ベッドサイドでの観察が不可能なため，ICU看護師との情報交換・共有
⑤装置の運用から操作管理は一元的にCEが24時間体制で行う。
⑥連携をとりながら情報を共有する。

図17 安全・適正なCBPを行うためのチーム医療体制

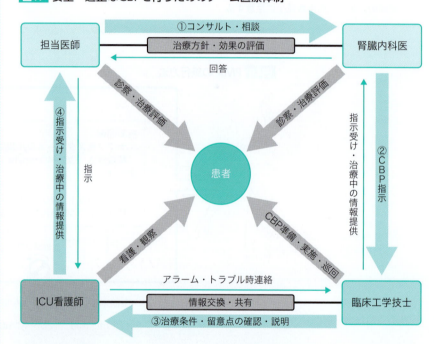

血液浄化中の主なトラブルと対処方法

CBPにおけるアラーム内容と対処法

■主なモニタリング項目

血液浄化装置の主なモニタリング項目には▶図18に示すようなものがある。各種圧力計は，モジュール入口圧，返血圧，TMP，濾過圧があり，血液の体外循環の状況とヘモフィルタの性能や凝固状況を判断することができる。陰圧検知器は，ピローの膨らみ具合で脱血圧を検知し，血液が体外へ十分に出てきているかを判断できる。気泡検知器は，静脈側のチャンバの下に位置し，患者へ返血される前の血液中に空気がないことを超音波を利用して検知している。

アラームには危険域アラームと注意アラームがあり（▶図19），アラームが発生したときの対応として，どのようなアラームなのかを即座に判断することが重要である。

▶図20には,各種アラームについて示す。これらのアラームを十分に理解してトラブルの予防とアラーム発生時の適正な対応のために日頃からのシミュレーションによる教育訓練が必要と考える。

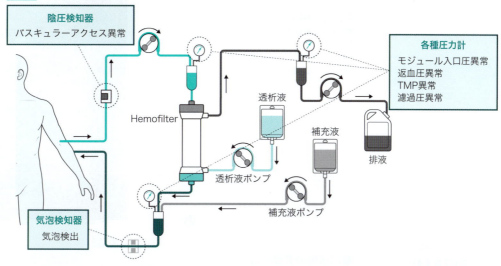

図18 血液浄化装置の主なモニタリング項目

図19 危険域アラームと注意域アラーム

アラームは大きく分けて2種類ある	
危険域アラーム	注意域アラーム
●ブザー音が鳴り,**赤ランプ**が点滅して,緊急停止する。 ●すべての**ポンプが停止**しているため,**すぐに対処が必要** → 臨床工学技士に連絡を!	●ブザー音が鳴り,**黄色ランプ**が点灯する。 ●運転を継続してはいるが,**危険域アラームへ移行**する可能性が極めて高い状況のため**連絡が必要**!

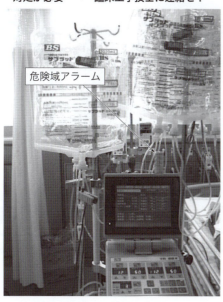
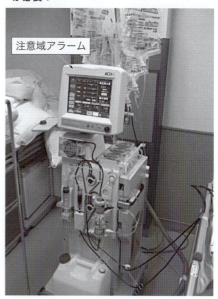

図20 各種アラーム
- 気泡センサ作動
- バスキュラーアクセス異常
- モジュール入口圧危険域(上限/下限)
- 返血圧危険域(上限/下限)
- 濾過圧危険域(上限/下限)
- TMP危険域(上限/下限)
- 透析液液切れ
- 補液液切れ
- 計量タイムオーバー(透析液・補液・濾液)
- 計量センサ誤作動(透析液・補液・濾液)
- シリンジ液残量注意
- シリンジ液切れ

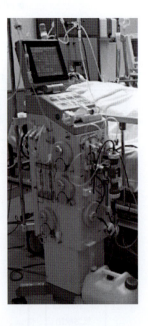

\ POINT!! /

血液透析中の空気誤入について，
- 進入路は穿刺針と回路の接続部が多い
- 重篤な徴候としてショックがみられる
- 直ちに静脈回路を遮断する
- 急性期を過ぎたら高圧酸素療法を検討する
- 酸素吸入を行う
- 血液ポンプを停止する
- 左側臥位にして頭を低くする。

抜針事故について，事故時には輸血の必要性を判断する，回路接続部の離脱防止のためルアーロックを採用する，引っ張りを軽減するため長い回路を採用する，原因として固定不良がある。

■血液側のアラーム

　血液側のアラームには，気泡検知器，バスキュラーアクセス異常，モジュール入口圧，返血圧，濾過圧，TMP，シリンジ液残量がある。これらの多くは異常によるアラーム発生で血液ポンプが止まってしまうため，早急な対応が必要になる。血液側のアラームを十分に理解して実際に施行することが重要である(▶図21～28)。

図21 血液側のアラーム

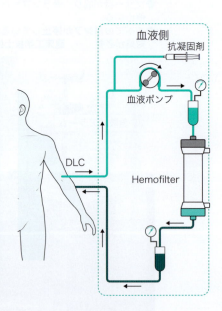

図22 気泡検知

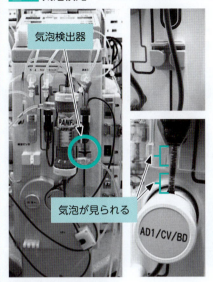

気泡検出器

気泡が見られる

原因
気泡が回路内に混入し発生。
- 血液回路の接続部の外れ
- DLCの自己抜去

対処
① 患者の状態確認
② DLC挿入部，回路接続部の外れや出血の有無確認
③ 臨床工学技士へ連絡

アラーム解除は絶対に行わない！血管内にエアーを送ってしまう危険性がある。

図23 バスキュラーアクセス異常

原因①
体動・体位変換による血液回路の閉塞
- DLCが足に挿入：足を曲げた
- DLCが内径に挿入：咳込，呼吸変動，体位変換や清拭などの処置

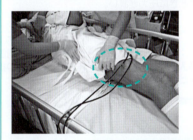
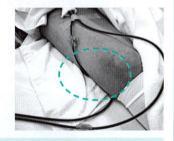

対処
① 回路の折り曲がりなどの原因を確認
② 問題がなければ運転再開

原因②
DLCの先が凝固している。または血管壁にへばりついている。

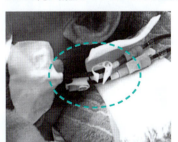

対処
DLCから装置までの血液回路を確認しても，折れ曲がりや閉塞などがない。

DLCのトラブルである。臨床工学技士が対応する！
※**DLC確認・調節**を行い，必要な場合は**DLC入れ替え**を依頼。

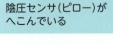

陰圧センサ（ピロー）がへこんでいる

集中治療領域の疾患

図24 モジュール入口圧上限危険域

原因①
チャンバからヘモフィルタまでの回路が閉塞している。

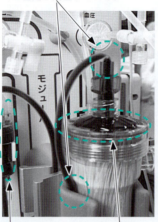

血栓が生じやすい場所

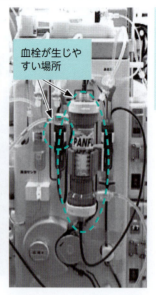

対処
①回路閉塞を解除後，運転再開
②回路内凝固が考えられるため，臨床工学技士が対応

原因②
チャンバ内で凝固が起こっている。

原因③
ヘモフィルタ内で凝固が起こっている。

図25 返血圧上限危険域

患者に血液を返すときに圧力が高い。

原因

①体動
● DLCが足に挿入：足を曲げた。
● DLCが内径に挿入：咳込，呼吸変動，体位交換や清拭などの処置

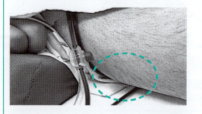

● 回路の折れ曲がりにより，返血できない。

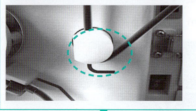

②DLCの凝固・壁あたり
● 血液回路内の凝固
● 回路の折れ曲がり

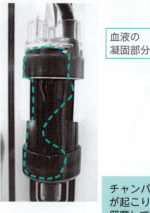

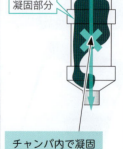

血液の凝固部分

チャンバ内で凝固が起こり，流れを邪魔している。

対処
①原因を取り除ければ，再開可能

対処
②回路交換の必要があるため，臨床工学技士が対応する。

図26 返血圧下限危険域

原因

回路内圧が極端に下がった場合に発生
- DLCの自己抜去
- 回路とDLCの接続外れ

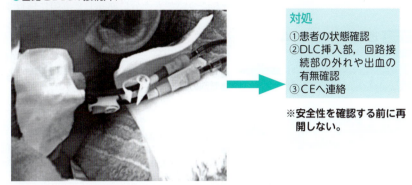

対処
1. 患者の状態確認
2. DLC挿入部，回路接続部の外れや出血の有無確認
3. CEへ連絡

※**安全性を確認する前に再開しない。**

図27 TMP上限・濾過圧下限

原因

ヘモフィルタの凝固　　ヘモフィルタ

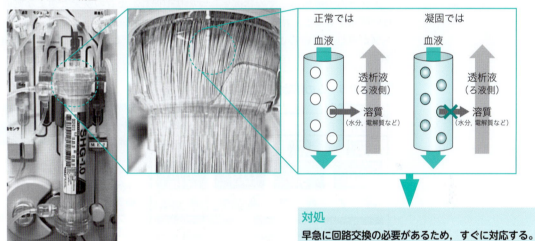

対処

早急に回路交換の必要があるため，すぐに対応する。

図28 シリンジ液残量注意

原因
- シリンジの残量が少なくなった。
- シリンジの残量がなくなった。

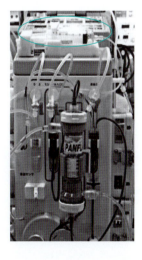

対処

抗凝固剤の追加が必要となるので，臨床工学技士が対応

■**透析液側のアラーム**

　透析液側のアラームには，透析液液切れ，補液液切れ，計量タイムオーバー，計量センサ誤作動がある。CBPはIBPと異なり，血液側の血液回路のみではなく，透析液，補液，濾液などの透析液側の回路も調整・管理が必要であり，そのアラームについても十分に熟知して実際に施行する必要がある（▶図29）。

図29　透析液側のアラーム

- 透析液液切れ
- 補液液切れ

原因
- サブラットの残量がなくなった
- 気泡の混入

対処
サブラットの追加を行う

- 計量タイムオーバー
- 計量センサ誤作動

原因
透析液などの制御誤作動
- 計量チャンバの外れ
- 透析液・補液の液切れ
- 血液回路の凝固
- 各ポンプの誤作動

対処
装置側の異常が考えられるため，臨床工学技士が対応

■**アラームの解除**

　アラームの解除は，その状況をしっかり把握し，患者の安全と適正な処置を行い解除すること。治療再開後はもう一度患者と装置の確認を行いグリーンランプが点灯していることを確認してその場を離れるようにすること（▶図30, 31）。

図30　アラームの解除方法

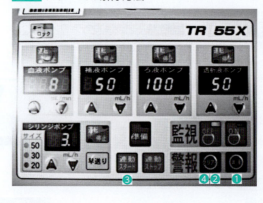

必ず患者さんと装置の状態を確認した後に行う。

次の順番でボタンを押す。
1. 消音

　アラームの原因を把握し，解除することができた後

2. クリアーボタン
3. 連動スタート
4. もう一度クリアーボタン

図31 アラーム再開後の確認

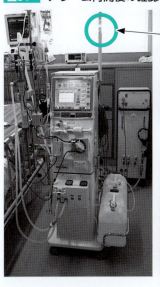
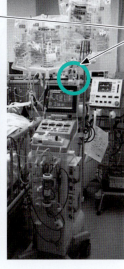

装置のランプが緑に点灯していれば正常に動作している。緑の点滅や，赤，黄ランプではどこかに異常がある。

まとめのチェック

☐☐ 1	IBPと比較したCBPの特徴は何か。	▶▶ 1 重症患者に対して施行され，循環動態に与える影響が少なく，物質と水分除去は緩徐に行われ，体外循環量が少なく，バスキュラーアクセスは静脈留置カテーテルを用いて1日24時間連日施行することである。
☐☐ 2	CHD，CHF，CHDF，SCUFの4種類のCBPのなかで小分子量物質の除去に優れるものはどれか。	▶▶ 2 CHDである。
☐☐ 3	CHD，CHF，CJDF，SCUFの4種類のCBPのなかで大分子量物質の除去に優れるものはどれか。	▶▶ 3 CHFである。
☐☐ 4	CHD，CHF，CHDF，SCUFの4種類のCBPのなかで主に水分のみを除去する方法はどれか。	▶▶ 4 SCUFである。

まとめのチェック

☐☐ 5	ヘモフィルタの膜素材のなかで合成高分子膜ではない膜はどれか。	▶▶ 5 CTA（セルローストリアセテート）膜である。
☐☐ 6	ヘモフィルタの膜素材のなかで膜厚が最も薄い膜はどれか。	▶▶ 6 CTA（セルローストリアセテート）膜である。
☐☐ 7	ヘモフィルタの膜素材のなかで膜構造が非対称となっている膜はどれか。	▶▶ 7 PS（ポリスルホン）膜とPES（ポリエーテルスルホン）膜である。
☐☐ 8	ヘモフィルタの膜素材のなかで膜構造が均一膜となっている膜はどれか。	▶▶ 8 PMMA（ポリメチルメタクリレート）膜とCTA（セルローストリアセテート）膜である。
☐☐ 9	ヘモフィルタの膜素材のなかで物質吸着特性が大きいのはどれか。	▶▶ 9 PMMA（ポリメチルメタクリレート）膜である。
☐☐ 10	バスキュラーアクセスのダブルルーメンカテーテル（DLC）にはどのような種類があるか。	▶▶ 10 サイドホール型とエンドホール型があり，現在は後者が主に使用されている。
☐☐ 11	DLCの挿入部位はどこか。	▶▶ 11 左右の内頸静脈・大腿静脈・鎖骨下静脈に挿入される。
☐☐ 12	バスキュラーアクセスの要件は何か。	▶▶ 12 血液凝固や血栓を起こしにくい，感染を起こしにくい，操作や管理法が容易であること。
☐☐ 13	CBP専用装置に求められる条件を述べよ。	▶▶ 13 ①施行中の各種モニタ値の監視，②長時間の施行が可能（長時間の使用に耐える），③狭いスペースで施行可能（コンパクトで移動が容易），④患者に対する安全性・医療スタッフに対する負担軽減，⑤操作が容易，⑥視認性が高い，⑦ポンプ精度が高い・流量精度が高い，⑧各種警報設定を有する，⑨セッティング・プライミングが容易，⑩他回路とのマッチングなどが挙げられる。

まとめのチェック

		問			答
☐☐	14	わが国で使用されている抗凝固薬を述べよ。	▶▶	14	未分画ヘパリン，低分子ヘパリン，ナファモスタットメシル酸塩，アルガトロバンである。
☐☐	15	各種抗凝固薬のなかでATⅢを介して抗凝固作用を示すのはどれか。	▶▶	15	未分画ヘパリン，低分子ヘパリンである。
☐☐	16	各種抗凝固薬の半減期を述べよ。	▶▶	16	未分画ヘパリン：60〜90分，低分子ヘパリン：120〜180分，ナファモスタットメシル酸塩：5〜8分，アルガトロバン：15〜30分である。
☐☐	17	各種抗凝固薬の中で血小板に対して凝集抑制をするのはどれか。	▶▶	17	ナファモスタットメシル酸塩，アルガトロバンである。
☐☐	18	CBP回路のなかで凝固や血栓が起こりやすいところはどこか。	▶▶	18	チャンバ，ヘモフィルタ，ピローである。
☐☐	19	エンドトキシンはどこに存在しているのか。	▶▶	19	グラム陰性桿菌の細胞膜のなかに存在する。
☐☐	20	PMX施行の注意点は何か。	▶▶	20	血小板の減少に注意を要する。
☐☐	21	PMX施行時間は原則何時間くらいか。	▶▶	21	2時間くらいである。
☐☐	22	CBP施行管理におけるCEの役割は何か。	▶▶	22	迅速な対応，効率的な連携，効果的な機器運用である。
☐☐	23	安全・適正なCBPを行うためのチーム医療体制を述べよ。	▶▶	23	①担当医師から腎臓内科医師へ血液浄化の適応・可否などのコンサルト。②腎臓内科医師の診察，治療条件などの決定。③CEによる血液浄化の準備・実施・施行中の巡回など。④24時間常時ベッドサイドでの観察が不可能なため，ICU看護師との情報交換・共有。⑤装置の運用から操作管理は一元的にCEが24時間体制で行う。⑥連携をとりながら情報を共有する。

まとめのチェック

□□ 24 安全・適正なCBPを行うための臨床工学技士の体制を述べよ。

▶▶ 24 臨床工学技士が1日24時間の勤務体制をしっかりつくり，リーダーとなってチーム医療を実践することである。

●文献
1) 日本急性血液浄化学会, 編：Ⅳ．適応病態別施行法, 1急性腎不全, 2敗血症性ショック, 3急性肝不全・劇症肝炎, 4重症急性膵炎, 6多臓器不全．日本急性血液浄化学会標準マニュアル．医学図書出版, 2013.
2) 山下芳久：Ⅰ生体機能代行装置学, 血液浄化療法(装置)．臨床工学技士 イエロー・ノート 臨床編 (見目恭一, 編)．メジカルビュー社, 2013.

INDEX

あ

- 悪性関節リウマチ……195
- アゴニスト……226
- アザチオプリン……234
- アシドーシス……88
- アシルCoA……137
- アセチルCoA……137
- アダリムマブ……234
- 圧受容器……2
- アトピー性皮膚炎……187
- アナフィラキシー型過敏症……187
- アフェレシス……49
- アポタンパク……136, 208
- アポトーシス……184
- アミノ酸……134, 138
  - ――異化……140
- アミロイド骨関節症……124
- アミロイドーシス……124
- アミロイドタンパク……58
- アミン型ホルモン……258
- アルカローシス……88
- アルコール脱水素酵素……140
- アルデヒド脱水素酵素……140
- アルドステロン……2, 88, 259
- アルブミン……44, 132, 134, 181, 205
  - ――製剤……51, 191
- アレルギー反応……154, 186
- アンジオテンシン変換酵素……88
- アンジオテンシン変換酵素阻害薬……97
- アンドロゲン……90
- アンモニア……88
  - ――解毒……140
  - ――代謝……140

い, う

- 意識障害……99
- 移植……199
- 移植片対宿主病……201
- 異所性石灰化……123
- 石綿繊維……3
- 一次止血……155
- 一次免疫応答……182
- 一次リンパ器官……175
- 溢水……158
- 遺伝性腎疾患……95
- 医薬品・医療機器等安全性情報……74
- 意欲低下……99
- 医療資格法……70
- 陰圧……44
- インスリン……135, 271
- 陰性荷電……192
- インターフェロン……183
- インターロイキン……183
- インフリキシマブ……234
- ウイルス感染細胞……177
- 運動神経……22

え

- 栄養血管……130
- 栄養療法……237
- 液性免疫……155, 180
- 壊疽性膿皮症……234, 236
- エタノール代謝……140
- エチレンオキサイドガス……202
- エチレンビニルアルコール共重合体……205
- エフェクターヘルパーT細胞……177, 183
- エラスターゼ……230
- エリスロポエチン……90, 153, 156, 259
- 遠位尿細管……85
- 塩酸……88
- 炎症性サイトカイン……226
- 炎症性腸疾患……230
- 炎症性メディエーター……177
- 延髄……20
- 塩素……88
- エンドトキシン吸着……326
- エンドトキシンショック……50

お

- 黄疸……139
- オプソニン効果……178
- オルニチンサイクル……140
- オルニチントランスカルバミラーゼ欠損症……140

か

- 外シャント……57
- 解糖系……135
- 潰瘍……232
- 潰瘍性大腸炎……231
- カイロミクロン……208
- 拡散……37
- 核酸……135
- 拡散現象……37
- 獲得免疫……180, 228
- 過酸化水素……174
- 下垂体性巨人症……273
- 下垂体前葉ホルモン……261
- 下大静脈……130
- 褐色細胞腫……94
- 活性化血小板……245
- 活性酸素……174, 230, 243
- カテーテル出口部感染……48
- 過敏性反応……226
- ガラクトース……135
- カリウム……43, 88
- 顆粒……177
- 顆粒球……154, 228
- 顆粒球・単球吸着除去療法……247
- 顆粒細胞……85
- カルシウム……89
  - ――代謝……267
- カルシトニン……259
- 寛解維持療法……234
- 寛解導入率……251
- 寛解導入療法……234

感覚神経･････････････････････････22
肝鎌状間膜･･････････････････････129
関係学会････････････････････････73
間歇的血液浄化療法･･････････････317
肝硬変･････････････････････････132
肝細胞･････････････････････････132
肝細胞索･･･････････････････････132
肝静脈･････････････････････････130
肝小葉･････････････････････････132
肝性昏睡････････････････････････50
肝性トリグリセリドリパーゼ･････210
関節痛･････････････････････････93
関節リウマチ･････････････188, 194
感染性腸炎･････････････････････231
肝動脈･････････････････････････130
カントリー線･･･････････････････129
肝不全･･････････････････････････51

き

記憶細胞･･･････････････････････182
疑核････････････････････････････20
寄生虫･････････････････････････175
　　──感染･･････････････････154
偽足･･･････････････････････････155
基底膜･････････････････････････132
逆浸透･･････････････････････････41
弓状動脈････････････････････････82
急性間質性腎炎･･････････････････99
急性糸球体腎炎･･････････････････92
急性腎障害･････････････････････100
急性腎不全･････････････････････97
急速進行性糸球体腎炎･･･････････99
吸着カラム･････････････････････192
凝血塊･････････････････････････152
凝固因子･･･････････････････････152
凝固線溶系･････････････････････155
凝固阻止因子･･･････････････････154
凝集･･･････････････････････････155
胸腺･･･････････････････････････172
胸腺上皮細胞･･･････････････････184
巨核球･････････････････････････155
虚血性腸炎･････････････････････231
拒絶反応･･･････････････････････200
キラーT細胞･････････････27, 155, 177
ギラン・バレー症候群･･･････190, 197
近位尿細管･････････････････････85
クッシング症候群･･･････････････275
クッパー細胞･･･････････････････132
クラススイッチ･････････････････181
グリコーゲン･･････････････134, 135
グリセロール･･･････････････････138
グルカゴン･･･････････2, 135, 259
グルクロン酸･･････････････134, 141
　　──抱合･････････････････139
グルコース･････････････････････135
グルココルチコイド･･･････････････2
グルタチオン･･･････････････････141
グルタミナーゼ･･････････････････88
グルタミン･･････････････････････88
グルタミン酸･･･････････････････140
クレアチニン････････････････････87
クローン病････････････････231, 235
クロスプレゼンテーション･･･････179
グロブリン･････････････････52, 181

け

形質細胞･･･････････････････････176
経腸栄養療法･･･････････････････237
痙攣･･･････････････････････････99
血液吸着････････････････････････50
血液浄化業務指針････････････････76
血液透析････････････････････････43
血液透析濾過････････････････････47
血液濾過････････････････････････45
血管外遊走･･･････････････174, 226
血管外遊出能･･･････････････････242
血管性腸炎･････････････････････231
血管石灰化･････････････････････213
血管透過性･･･････････････177, 227
血管内皮細胞･･･････････････････156
血管迷走神経反射･･･････････････251
血色素･････････････････････････139
血漿･･･････････････････････････152
血漿吸着･･････････････････49, 192
血漿吸着器･････････････････････206
血漿交換･･･････････････････････278
血漿成分分画器･･･････････191, 205
血小板･････････････････152, 155, 230
　　──減少････････････････156
血漿分画････････････････････････52
血漿分離器･･･････････49, 191, 205
血清･･･････････････････････････152
　　──総タンパク･････････････181
結節性紅斑････････････････234, 236
血栓･･･････････････････････････156
血糖維持･･･････････････････････135
血糖値･････････････････････････135
血尿･･･････････････････････････156
血餅･･･････････････････････････152
解毒･･･････････････････････････128
ケモカイン･････････････････････226
限外濾過････････････････････････40
顕性アルブミン尿････････････････94
原尿････････････････････････････84
原発性アルドステロン症･････94, 276

こ

高CRP････････････････････････212
抗DNA抗体････････････････190, 192
抗アセチルコリンレセプター抗体･････190
好塩基球･････････････････154, 175
抗核抗体･･･････････････････････188
硬化性胆管炎･･･････････････････234
高カリウム血症･･････････････････92
抗ガングリオシド抗体･･･････････190
交感神経････････････････････････23
抗凝固剤･･･････････････････････152
抗痙攣薬･･･････････････････････284

項目	ページ
高血圧	92
抗原抗体反応	186
抗原刺激	182
抗原提示	178
——細胞	176
膠原病	49, 99
抗好中球細胞質抗体	99
虹彩炎	234, 236
好酸球	154, 175
高脂血症	49, 211
甲状腺機能亢進症	273
甲状腺クリーゼ	277
甲状腺刺激ホルモンレセプター抗体	188
甲状腺ホルモン	266
抗体依存性細胞傷害	200
抗体産生	155
抗体産生細胞	176
高窒素血症	97
好中球	154, 174, 227
抗デスモグレイン3抗体	299
抗トロンビン薬	115
紅斑性天疱瘡	283
高比重リポタンパク	136
後腹膜硬化症	98
抗ミクロソーム抗体	190
抗利尿ホルモン	88
後希釈	45
黒質	19
黒便	156
孤束核	20
骨髄	153
骨髄異形成症候群	156
骨髄芽球	154
骨髄細胞	243
骨粗鬆症	236
コラーゲン	155
コレステロール	136
コレステロールエステル	136
コロジオン膜	57

さ

項目	ページ
採血	71
サイズバリアメカニズム	246
再生セルロース	116
在宅医療	73
在宅透析	48, 63
サイトカイン	178, 183
——バランス	242
——放出	155
再燃寛解型	233
細胞刺激性過敏症	188
細胞障害型過敏症	188
細胞性免疫	155, 183
細胞表面レセプター	177
細胞膜構成成分	136
サイロキシン	259
サイログロブリン	188
酢酸	140
酢酸セルロース	247
鎖骨下静脈角	136
サプレッサーT細胞	177
サリチル酸製剤	238
酸塩基平衡	88
酸塩基平衡調節	43
酸素	153
酸素運搬能	156
酸素解離曲線	153
酸素分圧	130, 153
酸素飽和度	153

し

項目	ページ
シェーグレン症候群	188
紫外線	89
敷石像	235
糸球体	84
糸球体腎炎	92
シクロスポリン	234
自己寛容	184
——の破綻	187
自己血管シャント	77
自己抗体	49, 188
自己反応性B細胞	187
自己反応性T細胞	185, 186
自己免疫性水疱性疾患	282
脂質異常症	49, 211
脂質代謝	136
視床下核	19
施設血液透析	63
自然免疫	177, 180, 228
持続的血液浄化療法	317
疾患活動指数	235
脂肪肝	140
脂肪酸	137, 138
脂肪酸合成経路	138
集合管	82
重症肝不全	312
重症急性膵炎	313
重症筋無力症	188, 197
縦走潰瘍	235
重炭酸	43
十二指腸	140
——乳頭	131
手根管症候群	124
樹状細胞	155, 173, 179
腫脹	227
主要塩基性タンパク	175
腫瘍細胞	177
腫瘍随伴性天疱瘡	283
消化態栄養剤	237
脂溶性	141
小分子量物質	43
小葉間胆管	131
食細胞	177
職能団体	73
食胞	179
自律神経	22
腎盂	82
真菌	154

心筋梗塞 97
神経筋疾患 190
神経内分泌 256
腎結石 236
腎硬化症 65, 94
人工血管 111
人工血管内シャント 77
腎後性 97
尋常性天疱瘡 286
腎小体 82, 85
腎性 97
腎性貧血 156
腎前性 97
新鮮凍結血漿 51
心タンポナーデ 97
浸透 36
浸透圧 36
腎動脈 82
腎乳頭 82

す

髄腔 172
膵臓 135
錐体 82
水分量調節 43
水溶性 141
スカベンジャー 227
スティーブンス・ジョンソン症候群 294
ステロイド 234
　──依存性 238
　──抵抗性 238
　──ホルモン 134, 258
ストレス 154

せ

制御性T細胞 185, 243
星細胞 132
静水圧 36
静電結合 192
生物学的製剤 240
成分栄養剤 237
生命維持管理装置 70
赤芽球 153
赤色骨髄 172
赤血球 152
接着 226
セルローストリアセテート 116
セロファン膜 57
前希釈 45
前巨核球 155
前駆細胞 154
全身性エリテマトーデス 188, 193
先端巨大症 273
蠕虫感染 175
蠕動運動 4
線溶 155
前立腺がん 98
前立腺肥大症 98

そ

臓器移植 200
造血幹細胞 153
　──移植 200
総コレステロール 215
増殖性天疱瘡 283
総胆管 131
組織適合性抗原 199
疎水結合 192
疎水性アミノ酸 192
ソマトスタチン 271

た

ダイアライザ 43, 117
体細胞 178
代謝性アシドーシス 43, 99
体性神経 22
大脳基底核 19
大分子量物質 43
タクロリムス 234
多形核白血球 174
多臓器不全 313
脱顆粒 230
脱顆粒反応 154
脱水 45
脱力感 91
多発性硬化症 198
多発性嚢胞腎 95
ダブルルーメンカテーテル 322
胆管 128, 131
単球 155, 174, 228
炭酸脱水素酵素 88
胆汁 131, 139
胆汁酸 140
単純血漿交換 51, 157, 191
淡蒼球 19
炭素鎖 138
胆嚢 131
胆嚢窩 129
タンパク 138
　──尿 93
　──分解酵素 230
　──分子 44
単量体IgG 191

ち

チーム医療 70
遅延型過敏症 188
置換液 45
チトクロームP450 141
緻密斑 85
肘窩静脈 250
中間比重リポタンパク 136
中空糸 43
中鎖脂肪酸 134
中心静脈 132
中性脂肪 134, 136, 208
中毒性表皮壊死症 292

343

て

中分子量物質 48
蝶形紅斑 193
超低比重リポタンパク 136
腸内細菌叢 232
痛風 226

て

低BMI 212
低カルシウム血症 299
低酸素 153
ディッセ腔 132
低比重リポタンパク 136
低分子ヘパリン 114
デキストラン硫酸 206
デスモグレイン 286
鉄欠乏性貧血 156
テフロン 111
電解質 44, 87
　　──液 43, 45
　　──調節 43
点状出血 156
天疱瘡 282

と

動悸 95
透見性 233
糖質 134
　　──代謝 135
糖新生経路 138
透析 38
透析アミロイド症 50, 58
透析液水質確保加算 78
透析液清浄化 78
透析液清浄化ガイドライン 78
透析器 43
透析現象 38
透析膜 43
糖タンパク 90
疼痛 227
糖尿病性腎症 65, 77, 93
動脈硬化 93
動脈表在化 77
特異性腸炎 231
毒素 44
トリカルボン酸サイクル 135
トリグリセリド 138, 215
トル様レセプター 177
貪食 154, 177
　　──能 157

な

ナイーブヘルパーT細胞 176, 183
内シャント 110
ナチュラルキラーT細胞 132, 177
ナトリウムポンプ 87
難治性潰瘍性大腸炎 238
難病 231

に

肉芽腫性炎症性疾患 235
二酸化炭素 152
二次止血 156
二次性副甲状腺機能亢進症 122
二次免疫応答 182
二重濾過血漿交換 191
二次リンパ器官 175
二重膜濾過血漿交換 52
尿管結石 236
尿細管 82
尿細管壊死 100
尿細管細胞 95, 100
尿素 44, 140
　　──サイクル 140
尿素窒素 87
尿毒症 93, 95, 99
尿毒素 156
　　──除去 43

ね, の

ネガティブフィードバック 260
ネガティブリスト方式 71
ネフローゼ症候群 93, 193
ネフロン 84
粘着能 157
粘膜治癒 240
粘膜防御機構 232
粘膜リンパ組織 175
脳浮腫 140
ノッド様レセプター 178

は

敗血症 50
敗血症性ショック 309
破骨細胞 155
バスキュラーアクセス 77, 322
バセドウ病 188, 273
パターン認識レセプター 177
発赤 227
白血球 154, 228
白血球粘着異常症 157
パッチテスト 187
パラトルモン 267
パルミチン酸 137
半透膜 35

ひ

ビーズ 49
被殻 19
鼻血 156
尾状核 19
脾静脈 134, 135
尾状葉 129
ヒスタミン 154, 175, 187
脾臓 134, 153
ビタミンB_{12} 156
ビタミンD 89

必須アミノ酸	134
ピット細胞	132
ヒトHLA遺伝子	199
非特異性腸炎	231
被嚢性腹膜硬化症	48
非必須アミノ酸	134
非抱合ビリルビン	139
肥満細胞	177
び漫性炎症	232
病原体関連分子パターン	177
びらん	232
微量アルブミン尿	94
ビリルビン	134, 153
――代謝	139
疲労感	91
貧血	92, 153

ふ

フィブリン	152
フィブリノゲン	134, 156, 206
フォン・ウィルブランド因子	155
腹腔動脈	130
副交感神経	23
副腎皮質	2
副腎皮質ホルモン	155
腹膜	48
腹膜透析	48
浮腫	91
不織布	250
不整脈	100
物質除去効率	45
ブドウ糖	138
ぶどう膜炎	236
ブラウン運動	37
ブラジキニン	224
プラスミン	156
フルクトース	135
プレドニゾロン	234
分子相同性	186

へ

閉塞性動脈硬化症	220
ベーチェット病	231
ヘパリン	155, 251
ヘパリン起因性血小板減少症	251
ペプチド	178, 184
ペプチドホルモン	258
ヘム	139, 153
ヘモグロビン	139, 153
ヘモフィルタ	321
ヘルパーT細胞	155, 176, 245
返血圧上限危険域	332
返血操作	70

ほ

方形葉	129
抱合	134, 141
膀胱膜	57
傍糸球体細胞	86
傍糸球体装置	85
放射線照射	201
放射線性腸炎	231
放線動脈	82
乏尿	93
傍分泌	256
ボウマン嚢	84
保健師助産師看護師法	70
ポジティブフィードバック	260
ポジティブリスト方式	71
補充液	45
補体	180
ポリエチレンテレフタレート	248
ポリスルホン	116
ホルモン	256
――産生細胞	263
――前駆体	136

ま

膜性腎症	93
膜性増殖性糸球体腎炎	93
マクロファージ	132, 174, 180
マスト細胞	177, 187
マロニルCoA	137
慢性維持透析	58
慢性滑膜炎	194
慢性肉芽腫症	157
慢性糸球体腎炎	65

み, む

ミトコンドリア	137, 188
未分画ヘパリン	114
脈波伝搬速度	213
無効造血	156

め, も

メサンギウム	85
メシル酸ナファモスタット	115, 251
眩暈	95
免疫異常	232
免疫グロブリン	181, 247
免疫細胞	172
――バランス	243
免疫複合体	49, 93, 192
免疫複合体型過敏症	188
免疫抑制薬	194
門脈	130, 135

や

夜間透析	63
薬剤性腸炎	231
薬剤誘発性天疱瘡	283
薬疹	284
薬物性肝障害	141
薬物代謝	141
薬物中毒	51

ゆ

有機酸類	44

遊走	227
遊走性	154
遊走能	157
遊離脂肪酸	136
輸出細動脈	86
輸入細動脈	86

よ

溶液	34
葉間動脈	82
溶血性連鎖球菌	92
葉酸	156
溶質	34
陽性荷電	192
溶媒	34
抑制T細胞	185

ら, り

ラクテート	48
落葉状天疱瘡	286
リウマトイド因子	188, 196
リガンド	192, 226
リグアイ様レセプター	178
リソゾーム	174, 180, 230
リドカインテープ	250
リパーゼ	138
リポタンパク	136, 208
リポタンパクリパーゼ	209
硫酸	88
リン	89
リン酸	43, 88
リン脂質	136
臨床検査技師	71
臨床工学技士基本業務指針2010	72
リンパ液	132, 175
リンパ球	154
リンパ節	176

る, れ, ろ

類天疱瘡	282
類洞	132
類洞内皮細胞	132
ループス腎炎	193
レイノー現象	193
レクチン	180
レニン	85, 88, 259
濾液	39
ローリング	226
濾過	39
濾過器	45

数字

Ⅰ型アレルギー	187
Ⅱ型アレルギー	188
Ⅲ型アレルギー	188
Ⅳ型アレルギー	188
Ⅴ型アレルギー	188
5-ASA製剤	234
5量体IgM	191

A

α_1-ミクログロブリン	99
ACE阻害薬	206
ADCC	200
ADH	140
AKI	98
alcohol dehydrogenade	140
aldehyde dehydrogenase	140
ALDH	140
aminosalicylic acid	234
ANCA	99
antigen-presenting cell	179
APC	179
apheresis	49
ASO	220
ATP	134

B

b2m	44, 50
β_2-ミクログロブリン	44, 58, 99
blood urea nitrogen	87
bone-marrow	172
Bowman嚢	84
BUN	87
B細胞	155, 175
β酸化	138

C

C3b/C3bi	247
Cantlie線	129
CAPD	48
CCK	140
CD	230
CDAI	235
Chediak-Higashi症候群	156
cholecystokinin	140
CKD	212
CoA	137
Crohn's disease	230
Crohn's Disease Activity Index	235
CVD	212
C型レクチン	177
C反応性タンパク質	178

D

deoxyribonucleic acid	134
DFPP	52, 201, 295
DNA	134
double filtration plasmapheresis	52
Dsg1	286
Dsg3	286

E, F

endoscopic index	241
EPO	90
ePTFE	111
erythropoietin	90
Fontaine分類	220

G

GCAP ····· 58
GMA ····· 230, 242, 247
granulocyte and monocyte adsorptive
　apheresis ····· 230
GVHD ····· 201
γグロブリン ····· 181

H

HA ····· 50
HD ····· 43
HDF ····· 47
hemoadsorption ····· 50
hemodiafiltration ····· 47
hemodialysis ····· 43
hemofiltration ····· 45
Henle係蹄 ····· 85
HF ····· 45
high density lipoprotein ····· 136

I

IBD ····· 230
IDL ····· 136
IFN ····· 183
IgA腎症 ····· 93
IgE ····· 154
IgEレセプター ····· 175
IgG ····· 181
IL ····· 183, 242
IL-1 ····· 194
IL-6 ····· 194
indeterminate colitis ····· 235
inflammatory bowel disease ····· 230
interleukin ····· 242
intermediate density lipoprotein ····· 136
I細胞 ····· 140

K, L

KDIGO分類 ····· 100
Kupffer細胞 ····· 132
LCAP ····· 58, 194, 230, 242, 248
LDL ····· 136
LDL吸着療法 ····· 220
LECAM-1 ····· 227
leukocyte apheresis ····· 230
low density lipoprotein ····· 136
L-selectin ····· 242

M, N

Mac-1 ····· 227, 242
major histocompatibility
　complex ····· 176
MALT ····· 175
MBP ····· 175
MCTD ····· 188
MHC分子 ····· 176, 178, 200
MHCクラスⅠ分子 ····· 184
MHCクラスⅡ分子 ····· 184
migration ····· 227
NK細胞 ····· 26, 155, 175
NOD-like receptor ····· 178

P

PA ····· 49
PAD ····· 220
PAMPs ····· 177
PaO_2 ····· 153
PD ····· 48
PE ····· 51, 157, 295
peritoneal dialysis ····· 48
PKD1 ····· 95
plasma adsorption ····· 49
plasma exchange ····· 157
PMX-DHP ····· 309
PP ····· 192
PRRs ····· 177
PTH ····· 267
PU ····· 111

R

Rachmilewitzの活動指数 ····· 239
RAST ····· 187
RIG-I-like receptor ····· 178
RIST ····· 187
rolling ····· 227

S

SaO_2 ····· 153
simple plasma exchange ····· 51
SIRS ····· 313
SJS ····· 292
SLE ····· 188, 193
SSc ····· 188
sticking ····· 227

T

TCAサイクル ····· 135, 138
T cell receptor ····· 181
TEN ····· 292
Tfh ····· 176
Th1/Th2インバランス ····· 245
TLR ····· 177
TMP ····· 333
TNF-α ····· 194
Toll-like receptor ····· 177
T細胞 ····· 26, 175, 177

U, V

UC ····· 230
ulcerative colitis ····· 230
VA ····· 77
very low density lipoprotein ····· 134
VLDL ····· 134, 136
von Willebrand因子 ····· 155

人体のメカニズムから学ぶ臨床工学　血液浄化学

2017年 3月 30日　第1版第1刷発行

- 監　修　坂井瑠実　さかい　るみ
- 編　集　八城正知　やしろ　まさとも
　　　　　小寺宏尚　こてら　ひろひさ
- 発行者　鳥羽清治
- 発行所　株式会社メジカルビュー社
　　　　　〒162-0845 東京都新宿区市谷本村町2-30
　　　　　電話　03(5228)2050(代表)
　　　　　ホームページ http://www.medicalview.co.jp/

　　　　　営業部 FAX 03(5228)2059
　　　　　　　　 E-mail　eigyo@medicalview.co.jp

　　　　　編集部 FAX 03(5228)2062
　　　　　　　　 E-mail　ed@medicalview.co.jp

- 印刷所　シナノ印刷　株式会社

ISBN 978-4-7583-1715-3　C3347

©MEDICAL VIEW, 2017. Printed in Japan

- 本書に掲載された著作物の複写・複製・転載・翻訳・データベースへの取り込みおよび送信（送信可能化権を含む）・上映・譲渡に関する許諾権は，(株)メジカルビュー社が保有しています．
- JCOPY〈出版者著作権管理機構 委託出版物〉
本書の無断複製は著作権法上での例外を除き禁じられています．複製される場合は，そのつど事前に，出版者著作権管理機構（電話 03-3513-6969，FAX 03-3513-6979，e-mail：info@jcopy.or.jp）の許諾を得てください．
- 本書をコピー，スキャン，デジタルデータ化するなどの複製を無許諾で行う行為は，著作権法上での限られた例外（「私的使用のための複製」など）を除き禁じられています．大学，病院，企業などにおいて，研究活動，診察を含み業務上使用する目的で上記の行為を行うことは私的使用には該当せず違法です．また私的使用のためであっても，代行業者等の第三者に依頼して上記の行為を行うことは違法となります．

手術領域医療機器の基礎知識から使用・管理上の注意点まで徹底解説！

手術領域医療機器の操作・管理術

編集 （公社）日本臨床工学技士会 手術室業務検討委員会

手術室では電気メスやレーザーメス，内視鏡，手術支援ロボットなどさまざまな医療機器が使用されているが，これらの機器は高価かつ繊細なため，専門知識を有する臨床工学技士（CE）の関与が欠かせない。本書はこれら手術領域医療機器の基本構成・原理から使用上の注意点，禁忌・禁止事項，使用前のセッティング法，点検法について，CEに向けて解説した書籍である。
また，近年CEの参画が求められている清潔野補助業務についても，実際の手術の流れに沿ってポイントを記載した。「（公社）日本臨床工学技士会 手術室業務検討委員会」が編集する本書は，手術領域業務に携わるCEにとってスタンダードとなる1冊である。

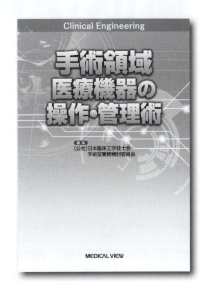

- 定価（本体5,200円＋税）　ISBN978-4-7583-1685-9　C3047
- B5判・288頁・2色（一部カラー）

人工呼吸器の管理から患者アセスメント，安全管理までわかりやすく解説!!

臨床工学技士のための 呼吸治療ガイドブック

監修　山口　修　横浜市立大学附属病院 集中治療部長・准教授
編集　相嶋一登　横浜市立市民病院 臨床工学部 部門長

臨床工学技士に向けた呼吸治療の解説書。基礎知識として，呼吸生理・解剖，人工呼吸器の基本構成など初歩的な内容を前半部に掲載。そのうえで，患者アセスメントや人工呼吸器からの離脱，また，慢性閉塞性肺疾患や急性呼吸窮迫症候群など各種病態に対する呼吸管理について，臨床工学技士の視点から解説している。臨床工学技士基本業務指針2010に対応!!

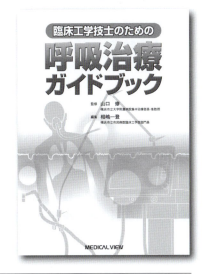

- 定価（本体4,500円＋税）　ISBN978-4-7583-1480-0　C3047
- B5判・272頁・オールカラー

※ご注文，お問い合わせは最寄りの医書取扱店または直接弊社営業部まで。

メジカルビュー社　〒162-0845 東京都新宿区市谷本村町2番30号　TEL.03(5228)2050　FAX.03(5228)2059
http://www.medicalview.co.jp　E-mail（営業部）eigyo@medicalview.co.jp

血液浄化療法の臨床実践に必要な知識を充実解説!!

臨床工学技士のための
血液浄化療法 フルスペック

監修　**秋葉　隆**　東京女子医科大学 腎臓病総合医療センター血液浄化療法科 教授
編集　**金子岩和**　東京女子医科大学 臨床工学部 技士長

血液透析法や血液濾過法，血液吸着法など各治療法について，それぞれの特徴や原理，治療条件などを掲載。なかでも重要な治療法については，臨床の場における実際の流れに沿って，実践的な知識を交えながら具体的に解説している。さらに水処理装置や透析液供給装置などの関連機器，抗凝固薬などの薬剤についても掲載した。
血液浄化業務について，操作・保守管理法からトラブル対応など，臨床上の注意点まで含めて必要な知識をトータルに解説した1冊！

- 定価（本体5,400円＋税）　ISBN978-4-7583-1487-9　C3047
- B5判・328頁・2色（一部カラー）

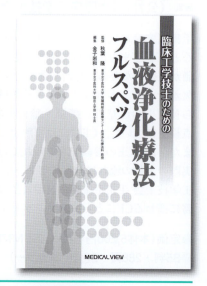

透析スタッフ必携の1冊！ VA穿刺とVA管理のノウハウを伝授!!

穿刺技術向上に役立つ
透析スタッフのための
バスキュラーアクセスガイドブック

監修　**前波輝彦**　あさおクリニック 院長
編集　**山家敏彦**　東京山手メディカルセンター 臨床工学部 技士長

血液透析を継続するために重要なVA穿刺とVA管理のノウハウを，豊富な図表を用いたオールカラーの紙面で丁寧に解説。さらに「FROM SPECIALIST」などの囲み記事で，独学では気付かないようなポイントを記載し，プロの視点でコツを伝えている。「穿刺を基礎から学びたい！」「VAトラブルを防ぎたい！」と思ったらこの1冊。

- 定価（本体3,800円＋税）　ISBN978-4-7583-1482-4　C3047
- B5判・160頁・オールカラー

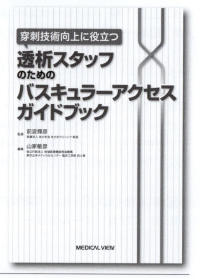

メジカルビュー社　〒162-0845 東京都新宿区市谷本村町2番30号　TEL.03(5228)2050　FAX.03(5228)2059
http://www.medicalview.co.jp　E-mail（営業部）eigyo@medicalview.co.jp

※ご注文，お問い合わせは最寄りの医書取扱店または直接弊社営業部まで。

「第2種ME技術実力検定試験」合格をめざすすべての人に！この1冊で試験の要点を完全マスター!!

第2種ME技術実力検定試験 マスター・ノート

編集 中村藤夫 新潟医療福祉大学 医療技術学部 臨床技術学科 教授

「第2種ME技術実力検定試験」合格をめざすためのテキストである。簡潔な箇条書きでまとめられた本文と、豊富な図表で要点をわかりやすく解説。さらに欄外には用語解説や+αの知識を掲載。また、過去5年間の出題傾向を反映させた内容となっている。臨床工学技士養成校の学生さんはもちろん、初学者にも易しい1冊。

- 定価（本体5,200円＋税）　ISBN978-4-7583-1481-7　C3347
- B5判・484頁・オール2色

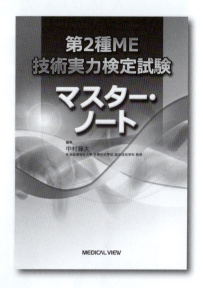

「第2種ME技術実力検定試験」合格のための力を効率的に身につけられる試験対策問題集!!

第2種ME技術実力検定試験 重要問題集中トレーニング

編集 中村藤夫 新潟医療福祉大学 医療技術学部 臨床技術学科 教授
　　 石田　等 帝京短期大学 専攻科 臨床工学専攻 准教授

本書は「第2種ME技術実力検定試験」合格を目指す人を対象にした問題集である。過去5年間分〔第31～35回試験（2009～2013年実施）〕の試験問題を吟味し、その傾向を踏まえたうえでオリジナル問題を約350問作成し、解説した。各項目では基本問題を4問程度解説した後、応用問題を「レベルアップ・トレーニング」として3～5問掲載。基本問題のあとに、問題を解くうえで必要な図表、試験に役立つ解説を「レベル・アップ」として掲載した。
姉妹本である『第2種ME技術実力検定試験　マスター・ノート』と併用して学習することで、合格をより確実なものとすることができる。

- 定価（本体4,000円＋税）　ISBN978-4-7583-1496-1　C3047
- B5判・316頁・オール2色

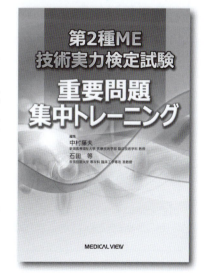

メジカルビュー社　〒162-0845 東京都新宿区市谷本村町2番30号　TEL.03(5228)2050　FAX.03(5228)2059
http://www.medicalview.co.jp　E-mail（営業部）eigyo@medicalview.co.jp

※ご注文、お問い合わせは最寄りの医書取扱店または直接弊社営業部まで。

解剖・生理・病態生理といった人体のメカニズムと臨床工学を有機的に連動して解説した，今までにないテキスト!!

人体のメカニズムから学ぶ臨床工学（全5巻）

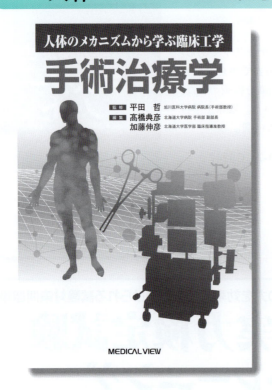

■ **手術治療学**
　■B5判・424頁・定価（本体5,800円＋税）

■ **血液浄化学**
　■B5判・372頁・定価（本体5,600円＋税）

■ **呼吸治療学**
　■B5判・312頁・定価（本体5,600円＋税）

■ **循環器治療学**

■ **集中治療学**

◆ポイント◆

【全体像】本書は解剖・生理・病態生理といった人体のメカニズムについて解説したうえで臨床工学とリンクさせて詳説してあります。また，イラストや写真を数多く盛り込み，視覚的にも理解しやすいように工夫しました。

【補足】覚えるべき内容，詳細なデータ，＋αの知識については，本文ではなく欄外の「補足」にて解説してあります。本文とあわせてご活用戴くとより一層理解を深めることができます。

【用語アラカルト】専門用語については，本文ではなく，できるだけ欄外にて解説しました。多くの「用語解説」を盛り込んであり，本書を読み進むうえで必ず理解の助けとなるでしょう。

【POINT!!】学内試験や国試にも役立つ内容を扱っています。とくに国試既出問題を吟味し，問題を解くために必要な知識を習得できるように，本文に関連した箇所の欄外に配置してあります。

【トラブル事例と対処方法】臨床の現場で遭遇するトラブルについて，できるだけ多くの事例を取り上げ，具体的な対処方法についても簡潔に解説してあります。病院実習など，臨床の現場において是非ともご活用ください。

【まとめのチェック】学習到達度の確認やおさらいに役立つように，本文で学習した内容を「Q＆A形式」で項目の最後にまとめました。学内試験や国試の勉強の際にも役立つ内容です。

メジカルビュー社

〒162-0845　東京都新宿区市谷本村町 2-30
TEL 03-5228-2050（代）
URL：www.medicalview.co.jp/